JN222983

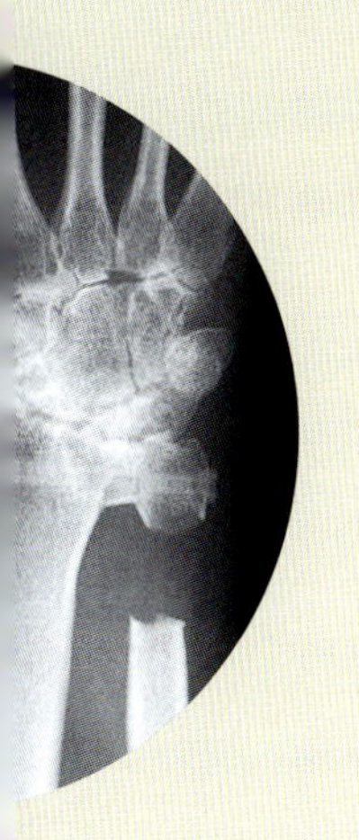

分子標的薬時代の

関節リウマチ手術

【編著】

猪狩勝則

東京女子医科大学 整形外科・膠原病リウマチ痛風センター 准教授

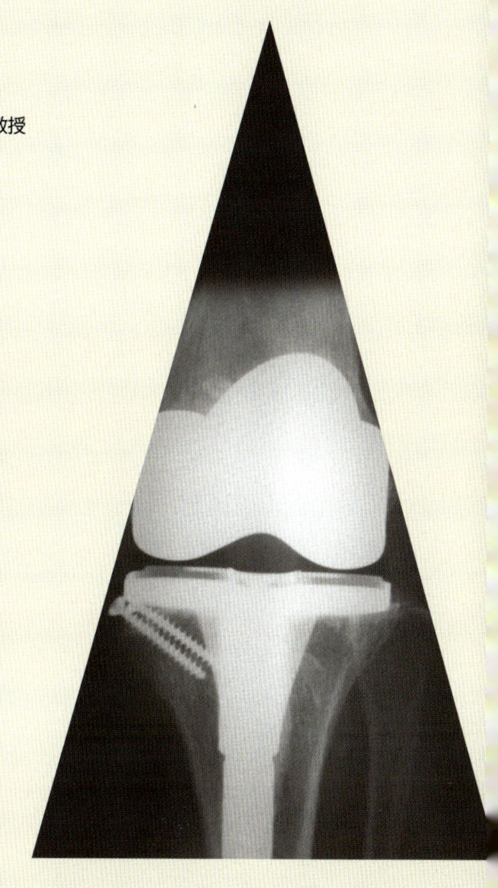

中外医学社

執筆者一覧（執筆順）

猪狩勝則　東京女子医科大学 整形外科・膠原病リウマチ痛風センター 准教授

森田裕司　東京女子医科大学 整形外科 准講師

岡崎　賢　東京女子医科大学 整形外科 教授

矢野紘一郎　東京女子医科大学 整形外科・膠原病リウマチ痛風センター 講師

神戸克明　日暮里リウマチクリニック 院長

佐久間　悠　東京女子医科大学 整形外科・膠原病リウマチ痛風センター 助教

和田圭司　東京女子医科大学 整形外科 准教授

巻頭言

生物学的製剤をはじめとする分子標的治療の導入によって，関節リウマチの薬物療法は大きな変革を遂げた．臨床的寛解，構造的寛解，機能的寛解を治療ターゲットとして日常診療を行うことが，正しい標準的治療であるということはリウマチ専門医に対して充分に教育され，広く認識されている．"Treat to Target"――この十数年間ずっと言われ続け，米国リウマチ学会や欧州リウマチ学会から推奨される治療戦略が提示されてきた．

しかしながら，日常診療がそのように画一的にはいかないのが臨床の現場であり，さまざまな理由で治療は筋書き通りにならないものである．生物学的製剤の使用が有効であると考えられるにもかかわらず，経済的な理由や薬物治療に対する偏見によって患者が拒否する場合，呼吸器，腎臓，肝臓などの合併症によって使用できる薬剤が限られる場合，明確な分類基準に当てはまらずに確定診断に至らない場合など，治療に難渋する場面は多い．また，医療についての情報が発達した現在においても，無治療のまま放置されている患者も珍しくない．臨床的寛解が得られており，主治医も患者本人も満足しているにもかかわらず少数の関節で炎症が残存している場合も多い．そのため，関節破壊と関節変形が発生する患者は未だに後を絶たない．

関節リウマチに対する関節手術の総数については，この10年で減少していると論ずる研究と変わっていないと論ずる研究が存在し，そのトレンドについては明らかでない．調査される国によっても異なるし，調査方法によっても結果が異なる．さらに，術式やインスツルメントの進歩によって治療成績が向上し，手術適応が変化してきている面もある．昨今の治療成績の向上によって，患者の要求もあがり，以前は手術が考慮されていなかった軽度から中等度の機能障害も手術適応となってきた側面もあるだろう．整形外科リウマチ医の仕事は減るどころか，ますます必要とされてくるだろう．大関節の置換術のみが主な手術だった時代は過ぎ去り，今や罹患される大小すべての関節と脊椎に対して，さまざまな術式が行われている．関節温存手術の適応も広がってきている．そのような手術療法の変革と進歩に対して，整形外科リウマチ医は常に情報をアップデートし，最新最良の手術療法のオプションを患者に提示できなければならない．整形外科リウマチ医が，内科系リウマチ医と異なるのは，手術療法を提示し，実行できることであり，その役割分担がリウマチ診療全体を質の高いものに組み上げていく．リウマチ診療において，内科と整形外科の緊密な連携は不可欠である．医師はリウマチの基本的治療に加えて，それぞれ得意な分野をカバーすれば良い．

膠原病，感染症，呼吸器，腎臓，画像診断そして外科治療．隙のない治療を患者に提供することを目指し，整形外科リウマチ医は，特にその使命である外科治療を極めていきたいものである．

2018年7月

東京女子医科大学 整形外科　教授

岡崎　賢

序　文

関節リウマチ（RA; rheumatoid arthritis）の治療成績は過去15～20年で劇的に向上した．その背景にはメトトレキサートのアンカードラッグとしてのポジションの確立，生物学的製剤やJAK阻害薬などの強力な分子標的薬の登場，学会主導で進められた治療アルゴリズムの整備などがある．これにより以前は困難だった薬物療法による関節破壊の阻止が現実なものとなり，多くの患者で関節破壊の停止もしくは関節破壊速度の遅延化が得られるようになった．結果として関節手術件数は減少したが，一方で依然として外科的治療を必要とする患者も少なくない．もちろんRA治療の主役が薬物療法であることは論をまたないが，除痛，機能再建，整容を同時に図れる外科的治療は局所治療法として極めて有用であり，重要なRAの治療オプションであり続けるのもまた間違いない．

欧米ではリウマチ医と整形外科医の役割は明確に分かれており，整形外科医はリウマチ医から紹介された関節破壊を生じた患者の手術だけを担当するのに対し，日本では整形外科医自らがリウマチ医として自ら薬物療法を行うと同時に必要に応じ手術も行っている．リウマチ患者の日常診療を担い，日々患者と接していることは日本の整形外科系リウマチ医の大きな強みであり，薬物療法のドラスティックな進歩を目の当たりにするなかで，外科的治療もその進歩に応じて術式や適応を変化させるべきだという思いを強く抱くことができた．また，全身状態のコントロールが可能となったことで患者の側でも手術に対する考え方に変化が生じ，これまでよりさらに高いQOL（quality of life）を求めることも多くなってきた．こうしたなかで日本の整形外科系リウマチ医は疾患活動性の抑制を前提とした外科的治療の開発を開始し，以前はほとんど行われていなかったような手術が広く行われるようになってきた．しかし，残念ながら上肢，下肢，脊椎を網羅したRA手術の成書は長らく発行されてこなかったため，まとまった形で情報を得る機会は限られていた．そこで「RA手術の今」を切り取り，後進に伝えるために本書を企画させていただいた．

東京女子医科大学膠原病リウマチ痛風センターは1982年12月に当時としては珍しいリウマチ性疾患に特化した診療施設として開設され，内科と整形外科が互いに得意な部分を受け持って共同して診療にあたることを特徴とし，診療患者数，手術患者数ともに日本最多を誇る施設となるまでに成長した．長らく東京女子医科大学病院から独立した組織として運営されてきたが，2018年5月に東京女子医科大学病院に統合され，外科部門は東京女子医科大学整形外科に合併された．以前から脊椎手術に関しては東京女子医科大学整形外科に依頼してきたが，現在は1つの組織としてリウマチ性疾患のすべての整形外科的手術をカバーできるようになった．このタイミングで上肢，下肢，脊椎を網羅する本書を発行できることに大きな喜びを感じている．

外科的治療はさまざまな理由から標準化が難しい面があり，本書に記載の術式も必ずしもすべてが国際的に標準化された術式とは言えない．しかし，少なくとも国内で最も多くのRA手術を行っている診療施設の現状が語られている．薬物治療の進歩に合わせて刻々と変わりゆくRA手術だが，次代を担う先生方に本書で「RA手術の今」を学び取っていただければ幸甚である．

2018年7月

東京女子医科大学 整形外科・膠原病リウマチ痛風センター　准教授

猪狩勝則

目　次

第1部　総　論…………〈猪狩勝則〉……2

1　関節リウマチ治療における手術の位置づけ……2

2　関節リウマチにおける手術の今後……6

関節リウマチ患者の関節破壊を完全に制御することができていない……6

手術に対する新たな需要の創出……8

局所療法としての有用性……10

3　周術期管理……11

待機手術における抗リウマチ薬休薬期間……11

ステロイドカバー……11

標準予防策の実施……12

周術期の予防抗菌薬……12

第2部　各　論……16

Ⅰ　下肢の手術……16

1　股関節……16

人工股関節置換術……〈森田裕司〉……16

手術適応……16

術前プランニング……16

手術手順……17

後療法……20

頻度の高い術後トラブルと対処法……22

2　膝関節……24

人工膝関節置換術……〈岡崎　賢〉……24

手術適応……24

術前プランニング……24

手技の実際……26

後療法……27

頻度の高い問題への対処……27

3　足関節……29

中後足部固定術……〈矢野紘一郎〉……29

手術適応……29

術前プランニング……29

手術の実際……30

後療法……32

頻度の高い術後トラブルと対処法……32

距腿関節固定術……〈矢野紘一郎〉……34

手術適応……34

術前プランニング……34

手術の実際……35

後療法……37

頻度の高い術後トラブルと対処法……37

距腿関節＋距骨下関節固定術……〈矢野紘一郎〉……38

手術の適応……38

術前プランニング……38

手術の実際……38

後療法……41

頻度の高い術後トラブルと対処法……41

人工足関節置換術……〈矢野紘一郎〉……42

手術適応……42

術前プランニング……43

手術の実際……44

後療法……46

頻度の高い術後トラブルと対処法……46

4　足趾関節……50

関節非温存手術……〈矢野紘一郎〉……50

手術適応……50

術前プランニング……51

手術の手順……51
後療法……54
頻度の高い術後トラブルと対処法……54
関節温存手術……〈矢野紘一郎〉……56
手術適応……56
術前プランニング……56
手術の実際……57
後療法……63
頻度の高い術後トラブルと対処法……64
Ⅱ　上肢の手術……67
1　肩関節……67
人工肩関節置換術……〈神戸克明〉……67
手術適応……67
術前プランニング……67
手術手順……67
後療法……72
頻度の高い術後トラブルと対処法……73
2　肘関節……74
滑膜切除術・関節形成術〈佐久間　悠〉…74
手術適応……74
術前プランニング……75
術式……75
手術手順……75
後療法……76
頻度の高い術後トラブルと対処法……77
人工肘関節置換術……〈佐久間　悠〉……78
手術適応……78
術前プランニング……78
術式……80
手術手順……81
後療法……86
頻度の高い術後トラブルと対処法……86
3　手関節……90
伸筋腱断裂修復術……〈佐久間　悠〉……90
手術適応……90
術前プランニング……92
手術手順……92
後療法……98
頻度の高い術後トラブルと対処法……98
手関節形成術（尺骨遠位端手術）
……〈佐久間　悠〉……100
手術適応……100
術前プランニング……100
手術手順……101
後療法……105
頻度の高い術後トラブルと対処法……105
手関節固定術（部分固定，全固定）
……〈佐久間　悠〉……106
手術適応……106
術前プランニング……107
手術手順……107
後療法……109
頻度の高い術後トラブルと対処法……109
4　手指関節……110
軟部組織再建術……〈佐久間　悠〉……110
手術適応……110
術前プランニング……113
手術手順……113
後療法……125
頻度の高い術後トラブルと対処法……126
手指人工関節置換術…〈佐久間　悠〉……128
手術適応……128
術前プランニング……131
手術手順……131
後療法……135
頻度の高い術後トラブルと対処法……136
手指関節固定術……〈佐久間　悠〉……138
手術適応……138
術前プランニング……139
手術手順……140
後療法……144
頻度の高い術後トラブルと対処法……144
Ⅲ　頸椎の手術……145
上位頸椎（環軸椎亜脱臼）〈和田圭司〉…145
手術適応……145
術前プランニング……145
手術手順……145
後療法……151
頻度の高い術後トラブルと対処法……151
索引……153

第1部

総論

1 関節リウマチ治療における手術の位置づけ

関節リウマチは遺伝要因(HLA-DRB1, *PADI4*など)と環境要因(喫煙や歯周病など)の双方が発症に関与し，免疫寛容が破綻することで生じる自己免疫疾患である[1]. 標的組織は関節滑膜であり関節破壊を引き起こすが，全身性の疾患であり治療の基本は薬物療法となる. 近年，関節リウマチの薬物療法は大きく進歩した. その背景にあるのは，1つはメトトレキサート (MTX) と生物学的製剤やJAK阻害薬などの分子標的薬の登場である. これらの強力な抗リウマチ薬が使用可能となり，徐々に使用率が拡大していったことで治療成績は大きく向上した 図1.

さらに，治療薬の進歩に合わせて治療戦略が体系化され，寛解の導入と維持を目指した治療が国際的に標準化されたことも，関節リウマチの薬物療法における治療成績の著しい改善に寄与した 図2 [3]. 抗リウマチ薬の進歩と治療体系の整備によって，2000年には8%だった寛解率が2012年には50%を超えるほどになり，わずかな年数で驚くべき変化を遂げた 図3.

疾患活動性の抑制とはつまり，関節破壊の原因となる関節滑膜の炎症の鎮静化である. 関節リウマチは関節滑膜が病変の主座であり，持続する滑膜炎によって軟骨破壊や骨破壊をきたした結果として関節破壊を生じる. その修復には手術が必要となるが，疾患活動性の抑制とともに関節破壊が生じるリスクは低下し，同時に手術件数も低下した. 2002～2008年の間に患者あたりの手術件数が半減したこと (59.5件/1000人年→31.1件/1000人年) を東京女子医科大学 (東京女子医大) から報告している 図4 [4,5].

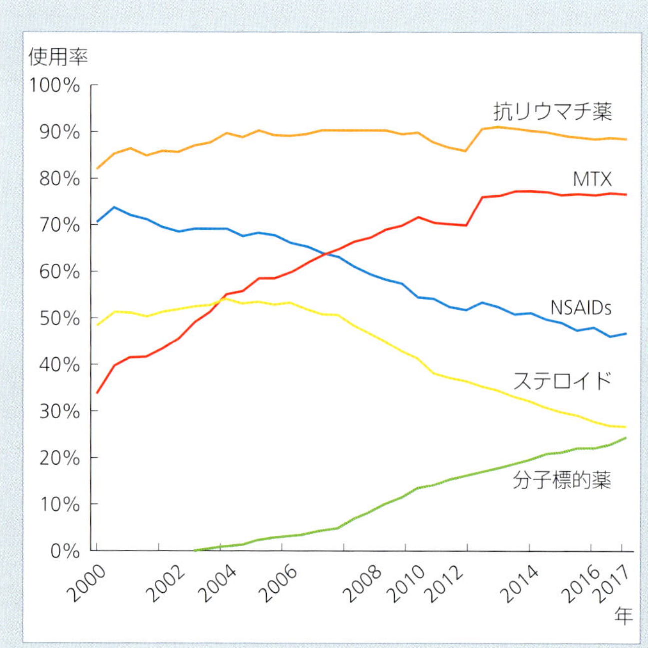

図1 IORRAにおける薬物使用の変遷 (Yamanaka H, et al. Mod Rheumatol. 2013; 23: 1-7 [2] より)

IORRAとは: 2000年10月にJ-ARAMIS(Japanese Arthritis Rheumatism and Aging Medical Information System) として開始し，2006年4月にIORRA (Institute of Rheumatology, Rheumatoid Arthritis) と改称. 東京女子医科大学附属膠原病リウマチ痛風センターで実施中の関節リウマチ患者に対する前向き観察研究である. 患者情報・医師評価・臨床検査値に基づくデータベースを構築している. 2000年10月に開始し，年2回施行しており，現在まで継続中 (2018年現在) である. 毎回約5,000名の関節リウマチ患者の情報を集積中で回収率は98%以上を誇っている. これまでに100編を超える英語論文を発表した.

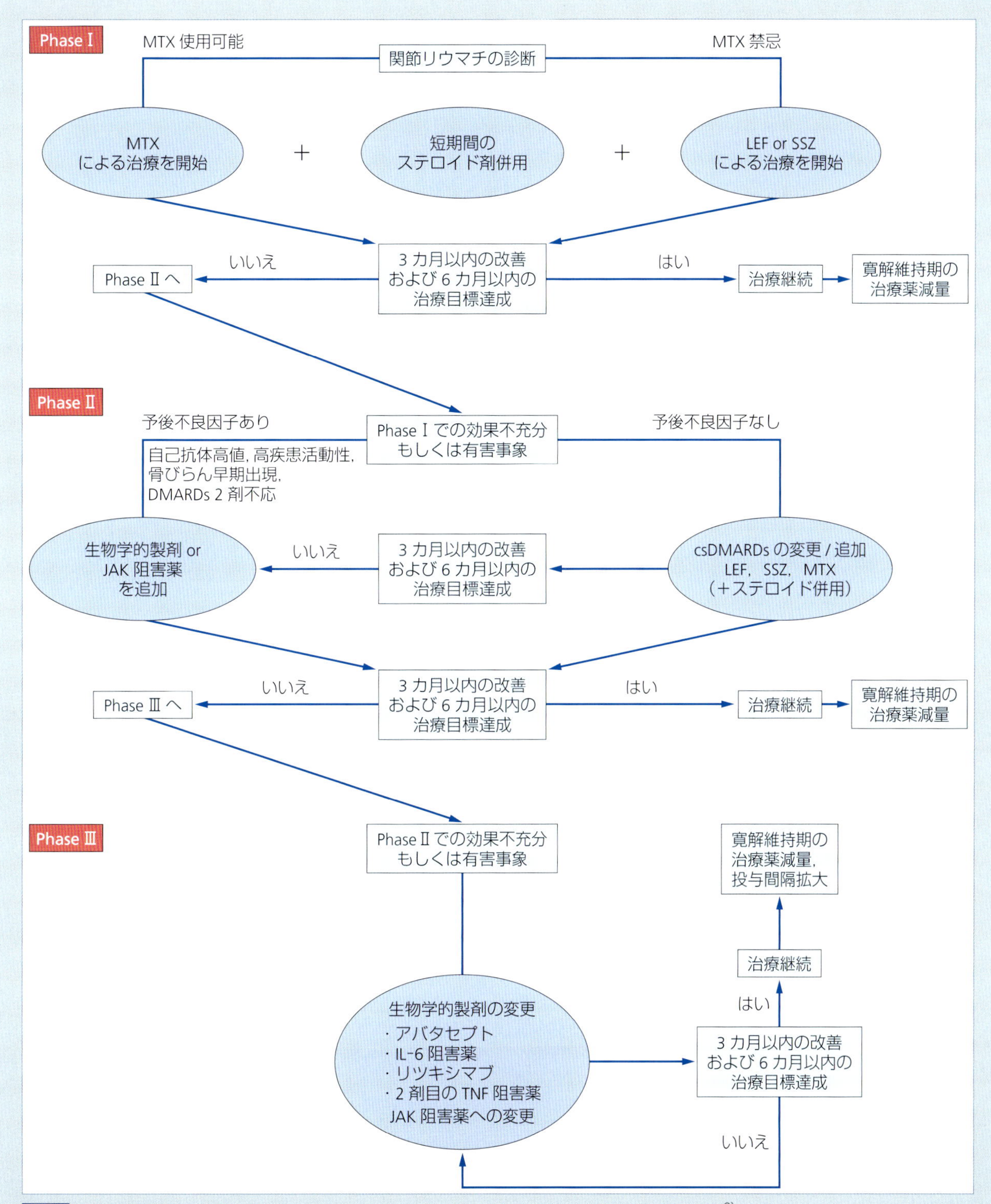

図2　EULAR リコメンデーション（Smolen JS, et al. Ann Rheum Dis. 2017; 76: 960-77 [3] より）
MTX: メトトレキサート, LEF: レフルノミド, SSZ: サラゾスルファピリジン, DMARDs: 疾患修飾性抗リウマチ薬, JAK: ヤヌスキナーゼ阻害薬, csDMARDs: 従来型低分子型疾患修飾性抗リウマチ薬, IL-6 阻害薬: インターロイキン-6 阻害薬, TNF 阻害薬: tumor necrosis factor 阻害薬.

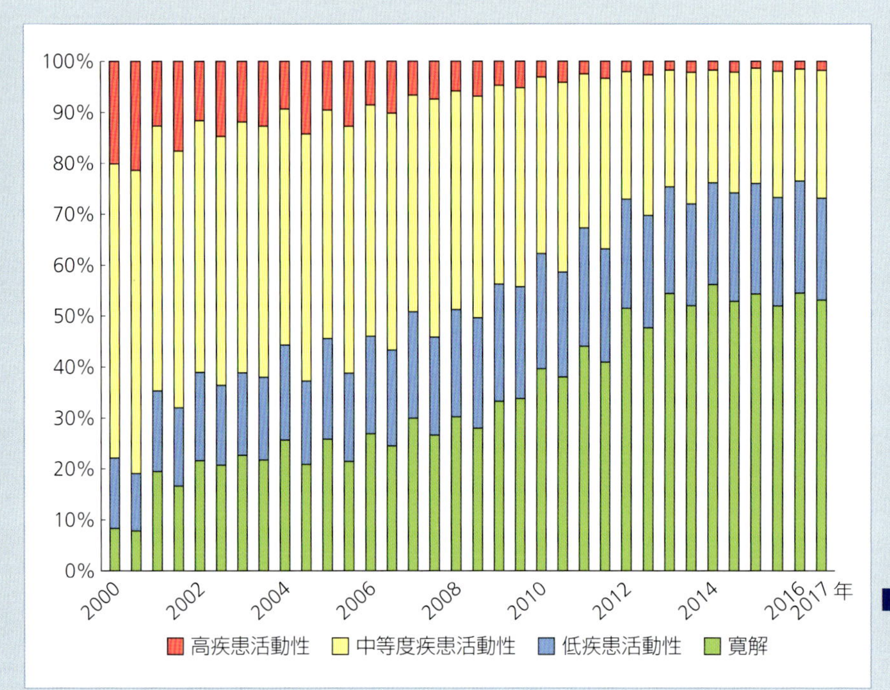

図3 IORRAにおける疾患活動性の変遷(Yamanaka H, et al. Mod Rheumatol. 2013; 23: 1-7 [2] より)

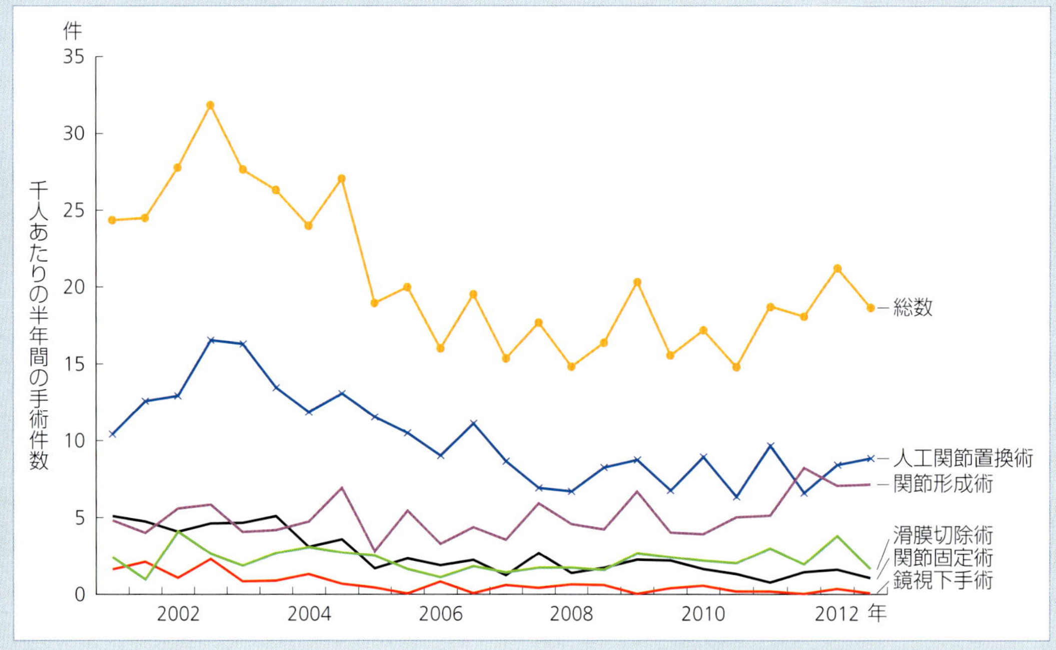

図4 IORRAにおける手術件数の変遷
(Momohara S, et al. J Rheumatol. 2014; 41: 862-6 [5] より)

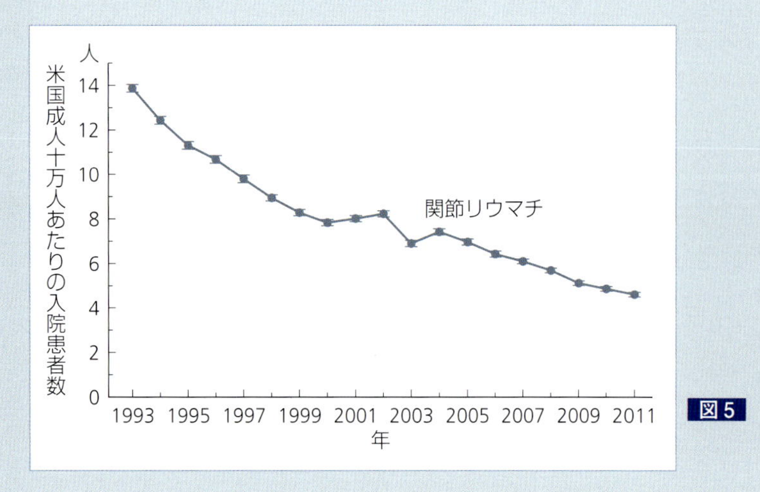

図5 関節リウマチの入院率の変遷
(Lim SY, et al. JAMA. 2016; 315: 2345-7 [6] より)

北米からの報告でも関節リウマチ患者の入院が半減していることが示されており，その主要な原因として手術数の減少があげられている 図5 [6,7]．これは以前ほど関節破壊を生じる患者が少なくなってきたことを間接的に裏づけている．欧州からも手術件数低下の報告がされており，関節リウマチ患者に対する手術が減少しているのは日本だけではなく，先進国を中心とした世界的な傾向であることは間違いない．

手術は局所治療であり，あくまでも関節リウマチの治療におけるオプションの1つという位置づけである．病変の主座は関節滑膜だが，免疫異常によって引き起こされている疾患である以上，治療の主役は全身治療である薬物療法である．その進歩に伴い局所症状である関節の破壊が起こりにくくなれば当然手術は減っていく．かつては薬物療法によって充分な疾患活動性の制御ができなかったために，手術を行うことで疾患活動性の制御を図ろうと試みていた．つまり，本来の役割を超えて全身治療の一環として滑膜切除術を行わざるを得なかったということもあった．近年ではその数が著しく減少していることも手術数の減少につながっていると考えられる[4]．

2　関節リウマチにおける手術の今後

関節リウマチ患者に対する手術はこの15年で半減したが，筆者は関節リウマチの手術がほとんど行われなくなる日がくるとは考えていない．今後どこまで手術件数が減少していくかはわからないが，少なくともここ数年は手術件数の減少傾向は一段落ついているようにみえる．その原因として大きく2つ考えている．1つは依然として関節リウマチ患者の関節破壊を完全に制御することができていないためであり，もう1つは手術適応や術式に変化が生じ，手術に対する新たな需要が創出されているためである 表1 ．以下，それぞれについて説明を加える．

関節リウマチ患者の関節破壊を完全に制御することができていない

数年あるいはそれ以上にわたって関節破壊が進行しない患者は以前から存在していたが，近年の薬物療法の進歩によってその数は著しく増加した．しかし，関節破壊の制御がすべての患者で等しく得られているわけでなく，以下のような理由により，関節破壊の停止が得られない患者群が存在する．

診断，治療開始の遅れ

新分類基準の整備などによって関節リウマチの診断に至るまでに時間は短くなっているものの，一定以上の時間がかかってしまう患者も依然として存在しており，治療開始が遅くなればそれだけ関節破壊のリスクは上昇する．また，なかには関節リウマチの診断が確定もしくは強く疑われるにもかかわらず副作用などに対する不安感から薬物治療を拒否する患者もいる．充分な薬物療法を行わなければ関節破壊リスクは上昇する．

治療最適化の遅れ

関節リウマチ治療における第一選択薬であり，アンカードラッグとも言われるメトトレキサート（MTX）は奏効する量や副作用が出現する量が個人によって大きく異なり，また，効果発現までに一定の時間がかかる．副作用がコントロール可能な範囲で疾患活動性を制御できる量が適切な投与量だが，個人差が大きいために適切な投与量に達するまでに時間がかかってしまい，その間に関節破壊リスクにさらされるという問題がある．この解決のため，有効量により早く到達するrapid dose escalationという手法が普及しつつある[8]．MTXが効かない場合には第二選択薬である生物学的製剤やJAK阻害薬などの分子標的薬を使用する．分子標的薬はMTX不応例においても強力な効果を発揮するが，現状では各種分子標的薬のうちのどれが副作用が少なく最も有効かをあらかじめ予測することはできない．そのため，分子標的薬を使用しても充分な効果が得られないことも少なくなく，充分に効くのは2人に1人に満たないことが多くの治験データで示されている．TNF阻害薬を使用すると疾患活動性が充分に抑制されなくても関節破壊が抑えられることが少なくないことが報告されており，その点は関節破壊のリスクという観点からは安心材料だが，なかには分子標的薬を使用しても急速に関節破壊（rapid radiographic progression）をきたす患者も存在する．有効な分子標的薬にたどり着くまでに2剤以上の投与を必要とする患者は少なくなく，効果が得られるまでの期間は関節破壊リスクが上昇することになる．さらには，現在市販されている抗リウマチ薬では充分に奏効しない，効く薬がないという不幸な患者も残念ながら一定数存在しており，当然強い関節破壊のリスクに曝されることになる．また，なかには薬物治療は拒否しないものの，ある程度症状がコントロールできれば満足し，関節破壊のリスクを負ったとしても充分な最適化を望まない患者

表1　関節リウマチの手術がなくならない理由

関節リウマチの手術がなくならない理由
関節リウマチ患者の関節破壊を完全に制御することができていない
●診断，治療開始の遅れ
●治療最適化の遅れ
●充分な治療が困難
●既存の関節破壊が存在
●現行の寛解基準では関節破壊の停止は困難
手術に対する新たな需要の創出
●手や足の手術が増加
局所治療としての有用性

もいる．

充分な治療が困難

抗リウマチ薬は副作用の問題から充分に使用できない場合がある．特に，妊婦，重症感染症を有する患者，重大な血液・リンパ系障害を有する患者，高度な腎障害を有する患者，高度な呼吸器障害を有する患者などではMTXの使用は禁忌とされており，関節リウマチ治療における第一選択薬が使用できない．高齢者をはじめとして関節リウマチ患者で高度な腎障害を有する患者は少なくなく，また，近年肝炎ウイルスの再活性化やMTXの使用に関連したリンパ腫の存在，肺非結核性抗酸菌症，悪性腫瘍の併発などが問題となっており，抗リウマチ薬により充分な治療が困難な患者は関節破壊のリスクに曝される．分子標的薬の薬価が高いことも充分な治療が困難となる理由の1つであり，MTXが効果不充分なために分子標的薬の適応があったとしても薬剤費負担が困難なために疾患活動性のコントロールが不充分となり関節破壊のリスクが上昇してしまうことも少なくない．寛解率の上昇が50%を超えたところで頭打ちになっているのも，ここまでにあげたことが大きな理由かもしれない **図3**．

既存の関節破壊が存在

すでに関節破壊が生じている患者では正常な関節機能が失われていることもあり，変形性関節症性変化も含め，関節破壊が進行するリスクは高いと考えられる．これは関節破壊が生じた後に疾患活動性のコントロールができたとしても抱え続けるリスクとなる．

現行の寛解基準では関節破壊の停止は困難

複合指標による疾患活動性評価指標や寛解基準は優れた指標であり，世界中で治療目標に使われている．特に，集団を一定の条件のもとで評価するのに適している **表2**．臨床的寛解は「明らかな炎症性の疾患活動性(significant inflammatory disease activity)による臨床症状・徴候が消失した状態」と定義されているが，「滑膜炎による関節腫脹がないこと」と言い換えてもよいだろう．真の臨床的寛解が達成できれば関節破壊がほぼ停止することは間違いないが，すべての患者において現状の寛解基準が真の寛解を意味するものではない．そもそも現行の疾患活動性評価指標や寛解基準の多くは28関節評価を採用している．これは日常診療においては簡便であることもとても重要であり，28関節で罹患頻度が高く関節評価が容易な関節をおおむねカバーしていること，28関節の場合には医師も患者も座位で靴を脱がずに評価可能であること，集団でみた場合オリジナルのDAS (Disease Activity Score) で採用されていた44関節評価と28関節評価で高い相関が確認できたことなどから採用されている．しかし，なかには28関節については炎症性滑膜炎がないが，それ以外の関節で関節リウマチによる滑膜炎を生じている患者もおり，これらの患者では滑膜炎を生じている関節で関節破壊のリスクを生じる．特に，足関節，足根関節，足趾関節は罹患頻度が50%以上もある滑膜炎の好発部位であり，また，足趾関節は小関節のため炎症マーカーにも反映されないことが多く，関節破壊が見過ごされやすいと考えられる．また，現行の寛解基準では少数の腫脹関節（≈滑膜炎を生じている関節）を許容しているのも問題である．最も厳格と言われているACR/EULARが定義したBoolean寛解でも腫脹関節を1つ許容しているし，SDAI (simplified disease activity index) では最大で3カ所の腫脹関節があっても他の条件によっては寛解基準を満たすことになる[9]．滑膜炎を生じている関節が残っている以上，寛解基準を満たしていても将来的な関節破壊リスクを残していることは容易に想像できる．実際，DAS28寛解を満たしても関節腫脹が残存していれば関節破壊が進行することが示されている[10]．また，平均疾患活動性がDAS28で寛解レベルであっても20年で約10%が大きな手術（脊椎の手術や股関節や膝関節などの大関節の人工関節）を経験するという報告もある **図6** [11]．もちろ

表2　各種疾患活動性評価指標，寛解基準

疾患活動性	DAS28	SDAI	CDAI	Boolean
高疾患活動性	5.1<	26<	22<	—
中等度疾患活動性	3.2≤，≤5.1	11<，≤26	10<，≤22	—
低疾患活動性	2.6≤，<3.2	3.3<，≤11	2.8<，≤10	—
寛解	<2.6	≤3.3	≤2.8	TJC28≤1，SJC28≤1，PGA≤1 (0-10) もしくは TJC28≤1，SJC28≤1，CRP≤1，PGA≤1 (0-10)

$DAS28 = 0.56\sqrt{TJC28} + 0.28\sqrt{SJC28} + 0.70\ln(ESR) + 0.014GH$ (mm)

SDAI＝TJC28＋SJC28＋CRP (mg/L)＋PGA (cm)＋EGA (cm)

CDAI＝TJC28＋SJC28＋PGA (cm)＋EGA (cm)

TJC28: 28関節での圧痛関節数，SJC28: 28関節での腫脹関節数，ln: 自然対数，ESR: 赤血球沈降速度，GH: 患者による健康状態評価，CRP: C反応性タンパク，PGA: 患者全般評価，EGA: 医療者による全般評価．

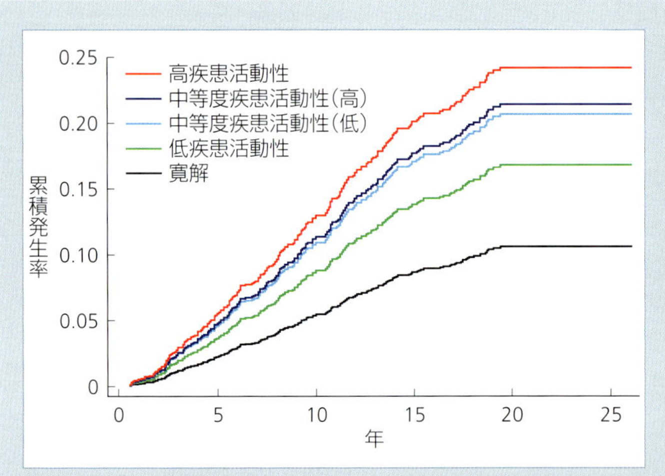

図6 平均疾患活動性ごとの大手術（脊椎の手術や大関節の人工関節）の累積発生率 (Nikiphorou E, et al. Ann Rheum Dis. 2016; 75: 2080-6[11]より)

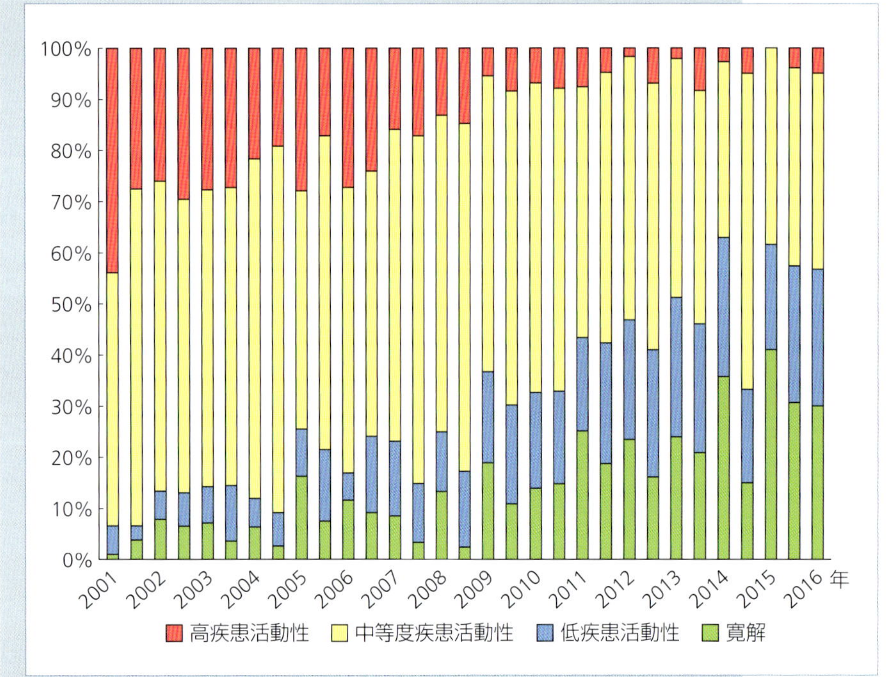

図7 IORRA における手術患者の疾患活動性

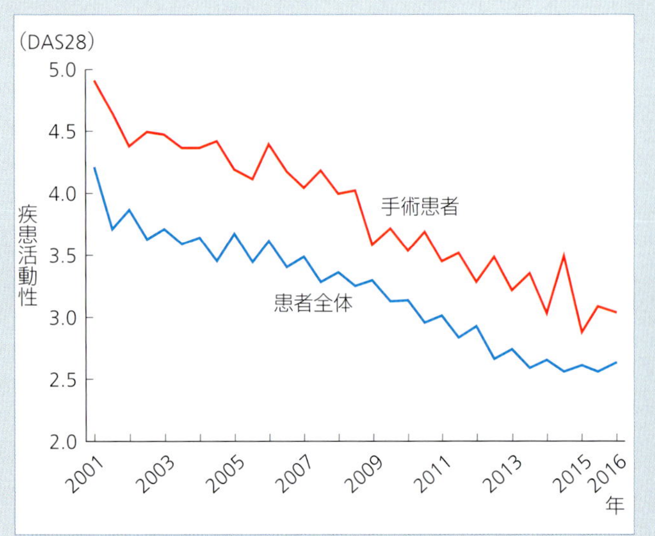

図8 IORRA における手術患者と全体の疾患活動性

ん現行の寛解基準を満たせば多くの患者で関節破壊が停止する可能性が高まることは間違いないが，以上の理由から，なかには寛解基準を満たしても関節破壊を生じる患者が存在するということも理解いただけると思う．

手術に対する新たな需要の創出

疾患活動性が制御できるようになったことで，手術方法に変化が生じ，手術に対する新たな需要の創出につながっている．薬物療法による充分な疾患活動性の制御が難しかった時代には，大関節の滑膜切除術や人工関節置換術，足趾の切除関節形成術，手指の伸筋腱再建術などが主体だった．大関節の滑膜切除術や人工関節置換術，足趾の切除関節形成術は疾患活動性が低く維持できなくても再発の懸念が少ない手術である．手指の伸筋腱再建術に関しては疾患活動性が高いために生じやすい手指の伸筋腱断裂が手術以外の治療法がなく，放置すれば伸筋腱の断裂が他の指にも波及してしまうリスクが高いために手術の絶対的適応に近い病態であり，手術件数が多かった．また，この頃は手術の本来の役割を超え，全身治療の一環として疾患活動性の制御を目的とした滑膜切除術が盛んに行われていたということもあった．一方で滑膜炎が再発すると軟部組織の弛緩などで変形再発リスクが高くなる人工指置換術や手指・足趾の関節温存手術は積極的に行われていなかった．実際，2000 年代前半は手術患者の 90%程が中等度疾患活動性以上であり，低疾患活動性以下の患者は 10%程度でしかなく，疾患活動性の制御を前提とした手術は考えられなかった 図7．その後，薬物治療の進歩とともに，全体の疾患活動性の低下率とほぼ一致するように手術患者の疾患活動性も徐々に低下した 図8．2009 年になって初めて低疾患活動性以下の患者が 30%を超え，そのわずか 4 年後には 50%を超えた．今やかつてとは全く異なる患者集団を対象に手術をしていることになる．

手や足の手術が増加

疾患活動性の制御が可能となったことで，疾患

JCOPY 498-02712

活動性の制御を前提とした手術が行えるのではないか，そして，それは何かということを多くの整形外科系リウマチ医が積極的に考えるようになった．その結果増えていったのが，以前は症例数が限られていた人工指置換術と手指や足趾の関節温存手術である．これらは再発リスクが高いということで患者も医師も敬遠していた手術だが，疾患活動性の抑制が可能となり，再発リスクを抑えられるようになったことで，かつては諦められることも多かった正常に近い機能回復が小関節においても期待できるようになった．その結果，以前は手術をしていなかった患者が手術をするようになってきている．しかも，これらは関節リウマチにおける典型的な関節変形の整容も期待できる手術である．関節リウマチは手や足が侵されやすい疾患で特徴的な変形をきたすことがあるが，手はひと目につきやすいので見た目を直したい，また，足の変形が気になって温泉に行けないと考えている患者も少なくない．関節リウマチにおける手術の最大の目的は機能回復と除痛だが，近年整容を求めて手術を希望される患者も増えてきている．つまり，以前より生活の質（quality of life; QOL）の向上を目的とした手術が増えてきていると言える．整形外科医からの誘導もあるかもしれないが，昨今温存できるのであれば手術を希望するという患者は少なくない．IORRA のデータからも膝の手術が減っている一方で手の手術は減少せず足の

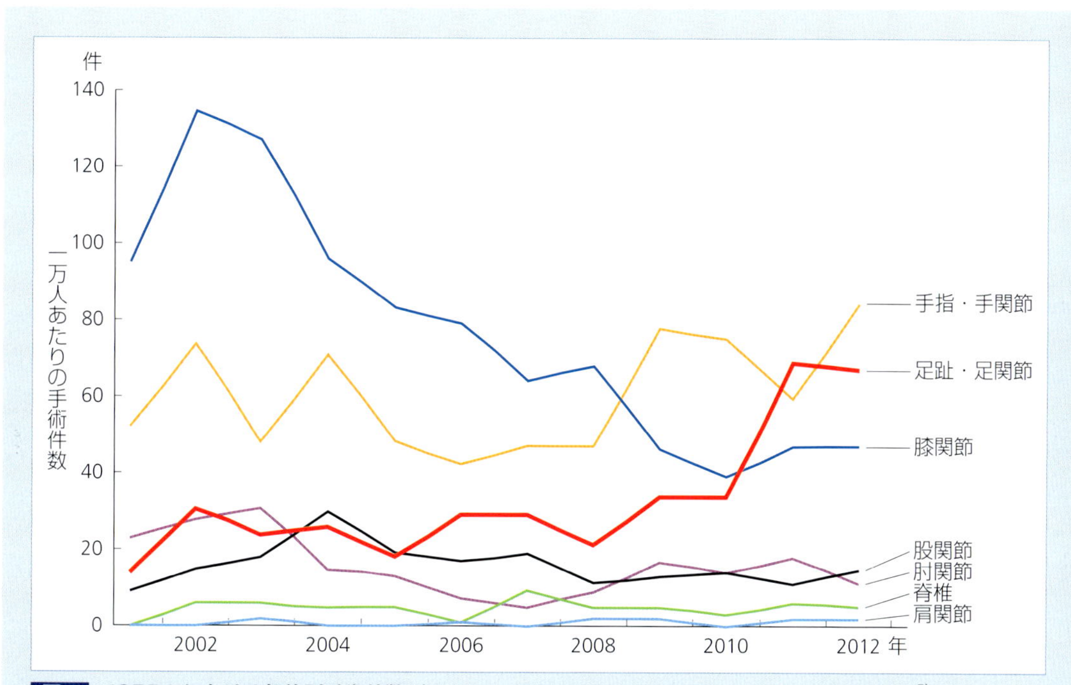

図9 **IORRA における部位別手術件数**（Momohara S, et al. J Rheumatol. 2014; 41: 862-6 [5]より）

表3 **東京女子医大リウマチ科における術式別手術件数の推移**

年（2007～17）	07	08	09	10	11	12	13	14	15	16	17
下肢											
人工股関節置換術	25	19	21	15	25	24	27	19	20	15	8
人工膝関節置換術	95	90	66	59	50	63	52	50	67	43	48
膝鏡視下滑膜切除術	5	7	4	3	3	5	3	1	0	2	0
人工足関節置換術	0	1	2	3	6	9	5	13	14	8	8
足趾関節形成術	155	156	143	229	319	292	364	263	268	292	413
上肢											
人工肘関節置換術	3	6	18	13	13	11	7	9	10	8	9
手関節形成術・腱再建術	49	60	60	53	30	31	27	35	36	25	19
人工指節関節置換術	10	14	98	105	94	68	78	59	84	61	81
指節関節形成術・固定術	12	11	46	22	31	75	57	28	75	72	36

保険請求を基準としており，手術患者数ではなく，手術関節数で集計している．たとえば，2017 年の足趾関節形成術 413 件は 106 名に対して行われた．

手術が増えていることが示され 図9 表3，全国規模のリウマチ性疾患データベース NinJa でも人工膝関節置換術が減り，手と足の手術が減少していないことが報告されている．手術という治療法に新たなニーズが生まれているのである．

局所療法としての有用性

全身治療と組み合わせた治療オプションとしての手術は非常に優れた局所療法である．除痛，機能回復，整容が同時に達成可能であるうえに，直接病変にアプローチすることができる点も大きなメリットである．薬物療法を行っても 1 つ（ないしは少数）の関節炎のみが残る場合には，手術によって局所の病巣を除去することで，関節リウマチのコントロールが可能になる例もある．前述のように，滑膜切除術は減るところまで減った感があるが，少数関節罹患の場合には有効な手段となるため，人工関節までの time saving surgery の意味も含め，今後増加に転じる可能性もある．また，不幸にも薬物療法で充分な疾患活動性の抑制が得られない患者もいまだに一定数存在する．そういった患者にとって手術は数少ない取れる手段の 1 つであり，言わばセーフティネットとして機能する．関節リウマチ治療における局所療法としての手術がその存在意義を失うことはないと考えている．

3 周術期管理

関節リウマチ患者における周術期管理ではいくつか注意すべき事項がある．関節リウマチはステロイドや免疫抑制剤を使用していることが少なくないため，特に手術部位感染症（surgical site infection; SSI）の発生には注意を要する．

待機手術における抗リウマチ薬休薬期間

抗リウマチ薬には免疫抑制作用があるものが多い．自己免疫反応を制御するために必要な薬だが，感染制御に対してはネガティブな反応を示す可能性がある．抗リウマチ薬の休薬期間の長短は感染防御と関節炎再燃との表裏一体の関係にあり，長ければ感染制御には有効だが関節炎再燃のリスクが高くなり，短ければ逆に関節炎再燃の心配は少ないもののSSIのリスクが上昇する．感染した場合の被害の大きさと関節炎が再燃したときのリカバリーの困難さを秤にかけて判断する必要がある．残念ながら，休薬期間に関する質の高いエビデンスはほとんど存在せず，各種ガイドラインの多くもエキスパートオピニオンに負うところが大きい．特に人工関節置換術の場合は感染発症に伴う被害が甚大であり，待機手術ということもあるため，休薬期間を充分にとるほうが望ましいと考えている．

以下，東京女子医大整形外科リウマチ班における周術期の抗リウマチ薬休薬の方針について説明する．メトトレキサート（MTX）をはじめとするconventional synthetic DMARDs（csDMARDs）に関しては，質の高いエビデンスではないが休薬しても感染率を低下させず関節炎の再燃のみがみられるという報告が多数あり，人工関節置換術時も含め休薬していない．分子標的薬のうち生物学的製剤の休薬に関しては世界各国のリウマチ学会から指針が示されているが意見が分かれている．日本リウマチ学会では「薬剤の投与間隔，投与量，半減期などを考慮して決定する」（TNF阻害薬使用ガイドライン2017年3月21日改訂版），「局所症状に注意して手術部位感染の早期発見に努める」（トシリズマブ使用ガイドライン2017年3月21日改訂版），「アバタセプトの半減期（約10日）を考慮して，最終投与より一定間隔を空けて行うことが望ましい」（アバタセプト使用ガイドライン2017年3月21日改訂版）などとされ，最新のガイドラインからは具体的な休薬期間の記載がなくなった．2017年に発表された米国リウマチ学会/米国股膝関節外科学会（ACR/AAHKS）合同指針は人工膝関節置換術（TKA）と人工股関節置換術（THA）に限定した指針だが，休薬期間をおおむね投与間隔＋1週間と定めている[12]．TKAとTHAを対象とした指針であることもあり，感染した場合の被害の大きさを勘案して安全性を重視した指針となっている．当科では投与間隔は効果持続期間と近似であると考え，血中半減期によらずおおむね投与間隔を指標とし，人工関節置換術の場合1サイクル以上を休薬することとしている．ただし，インフリキシマブ（IFX）に関しては最終投与後4～6週で手術を行っている **表4**．人工関節置換術以外の手術に関しても基本的には同様だが，多少休薬期間が短くなることを許容している．分子標的薬のうちJAK（ヤヌスキナーゼ）阻害薬に関しては充分な経験に乏しいため，明確な根拠に欠けるが現時点では1週間の休薬期間を設けている．血中半減期が短く，投与間隔も12～24時間のため，将来的にさらに休薬期間を短く設定する可能性は高い．術後は一律に創閉が確認できてからとし，概ね術後2週で再開している．

ステロイドカバー

ステロイド長期服用者はネガティブフィードバックがかかることで副腎への刺激が低下し，副腎が萎縮し機能低下するため，本来手術のストレスに対応して分泌されるはずのコルチゾールが分泌されなくなる．そこで，周術期にステロイドカバーが必要という意見があるが，その施行基準や投与量に明確なエビデンスは存在しない．東京女子医大整形外科リウマチ班ではステロイドを内服

表4 人工関節置換術時の抗リウマチ薬休薬期間

	投与間隔	休薬期間	
		東京女子医大	ACR/AAHKS[12]
csDMARDs（MTX など）	種々	継続	継続
boDMARDs			
インフリキシマブ	1回/6～8週	4週	7週，9週
エタネルセプト	1～2回/週	1週	2週
アダリムマブ	1回/2週	2週	3週
トシリズマブ（静注）	1回/4週	4週	5週
トシリズマブ（皮下注）	1回/1～2週	1～2週	2週
アバタセプト（静注）	1回/4週	4週	5週
アバタセプト（皮下注）	1回/週	1週	2週
ゴリムマブ	1回/4週	4週	5週
セルトリズマブペゴル	1回/2～4週	2週，4週	3週，5週
tsDMARDs			
トファシチニブ	2回/日	1週	1週
バリシチニブ	1回/日	1週	—

boDMARDs: biological originator DMARDs, csDMARDs: conventional synthetic DMARDs, tsDMARDs: targeted synthetic DMARDs, MTX: メトトレキサート.

表5 予防抗菌薬（術直前および術直後のみ，ただし長時間手術の場合には術中追加投与する）

	製剤	一回投与量	再投与までの時間
第一選択薬	CEZ	1 g*	3時間
β-ラクタム薬アレルギーがある場合	CLDM	600 mg	6時間

*腎機能障害がある場合は減量.

しているすべての患者に対し，ステロイドカバーとしてヒドロコルチゾン100 mgを麻酔導入前に1回点滴静注している．ステロイドの服用量が低用量（5 mg未満）であったり，服用開始から短期であれば副腎萎縮の懸念が少ないため，ステロイドカバーが不要である可能性も高いが，現在は一律上記の運用で行っている．なお，前述のACR/AAHKSによるTKAとTHA時の周術期抗リウマチ薬使用ガイドラインではステロイドカバーは感染のリスクを上昇させる懸念があるため不要としている[12]．

標準予防策の実施

医療機関の責任のもとで感染対策に関する専門的な知識をもった医療関係者でチームを構成し，最新の感染防止に関する知見に基づき最新の感染対策を行うべきである．関節リウマチか否かにかかわらず，感染対策チームの支援のもとで標準予防策を実施することで感染制御の可能性を最大化することが可能となる．

周術期の予防抗菌薬

予防抗菌薬を適正に使用することで，SSIの予防，耐性菌発現可能性の低下，抗菌薬使用に伴う有害事象の防止などが図られる．予防抗菌薬の目的は組織の無菌化ではなく，術中汚染による細菌量を宿主防御機構で制御可能なレベルに下げるためであり，欧米のガイドラインでは原則として24時間以内の短期投与が推奨されている．東京女子医大整形外科リウマチ班でも2003年以降は術当日のみの投与としているが（術直前および術直後のみ．ただし，手術時間に応じて術中追加投与），過去10年TKAの初回手術での早期感染は経験していない．東京女子医大整形外科リウマチ班で実施中の周術期予防抗菌薬使用法は以下の通りである **表5**．清潔創での整形外科手術で主要なターゲットとなる皮膚常在菌は黄色ブドウ球菌と連鎖球菌であり，第一選択薬はセファゾリン（CEZ），β-ラクタム薬アレルギーがある場合にはクリンダマイシン（CLDM）としている．手術開始時点で充分な殺菌作用を示す組織中濃度が必要であるため，手術室入室後に投与を開始し，駆血手術の場合には少なくとも加圧 5 分前に抗菌薬投与を終了するようにしている．ただし，感染症例に対する手術などで必要に応じバンコマイシンを使用する場合は急速静注が困難なため 2 時間前に投与を開始している．長時間手術の場合には術中の追加再投与が必要であり，半減期の 2 倍の間隔で再投与を行っている（CEZ は 3 時間，CLDM は 6 時間）．

文献

1) Smolen JS, Aletaha D, McInnes IB. Rheumatoid arthritis. Lancet. 2016; 388: 2023-38.
2) Yamanaka H, Seto Y, Tanaka E, et al. Management of rheumatoid arthritis: the 2012 perspective. Mod Rheumatol. 2013; 23: 1-7.
3) Smolen JS, Landewe R, Bijlsma J, et al. EULAR recommendations for the management of rheumatoid arthritis with synthetic and biological disease—modifying antirheumatic drugs: 2016 update. Ann Rheum Dis. 2017; 76: 960-77.
4) Momohara S, Ikari K, Mochizuki T, et al. Declining use of synovectomy surgery for patients with rheumatoid arthritis in Japan. Ann Rheum Dis. 2009; 68: 291-2.
5) Momohara S, Inoue E, Ikari K, et al. Recent trends in orthopedic surgery aiming to improve quality of life for those with rheumatoid arthritis: data from a large observational cohort. J Rheumatol. 2014; 41: 862-6.
6) Lim SY, Lu N, Oza A, et al. Trends in gout and rheumatoid arthritis hospitalizations in the United States, 1993-2011. JAMA. 2016; 315: 2345-7.
7) Rai SK, Avina-Zubieta JA, McCormick N, et al. Trends in gout and rheumatoid arthritis hospitalizations in Canada from 2000 to 2011. Arthritis Care Res (Hoboken). 2017; 69: 758-62.
8) Visser K, Katchamart W, Loza E, et al. Multinational evidence-based recommendations for the use of methotrexate in rheumatic disorders with a focus on rheumatoid arthritis: integrating systematic literature research and expert opinion of a broad international panel of rheumatologists in the 3E Initiative. Ann Rheum Dis. 2009; 68: 1086-93.
9) Felson DT, Smolen JS, Wells G, et al. American College of Rheumatology/European League against Rheumatism provisional definition of remission in rheumatoid arthritis for clinical trials. Ann Rheum Dis. 2011; 70: 404-13.
10) Aletaha D, Smolen JS. Joint damage in rheumatoid arthritis progresses in remission according to the Disease Activity Score in 28 joints and is driven by residual swollen joints. Arthritis Rheum. 2011; 63: 3702-11.
11) Nikiphorou E, Norton S, Young A, et al. Association between rheumatoid arthritis disease activity, progression of functional limitation and long-term risk of orthopaedic surgery: combined analysis of two prospective cohorts supports EULAR treat to target DAS thresholds. Ann Rheum Dis. 2016; 75: 2080-6.
12) Goodman SM, Springer B, Guyatt G, et al. 2017 American College of Rheumatology/American Association of Hip and Knee Surgeons Guideline for the Perioperative Management of Antirheumatic Medication in Patients With Rheumatic Diseases Undergoing Elective Total Hip or Total Knee Arthroplasty. Arthritis Rheumatol. 2017; 69: 1538-51.

〈猪狩勝則〉

第 2 部
各論

人工股関節置換術

手術適応

股関節の疼痛，機能障害により日常生活動作の制限が出現し，薬物療法などの保存的治療に抵抗性の場合に手術的治療が適応となる．股関節では滑膜切除術はほとんど行われることはなく，変形性股関節症や大腿骨頭壊死症などで行われる骨切り術も関節リウマチでは行われない[1]．若年者であっても，機能障害が著明であれば人工関節置換術の適応である．

術前プランニング

関節リウマチでは骨質が不良であり，セメント人工股関節置換術がgold standardと考えられてきた．セメントレスインプラントの表面加工の改善に伴い，関節リウマチでもセメントレスが使用され，良好な長期成績が報告されている[2]．筆者は原則，セメントレス人工関節で術前プランニングを行っている．

正確な術前プランニングを行うには，拡大率110％の正しい両股関節正面X線像が必要である．左右の涙痕下端を結ぶ線を引き，これを基準線とし，涙痕下端から臼蓋コンポーネントの外方開角40°の線を引く．この線に臼蓋コンポーネントの外縁が平行になるように作図する．臼蓋コンポーネントの大きさは大転子頂部の高さのCT水平断像で寛骨臼の前縁と後縁までの長さを参考に決定する．臼蓋コンポーネントの内側は涙痕に接し，臼蓋コンポーネント下端は閉鎖孔のレベルとすることが多い．通常，外方開角は40°，前方開角は20°程度とする 図1 ．

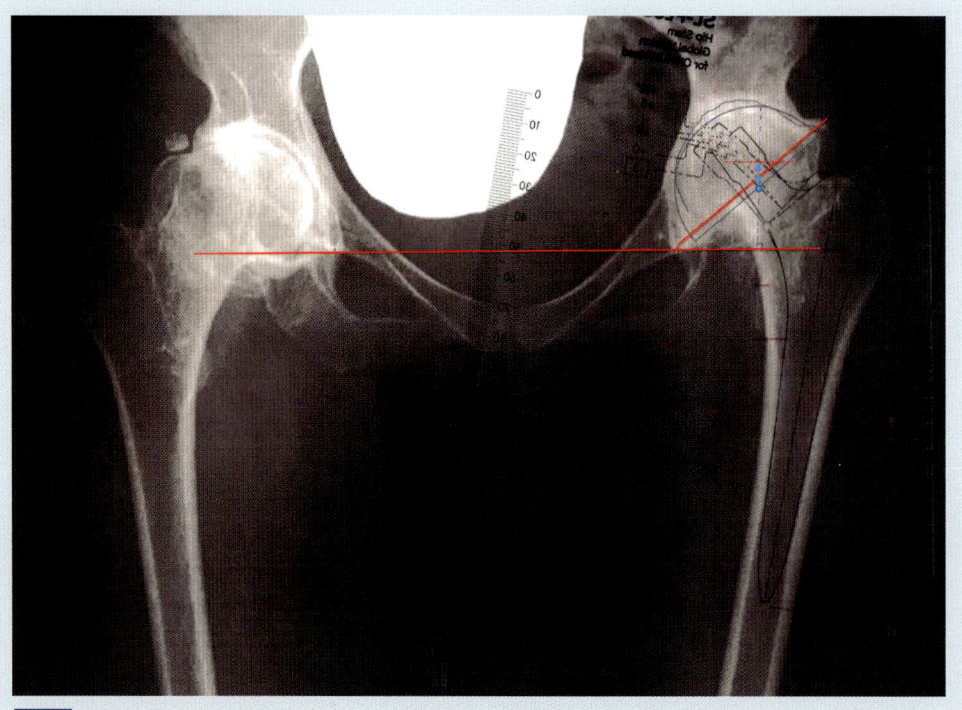

図1 術前プランイング
左右の涙痕下端を結んで線を引き，これを基準線とし，涙痕下端から臼蓋コンポーネントの外側開角40°の線を引く．臼蓋コンポーネントの内側は涙痕に接し，臼蓋コンポーネント下端は閉鎖孔のレベルとすることが多い．左右の小転子の高さ，大転子尖端の高さの差を計測する．臼蓋コンポーネントの中心から左右の長さの差の分だけ高い位置に骨頭中心がくるように計画する．

大腿骨ステム設置計画は使用するステムの固定様式を理解したうえで作図を行う．筆者はZweymüller型のステムを使用している 図2．このタイプのステムサイズは，ステム中央部が髄腔の大きさに合うものを選択する．反対側との脚長差を考慮して頸部長を選択する．左右の小転子の高さ，大転子尖端の高さの差を計測する．臼蓋コンポーネント中心からこの差だけ高位に大腿骨頭中心が位置するように作図する 図1．大腿骨の皮質骨が菲薄な場合は，polished taper型のセメントステムで計画する 図3．

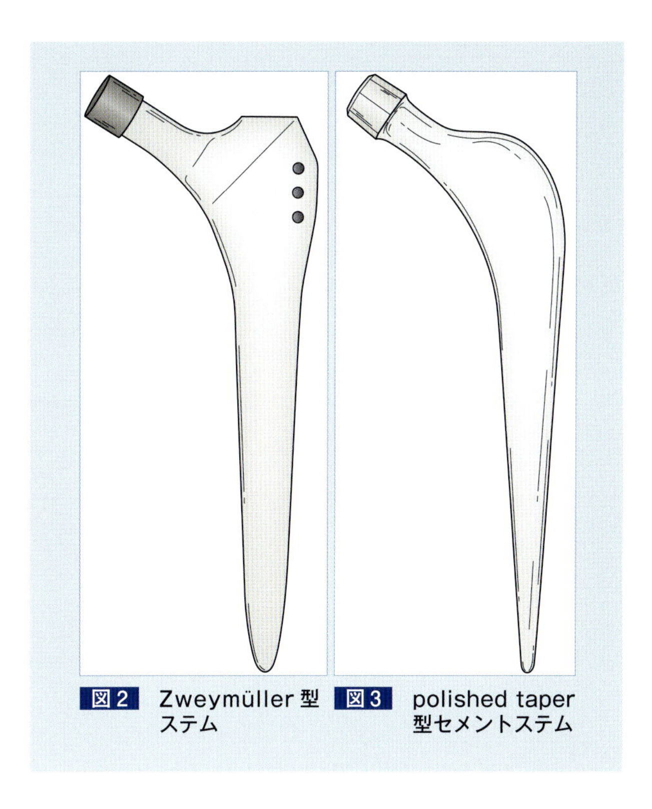

図2 Zweymüller型ステム 図3 polished taper型セメントステム

手術手順

完全側臥位で行う．正確に臼蓋コンポーネントを設置するためには，骨盤の前額面が手術台に垂直になるように保持し，手術操作による骨盤の動きを最小にすることが必要である．したがって，左右の上前腸骨棘と仙骨の3点で骨盤を強固に固定できる装置の使用が望ましい 図4．

①皮切

股関節屈曲，伸展中間位で，やや後方から大転子近位端を通り大転子直上に伸びる軽度前方凸の10～15 cm程度の皮切を行う 図5．近位は中殿筋と大殿筋の筋間，遠位は大腿骨骨幹部の中央を通る．皮切と同様に大腿筋膜を腸脛靱帯まで縦切する．大殿筋を筋線維方向に割き，中殿筋を確認する．大転子部の滑液包を切開し，ブレードが大転子の位置に来るように開創器をかける 図6．

②関節包切開と骨頭切除

短回旋筋を覆う脂肪組織を後方に，中殿筋を前方によけると梨状筋腱が観察される 図7．梨状筋腱と内閉鎖筋腱にstay sutureをかけ，転子間稜に沿って切離する．次に小殿筋と近位関節包との間をコブ型ラスパトリウムで剝離し，遠位は外閉鎖筋と関節包との間を剝離する．Hohmann鈎を挿入し，関節包展開する 図8．関節包にもstay sutureをかけ，切開する．助手に股関節を内旋させ，骨頭を脱臼させる．術前プランニングで決めた高さで両刃のレシプロケータで頸部骨切りを行う 図9．強直股に近い状態など脱臼困難な場合は，先に頸部の骨切を行う．この理由として，関節リウマチではオステオポローシスを伴う場合が多く，特に臼底突出のある場合は無理に脱臼操作を行うと大腿骨骨折，臼蓋縁骨折を生じる点があげられる．骨頭の摘出は抜去器を用いて行うほうがよい．癒着の強い場合，摘出操作を行う前に充分骨頭を動かして癒着を剝離してから行う[3]．摘出が困難な場合は迷わずレシプロケータを用いて骨頭を二分して摘出したほうが時間の節約になる．

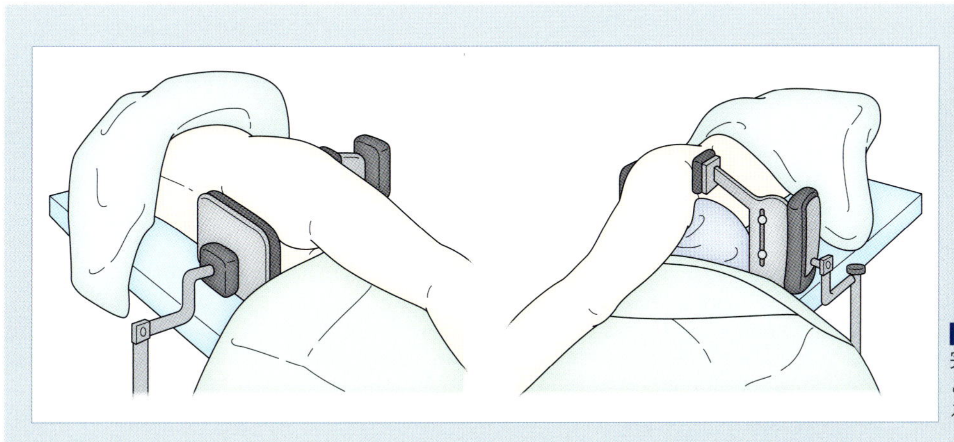

図4 体位
完全側臥位で行う．左右の上前腸骨棘と仙骨の3点で骨盤を強固に固定できる装置の使用が望ましい．

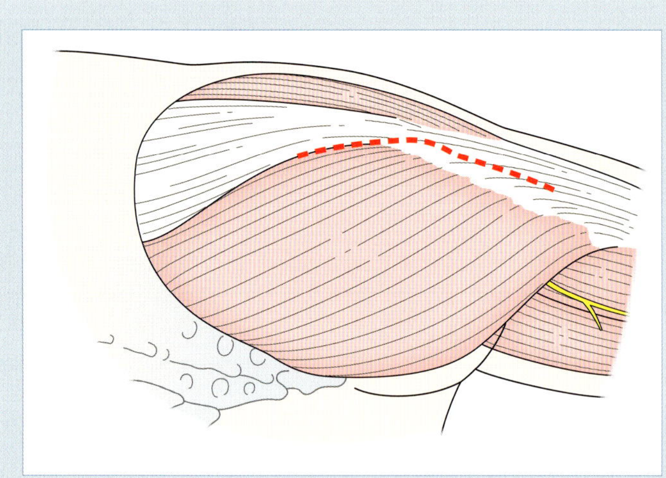

図5 皮切
近位は中殿筋と大殿筋の筋間，遠位は大腿骨骨幹部の中央を通る．

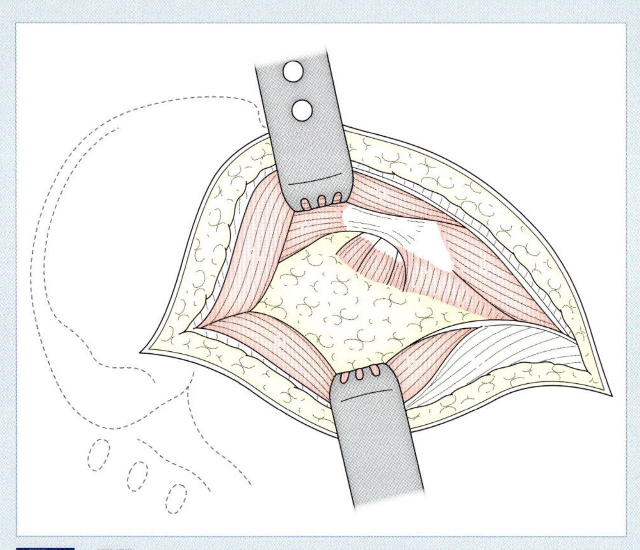

図6 展開
ブレードが大転子の位置にくるように開創器をかける．

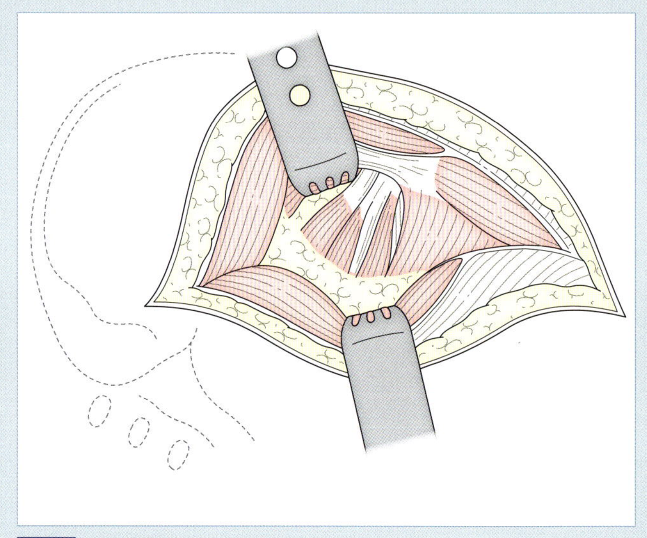

図7 梨状筋腱
短回旋筋を覆う脂肪組織を後方に，中殿筋を前方によけると梨状筋腱が観察される．

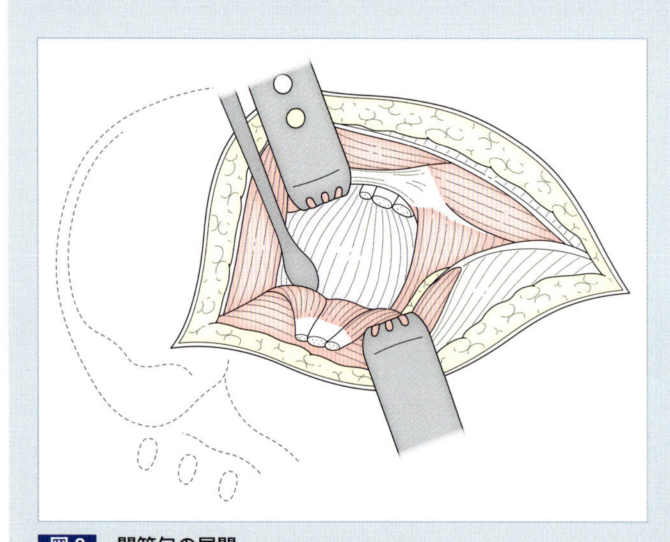

図8 関節包の展開
小殿筋と近位関節包との間をコブ型ラスパトリウムで剝離し，遠位は外閉鎖筋と関節包との間を剝離する．

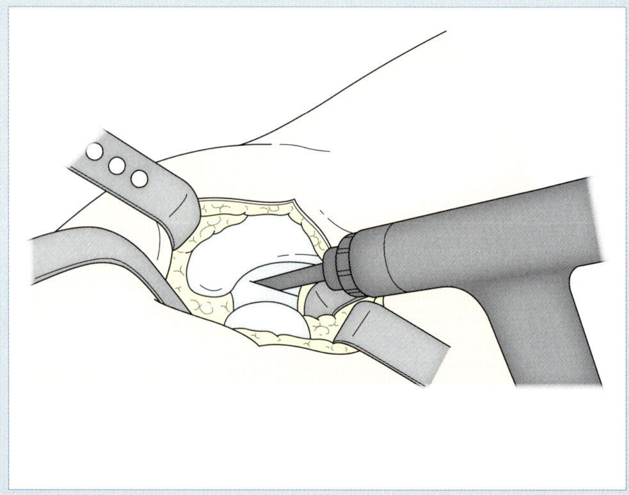

図9 骨頭切除
術前プランニングで決めた高さで両刃のレシプロケータで頸部骨切りを行う．

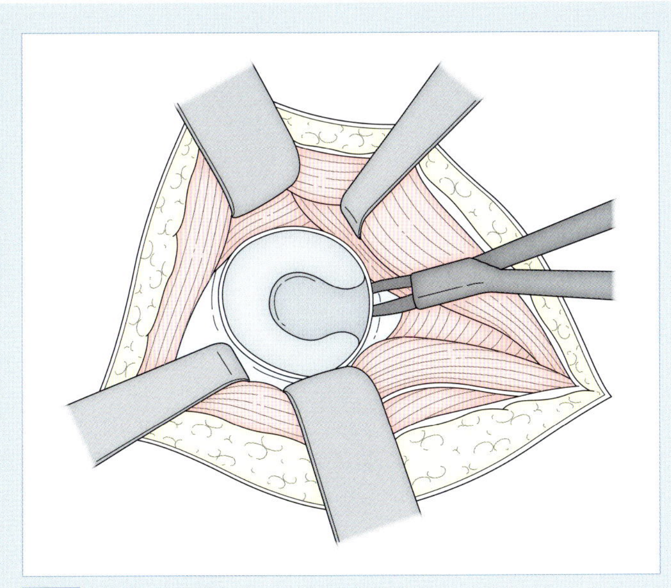

図10　寛骨臼の展開
関節唇を切除し，寛骨臼骨辺縁を完全に露出する．

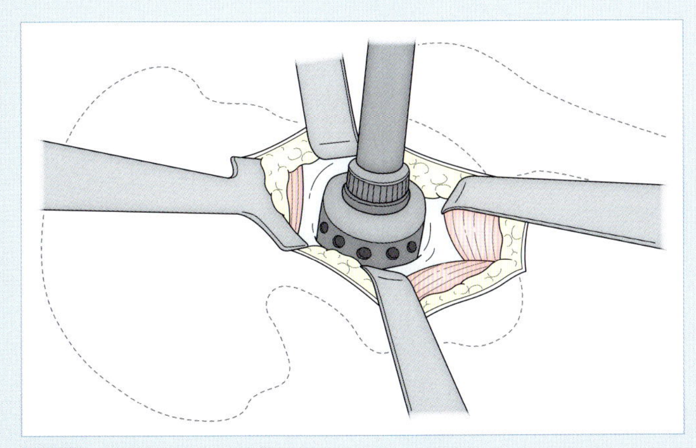

図11　寛骨臼リーミング
まず，垂直方向に臼蓋窩の深さまでリーミングを行う．このとき，真下ではなく，臼蓋コンポーネントの前方開角の分だけ後方に向ける．

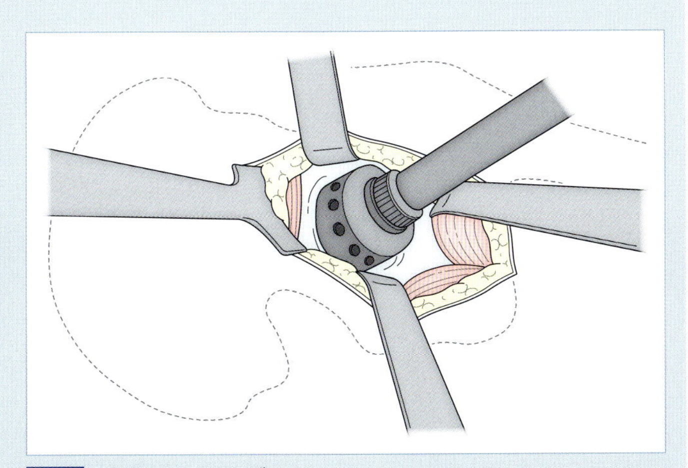

図12　寛骨臼リーミング
臼蓋コンポーネントの設置角に合わせて1 mmアンダーまで寛骨臼のリーミングを行う．

③寛骨臼の展開と処置

展開の目的は次の寛骨臼のリーミングが確実に，安全にかつ正確にできる状態にすることである．まず，後方の関節包を寛骨臼後壁から剝離し，レトラクタをかける．寛骨臼縁を確認しながら，残存した関節唇，上方の関節包を切除する．寛骨臼近位にレトラクタをかけ，前方の関節包を切開する．前下腸骨棘の遠位にレトラクタをかけ，大腿骨を前方によける．関節リウマチによるオステオポローシスが強い場合は，レトラクタによる寛骨臼前壁の骨折を避けるため，筋鈎で大腿骨を前方によける．関節唇を切除し，寛骨臼骨辺縁を完全に露出する 図10．目標とするサイズの4 mmアンダーからリーミングを開始する．まず，垂直方向に臼蓋窩の深さまでリーミングを行う．このとき，真下ではなく，臼蓋コンポーネントの前方開角の分だけ後方に向ける 図11．その後，臼蓋コンポーネントの設置角に合わせて1 mmアンダーまで寛骨臼のリーミングを行う 図12．寛骨臼のパンヌス様肉芽組織はときに骨内に深く侵入していることもあり注意して完全に除去する必要がある．リーミングされた臼蓋にトライアルシェルを打ち込む 図13．リーミングのときと同様に，骨叩きなどを使用して，まず垂直方向に打ち込み，内方化を行った後に，最終打ち込みを行う．トライアルシェルの安定性がよければトライアルライナーを挿入する．

④大腿骨の処置

まず，股関節を伸展内旋位とし，中殿筋の付着部を大転子先端から一部剝離し，大転子先端を確認する．次に，股関節を屈曲内旋位とし，大腿骨開口部を大腿骨エレベーターなどで支える．箱ノミで大転子先端から大転子内側の皮質骨を含めて海綿骨を切除する．この際，膝関節90°屈曲位として下腿の方向をみながら，大腿骨前捻を考え，箱ノミの方向をコントロールし，頸部後方よりから挿入する 図14．スターターリーマは手で髄腔内へ深く刺入し，大腿骨骨軸の方向を確認する 図15．次に，パイロットラスプでインプラントサイズを確認する．目標とするサイズまでラスピングを行った後，回旋安定性を確認する 図16．予定のトライアルネック，およびトライアルヘッドを挿入し，コントロールX線像でトライアルインプラントの大きさ，および方向を確認する．

⑤コンポーネントの設置

充分洗浄後，臼蓋コンポーネントを打ち込み，この際も，リーミングのときと同様に，骨叩きなどを使用して，まず垂直方向に打ち込み，内方化を行った後に，最終打ち込みを行う．必要によりスクリュー固定を行う．再度，洗浄後ライナーを挿入する．次に，大腿骨ステムを挿入

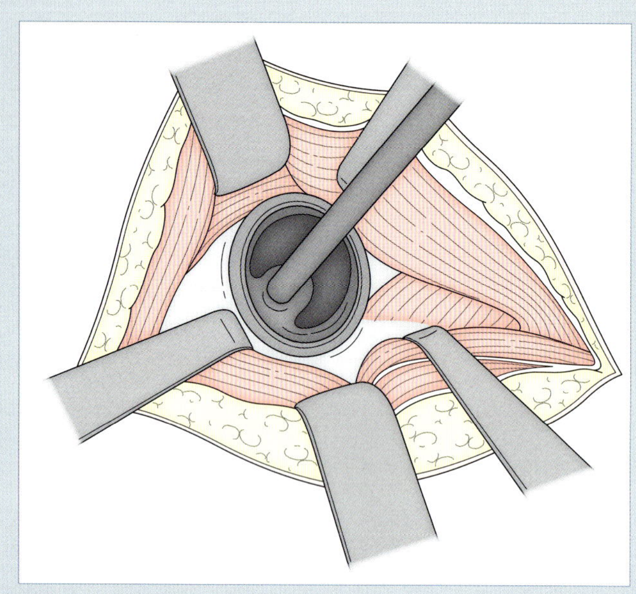

図13 トライアルシェル挿入

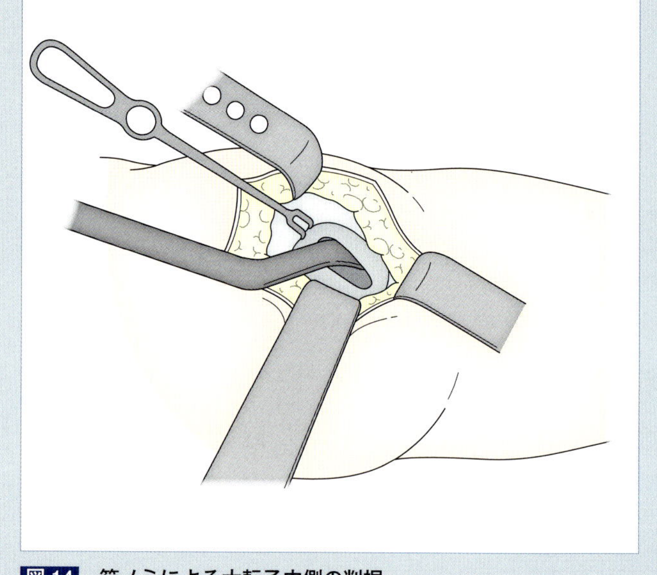

図14 箱ノミによる大転子内側の削掘
箱ノミで大転子先端から大転子内側の皮質骨を含めて髄腔海綿骨を切除する.

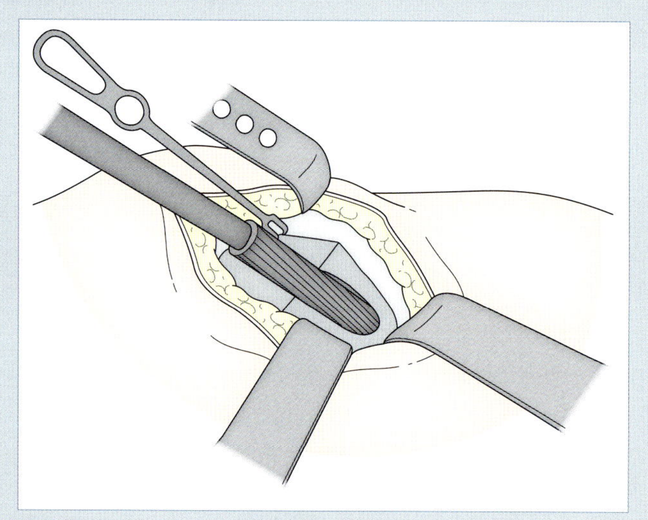

図15 スターターリーマで骨軸の確認
スターターリーマは手で髄腔内へ深く刺入し，大腿骨骨軸の方向を確認する.

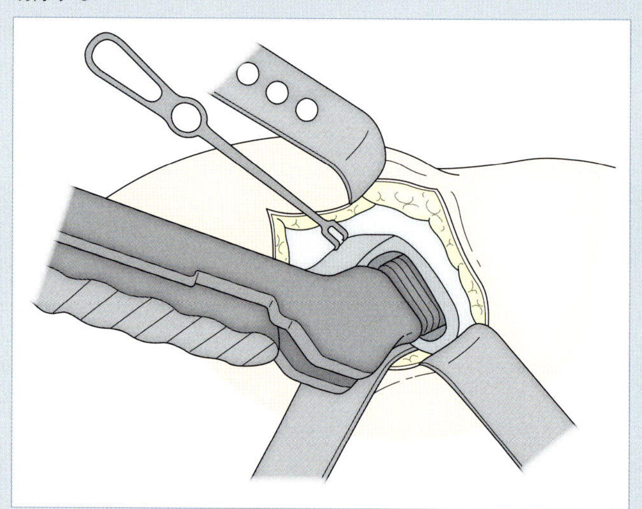

図16 大腿骨ラスピング

する 図17.

⑥関節包の修復と創閉鎖

まず，展開時に，関節包にかけたstay sutureを転子間稜骨組織に縫合する 図18. 関節リウマチでは，骨が脆弱なため，皮下を縫合する際に使用する彎曲針で大転子骨組織を突き通すことが可能である．通らない場合には，電気メスを針に接触させカットのスイッチを押すと骨に穿孔できる．その後，短外旋筋群にかけた糸を同様に縫合する 図19. 縫合の際は，股関節内外旋中間位として大転子上に締結する．困難な場合は，中殿筋の筋膜に縫合している．ドレーン1本を留置する．筋膜より各層縫合し創閉鎖する．

後療法

手術の翌日にドレーンを抜去し，その後に車椅子を許可している．可能であれば疼痛に応じて荷重歩行も開始する．徐々に杖歩行まで許可するが，術後の股関節の不安定感が強い場合は，しばらく歩行器が必要なこともある．

JCOPY 498-02712

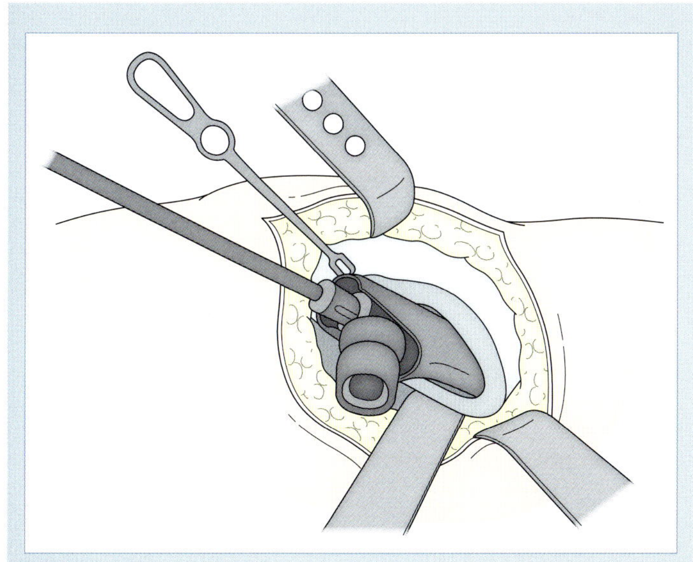

図17 大腿骨ステム挿入

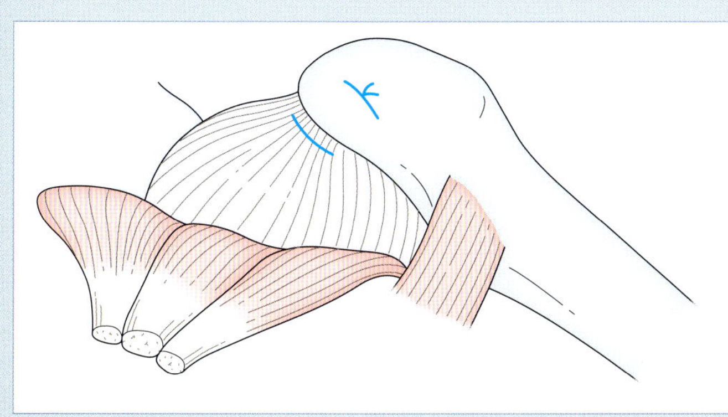

図18 関節包の修復

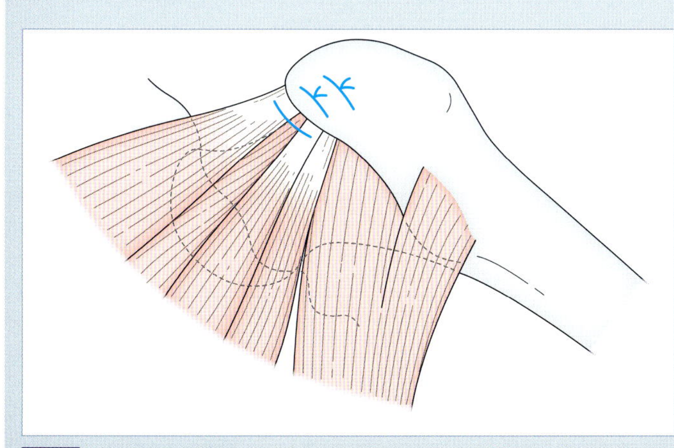

図19 短回旋筋の修復

TIPS & PITFALL

術前プランニング

拡大率110%の正しい両股関節正面X線像を作るには，CT画像で涙痕間距離を測定し，これとプリントアウトしたX線像の涙痕間距離の比率をもとに拡大率を決定し，コピー機で，拡大する **図1**．たとえば，CTで涙痕間距離115 mm，プリントアウトした画像での涙痕間距離70 mmであれば，115÷70×1.1＝1.807となり，コピー機で181%に拡大する．白黒で印刷すると髄腔と皮質の境界が不鮮明になるため，フルカラー印刷する．

臼底突出（*protrusio acetabuli*）がある症例では，寛骨臼底に骨移植を行い，臼蓋コンポーネントが，外側端から臼蓋コンポーネントの中心を通る垂線の位置まで，骨母床に接する際は，セメントレス固定で計画する **図20**．念のため，セメント臼蓋コンポーネントも準備する．臼蓋コンポーネントと骨母床との接触が，臼蓋コンポーネントの中心を通る垂線の位置まで接しない場合は，セメント固定で計画する．

手術手順

関節リウマチではオステオポローシスを合併することが多く，術中無理な操作で骨折を生ずることがある．この予防には粗暴な力を用いず，割れ物を扱うような態度が求められる．一般に血管も弱いので小血管が裂け，大出血することがある．筋力も弱いので臼蓋の急峻な固定角度，整復後の筋の緊張の低下では脱臼が起きやすい．安全域が低いので，それぞれ注意深い手術手技が必要である．関節リウマチでは組織の脆弱さとオステオポローシスが合併していることを一時も忘れてはならない[3)]．

近位の皮切が前方よりになると大殿筋ではなく，中殿筋を割いてしまうため，まず，皮切の遠位で外側広筋筋膜を確認する．この筋膜と連続しているのは中殿筋の筋膜である．

臼底突出の程度の軽い場合は骨移植の必要はない．しかし，関節リウマチでは程度の差はあれ臼底の骨組織は侵食されていることが多く，長期予後の観点から骨移植をして補強したほうがよい．骨移植は，切除骨頭が比較的侵されていない場合は，パンヌス，軟骨などの組織を除いて，海綿骨を圧迫移植する．それでも不足する場合は冷凍保存骨の骨細片を移植用に用いることもある．骨移植は臼底だけでなく臼蓋部にも充分行う必要がある．冷凍保存骨の海綿骨は約 8 mm^3 大とする．ガーゼ 3 枚で骨を包み，生理食塩水で油脂がなくなるまで充分洗浄する．骨頭 1 個あたり，バンコマイシン 0.5 g，ゲンタマイシン 40 mg を混合して使用している．Stryker 社では直径 42 mm，46 mm，50 mm，54 mm，56 mm の臼蓋インパクターが用意されている．直径 42 mm より小さいインパクターが必要な場合は人工骨頭のトライアルを代用している．インパクターは，小さいものから大きいものへ変えて使用する．最後に使用するインパクターのサイズは，セメントの厚みを確保するために，予定された臼蓋コンポーネントの外径より 2 mm 大きいものを使用する．セメント臼蓋コンポーネントはフランジタイプのものを使用している 図 21．

大腿骨側の固定に際しての留意点として，大腿骨骨折の予防，骨皮質の穿孔がある．消息子，ラスプなどでステム挿入前に髄腔の状況を充分確認することや粗暴な操作をしないことなどでこれらの合併症は避けられる．また，ステムの内反挿入を避けるには大転子内側の皮質骨を掘削することが重要である 図 14．

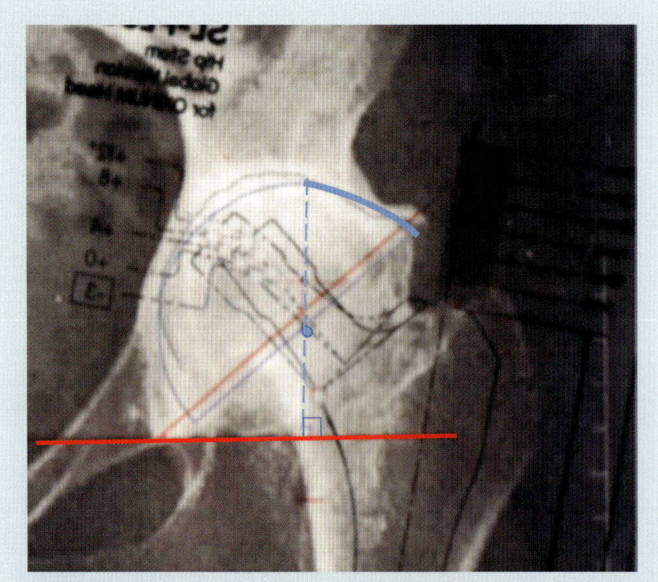

図 20　臼底突出（*protrusio acetabuli*）症例
臼底突出がある症例では，寛骨臼底に骨移植を行い，臼蓋コンポーネントが，外側端から臼蓋コンポーネントの中心からの垂線の位置まで，骨母床に接する際は，セメントレス固定で計画する．

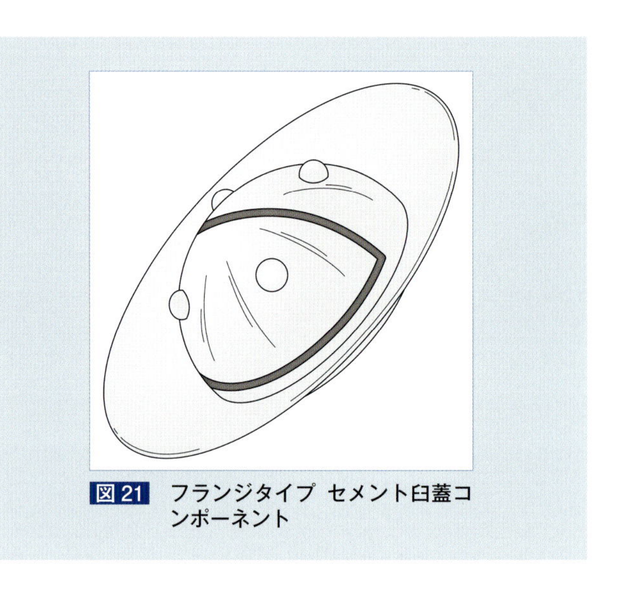

図 21　フランジタイプ セメント臼蓋コンポーネント

頻度の高い術後トラブルと対処法

脱臼

コンポーネントの設置異常．臼蓋コンポーネントは外転角度 40～45°，前方角度 10～20°の至適角度に設置する．ステムは通常 20°前後の前捻を付けて大腿骨に挿入する．

軟部組織の緊張が不充分な場合は，可能であれば頸部の長い骨頭や，より大きな骨頭径の骨頭に交換する．Dual mobility cup もあるが，筆者は経験がない．

深部静脈血栓症・肺塞栓症

わが国での THA 後の深部静脈血栓症の発生頻度は 20%台である[4]．現在は，術後弾性ストッキングを装着し，間欠的空気圧迫法を行い，手術翌日，夕食後からエドキサバンによる抗凝固療法を行っている．

異所性骨化

強直性脊椎炎や骨増殖性変化の強い症例に発生することが多い．予防法として NSAIDs やビスフォスフォネート製剤の投与が有効とする報告がされている．

感染

合併症のうちで最悪のものは感染である．関節リウマチでは全身免疫機構の破綻，長期のステロイド剤の服用などで，感染防御機能が低下しており，他の手術適応に比べ感染しやすいといわれている．頻度は 1～2%程度の合併率といわれている．起炎菌としては黄色ブドウ球菌と表皮ブドウ球菌が多い．

感染が判明して早期であり（数日から 2～4 週以内），敗血症が存在しない，インプラントの固定性が良好，さらに起炎菌がグラム陰性桿菌でない，などの条件が整えば，インプラントを温存している．洗浄，デブリードマンを行い，ポリエチレンライナーと骨頭を交換し，ドレーンを留置し，抗菌剤の静脈投与で経過をみる．ドレーンからの滲出液が3日間連続で，30 mL以下になれば，ドレーンを抜去する．CRPが陰性化し，その後1週間，抗菌薬の静脈投与を継続する．静脈投与終了後，さらにST合剤などの抗菌薬の内服を約3カ月間行っている．

インプラントの温存が困難な場合は，まず，人工関節を除去して，長期間（6～8週間）の抗菌薬の投与を行い，その後に再び人工関節を入れるという2段階法をとる．6～8週間の抗菌薬投与後，2～4週間の抗菌薬を中止，その後抗菌薬なしの状態で関節吸引物の培養を行い陰性で，かつ，術中迅速病理で400倍視野での好中球の数を参考に新しい人工関節の再挿入を行う．人工関節の固定に抗菌薬含有骨セメントを使用する．

文献

1）山本純己．リウマチ性疾患の主な治療法 手術療法．In: 日本リウマチ財団教育研修委員会，編．リウマチ基本テキスト．2版．東京: 日本リウマチ財団; 2005．p.572-83.
2）Matsushita I, Morita Y, Ito Y, et al. Long-term clinical and radiographic results of cementless total hip arthroplasty for patients with rheumatoid arthritis: minimal 10-year follow-up. Mod Rheumatol. 2014; 24: 281-4.
3）長屋郁郎，浅井富明．人工股関節置換術．In: 平澤泰介．編 OS NOW No14 関節リウマチの手術療法．東京: メジカルビュー社; 1994．p.122-9.
4）冨士武史，藤田　悟，小田剛紀．整形外科手術における肺塞栓症・深部静脈血栓症．日整会誌．2002; 76: 10-8.

〈森田裕司〉

人工膝関節置換術

手術適応

変形性関節症と同様，単純 X 線で関節裂隙の狭小化・消失があり，歩行や屈伸動作における疼痛で日常生活に不自由をきたしている場合，人工膝関節置換術を検討する．しかし，滑膜炎による炎症性の疼痛が主で，炎症のコントロールがつけば疼痛が改善することもあるため，画像所見のみで判断するのではなく，充分な薬物療法を行ったうえで，残存する疼痛や可動域制限などの臨床所見を判断する．一方で，疼痛の訴えが強くなくても，高度の変形や不安定性がある場合には，関節再建をすることで下肢の支持性が向上して日常生活動作が改善することもある．

術前プランニング

3D プランニングソフトがある場合はそれに従うが，通常の臨床画像からプランニングする方法について述べる．設置目標はさまざまな概念があるが，ここでは，下肢機能軸が膝関節の中央を通過し，インプラントは機能軸に垂直に設置する，neutral mechanical alignment 法について述べる．

大腿骨外反角

まず，計測するための X 線像が正確に撮影されているかをよくみる．特に回旋が正しいかチェックする．外旋位で撮影された場合，大腿骨の前彎が外彎にみえ，外反角が大きく出ることになる．大腿骨顆部の形状や膝蓋骨の位置などをよくみて，正しい正面の X 線像が撮れているかを確認する．15°以上の屈曲拘縮がある場合は，腹臥位での大腿骨正面像を追加する．

正確な X 線像が得られたならば，どのように外反角を計測するか．それは術中にどのように髄内ロッドを入れるかとリンクしていなければならない．作図と同じことを術中に再現することを考える．顆間部の刺入点を，正面，側面とも顆間中央や Blumensaat’s 線などのランドマークに対してどの位置であるかを決めておく．刺入点と骨幹部中央の最も狭い部分とを結ぶ線が髄内ロッドとなるので，それに対して大腿骨頭中心までの機能軸とのなす角を測定しておく．

髄内法による外反角の計測と同時に，計画した骨切りラインの内顆と外顆の遠位骨切り量を計測しておく．術中に，計画された骨切り量で切れなければ外反角度と骨切りの深さにエラーが生じている．遠位骨切りガイドを設置した際に，カニの爪（angel wing）で骨切り量を確認し，ガイドが正しく設置されたか確認する．骨切りした後も切除骨の厚みをノギスで確認するクセをつけておきたい．

骨切りの厚みは joint line の高さを意味する．骨切りレベルの決定に使用できる基準点の 1 つは，変形性関節症であれば摩耗変形が生じていない健常な側の関節面であるが，関節リウマチの場合は全コンパートメントが変性を受けていることも多いので，変形の影響が少ない顆間近位端(intercondylar sulcus)が有用である．Sulcus 上で骨切りした場合は，内顆は正常関節面から約 10 mm，外顆は約 8 mm の切除となるが，軟骨が消失していると，実際にはそれよりも薄くなる[1]．

脛骨近位

脛骨近位も冠状面においては機能軸に垂直な骨切りを行う．そのためには，骨棘を除去し，インプラントを設置する骨切り面の垂直二等分線が足関節中心を通過するように骨切りすればよい．脛骨の彎曲により，骨軸と術後の機能軸が異なることも多いので注意が必要である[2]．骨切りレベルは使用するインプラントの厚みを考えて，術後の joint line をどの高さに設定するかによって決める．外側関節面の高さに合わせる，変形前の内側と外側の中央に合わせる，PS（posterior stabilize）型で 2 mm ほど上げるなど，さまざまな方針があり得る．基本的にはオリジナルの関節面より大きく変化しないようにする．関節リウマチでは外側の関節面も変性が及んでいることも多いため，患者の変形の程度，屈曲拘縮の有無などを考慮して骨切りレベルを決定する．内側と外側の骨切り量を術前に把握しておき，術中のダブルチェックに用いる.

後方傾斜はPS型では3°程度, CR (cruciate retaining) 型やCS (cruciate sacrificing) 型では6°程度が一般的であるが, 一定の見解はない. 使用する機種によっても異なる.

大腿骨回旋角

1) 外科的通顆軸: surgical (trans-) epicondylar axis; SEA, sTEA

内側上顆のすぐ遠位から後方にかけてのくぼみと外側上顆を結ぶ軸であり, 内側のくぼみは内側側副靱帯 (medial collateral ligament; MCL) の付着部を意味する. 外側上顆は外側側副靱帯 (lateral collateral ligament; LCL) の付着部であるので, SEAは両側副靱帯の付着部を結ぶ軸という意味合いをもつ. ともに術中に触知することは可能である. 内側上顆は実際には直径約10 mmの馬蹄形の骨性隆起であり, その中央にくぼみがある. MCLの浅層は骨性隆起部に付着し, 深層がくぼみに付着している. CTにおいては, 内側上顆と外側上顆が描出される画像において, 内側上顆のすぐ後方にあるくぼみであり, 外側上顆の頂点に向けて直線を引くことができる. 両後顆関節面の接線とのなす角を術前に計測し, その角度を大腿骨コンポーネントの外旋角度に設定する. 平均は約3°である.

2) 大腿骨前後軸: whiteside line, anterior-posterior axis

大腿骨の膝蓋骨滑車面の最深部を顆間窩中央に向かってトレースした線であり, 大腿骨の前後軸とも考えられる. 膝蓋骨の滑走線と想定され, この軸に沿って大腿骨コンポーネントを設置することで膝蓋骨トラッキングの向上が期待できる. 後顆軸に対しては平均94°の外旋関係にあり (後顆軸より約4°外旋させて設置), CEA (clinical epicondylar axis) とSEAの中間あたりの軸に対して直交している.

3) Balanced gap parallel cut

術前プランニングは必要とせずに, 術中に決定する方法である. 骨棘切除や軟部組織解離などを行い, 内側と外側の靱帯バランスが整えられた後に, 脛骨機能軸に対して直角に切除された脛骨骨切り面に対して, 90°屈曲位において内外側靱帯に均等な張力を加えた状態で平行に骨切りする方法である. その意義は長方形の屈曲ギャップを作成し, 内外側均等な靱帯バランスを維持することであり, 後顆軸に対しては5°程度外旋になることが多いと報告されている. 変形によって解剖学的参照点がわかりにくい症例においても, 本法によって, 内外側均等な長方形ギャップを作成することができ, 伸展と屈曲のギャップ長も等しくすることができるため, 解剖よりも人工関節の機能を重視した決定法とも言える. ただし, 高度変形膝などで, 伸展位での内外側靱帯バランスを整えられない場合は, 解剖学的位置より大きく変わる可能性もあるため, 常に前述の解剖学的参照点との相違を確認する.

脛骨の回旋

1) Akagi lineはPCL付着部と脛骨粗面付着部における膝蓋腱の内縁を結ぶ線分である[3]. 実際には両者は同一平面上にないため, 関節面の高さに投影した線分となる. これは大腿骨上顆軸と直交する線分として示されたものであり, 大腿骨コンポーネントの回旋を上顆軸に合わせて設置した場合は, 脛骨コンポーネントの妥当な回旋設置目標と言える. Akagi lineはインプラントを設置する骨切り面においては, 中央より約4 mm内側にある[3]. したがって, 骨切り面の中央と, 膝蓋腱の付着部内側から約4 mmの部位を結ぶ線を設置目標とすると, Akagi lineに合わせた設置ができる.

2) 脛骨粗面内側1/3も頻用される設置目標である. Akagi lineよりも数度外旋となる.

3) Floating tibia techniqueまたはROM法とよばれる手法もある. これは大腿骨のトライアルコンポーネントを設置したうえで, 脛骨トレイとインサートを挿入し, 数回屈伸などを行って, 伸展0°において大腿骨コンポーネントとの回旋ミスマッチが生じない位置で脛骨の回旋を決定する方法である. 術前計画は不要である. 脛骨側に再現性の高い解剖学的参照点が少ないため, 回旋エラーを避けるためには有用な方法である. ただし, 注意点として, サイズが骨切り面より小さいものを選んだ場合は, 内側や外側に偏った設置になっていないか注意すべきであり, 脛骨粗面などの参照点から大きくずれている場合は, 患肢のもち方が間違っていないか, 捻れていないか, 大腿骨側の設置ミスはないかなど再確認する必要がある.

術前のCT検査の重要性

回旋設置のプランニングや骨棘の位置など, 変形性関節症においても有用な検査であるが, 関節リウマチにおいては, 単純X線像ではわかりにくいgeodeなどの骨囊胞の位置を把握するために特に重要である **図1**. 骨切り後にインプラントを設置する面に大きな骨欠損がみつかってトラブルになることもあり得るため, 術前に必ず確認しておく.

ストレスX線撮影などによる靱帯の評価

診察時に徒手検査によって, ある程度の評価は可能であるが, 著しい側方または前後不安定性が疑われた場合

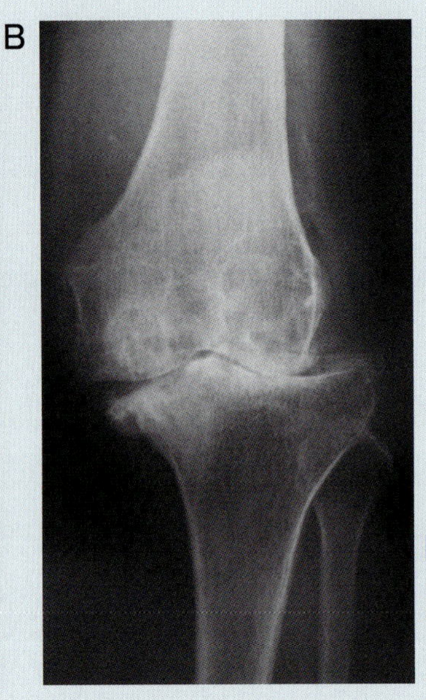

図1
A）術前大腿骨 CT 像. インプラント設置面にかかる大きな骨欠損が認められる. B）単純 X 線像では, 骨嚢胞の位置や程度は判定できない.

は, ストレス X 線撮影などで軟部組織の緊張を評価しておく. 特に内側側副靱帯の不全は, 成績不良につながるおそれがあるため, 拘束型インプラントの使用を検討する.

使用機種選択

関節リウマチであっても, 変形性関節症と同様の機種選択でよい. CR 型でも CS・PS 型でも使用可能である[4]. 両十字靱帯温存型の使用の是非については, まだ症例の蓄積が不充分であり, 不明である.

手技の実際

変形性関節症に対する基本手技と同様に行う. アプローチ, 骨切りの順序, 靱帯バランスの調整方法など, いくつかの方法が存在する.

皮膚切開とアプローチ

正中縦切開, 内側縦切開, 内側弧状切開など, 創の長さや展開のしやすさや, 以下の創の位置による違いによって, いくつかの選択があり得る. ニーリングをした際になるべく創痕が接地しないように, 内側や外側によけるという配慮, 伏在神経膝蓋下枝の損傷を可及的に避けるために, やや外側を切開するなどの考えもある. 深部切開の真上に皮膚切開を置かないようにするという考えもある.

深部アプローチも, 大腿四頭筋の処理によって, 大腿四頭筋腱を線維方向に割る内側傍膝蓋アプローチ, 内側広筋の筋腹を割る mid-vustus アプローチや trivector アプローチ, 内側広筋の内縁から大腿四頭筋全体を外側にもっていく sub-vastus アプローチ, その亜型で内側広筋の内縁から大腿四頭筋をもち上げ, 関節包のみ中央で切開して外側へ展開する under-vastus アプローチなど, いくつかの手法がある. アプローチの違いによる長期的な臨床成績の違いは示されておらず, 自分がやりやすい方法を選択してよい. 大切なことは, その後の骨切りに悪影響を与えない方法を選択することと, 閉創時に確実に解剖学的修復を行うことである.

骨切りの順序

変形性関節症に対する人工膝関節置換術と同じ考え方である. 大腿骨遠位, 大腿骨後顆, 脛骨近位, 膝蓋骨の4つの部位をどの順序で切るかについて, さまざまな方法があり, それぞれに意味がある. 膝蓋骨を先に切るか, 後で切るかは, より少ない侵襲で展開したいかどうかで決める. 最初にラフカットすることで展開は少し楽になる. しかし, 最後でもう一度切り整えなければならない. 大腿骨の2つの部位と脛骨近位をどの順序で切るかは, 骨切り間ギャップを骨切り量で合わせるのか, 軟部解離で合わせるのかの考え方で変わる. 基本的な知識として, 大腿骨遠位骨切り量は伸展ギャップを増減させ, 大腿骨後顆骨切り量は屈曲ギャップを増減させ, 脛骨近位骨切り量はその両方を同様に増減させることを理解する. 伸展・屈曲ギャップともに骨切り量でコントロールしたければ, 脛骨近位から骨切りするのが最も容易である. 脛骨の関節面高位をまず決定し, 大腿骨の骨切り前に伸展・屈曲ギャップを計測して, 大腿骨の遠位と後顆の骨切り量を決定する, いわゆるギャップコントロール法である. 一方, 大腿骨, 脛骨ともに関節面からの骨切り量がインプラント厚と可及的に同じになるように骨切

tips & PIT FALL

骨切り量を意識する．骨切りがアライメントとバランスを決定する．術前計画と同じ骨切り量が得られたかチェックをしながら手術を進める．ボーンソーの跳ね上がり，リトラクターの干渉による骨切りガイドの骨表面からの浮き上がりなどが骨切りエラーの原因となり得る．ガイドの設置の際には，複数の解剖学的参照点でダブルチェックをする．

りラインを決定し，骨切り間ギャップを軟部解離で調整する方法では，大腿骨側と脛骨側を別々に独立して骨切りする．その中間的な方法として，大腿骨遠位と脛骨近位を骨切りし，伸展ギャップを確保したうえで，屈曲ギャップを合わせるように大腿骨後顆の骨切り量を決定する．いずれの方法でもよいが，筆者は内側のギャップを全可動域で等しくすることを重視しており，内側の関節面の高さをコントロールすることが重要という考えから，脛骨近位を先に決定する方法を採用している．そして，内側の伸展ギャップと屈曲ギャップを計測しながら大腿骨遠位内側と大腿骨内側後顆の骨切り量を決定している．大腿骨の外旋は上顆軸に合わせ，後顆の骨切り量は，大腿骨内側後顆を指標にサイズを計測するガイドを使用して決定している．

後療法

疼痛の程度に応じて早期荷重歩行訓練，可動域訓練，筋力訓練を行う．薬剤などによる疼痛コントロールを充分に行いながら，可能であれば翌日から荷重歩行訓練を行っている．ドレーンは必ずしも必要ではない．

頻度の高い問題への対処

骨欠損への対応

術前の CT で骨切り面に骨欠損が起こり得るかどうかを充分に確認しておく．インプラントを支える骨切り面が充分に保たれている場合は，内部の骨欠損は局所から得られた海綿骨を密に充填することで対応可能である．しかし，骨切り面にかかる面積が大きく，インプラントの固定性に不安がある場合は，骨移植と延長ステムによる補強が勧められる 図2 ．骨移植は，骨癒合後は骨欠損がない状態に戻るため，理想的な補填材料であるが，皮質骨まで欠損があり，初期固定性が脆弱な場合は，金属補填剤の使用も勧められる．一般に脛骨側は延長ステムを加えても，骨切除量が大きく増えることがないが，大腿骨側は延長ステムを装着するために，顆間の骨切除量が大きくなる機種もあるため，使用する機種の選択には，充分な検討が必要である．

靭帯不安定性への対応

高度内反や外反で，人工膝関節置換術によってアライ

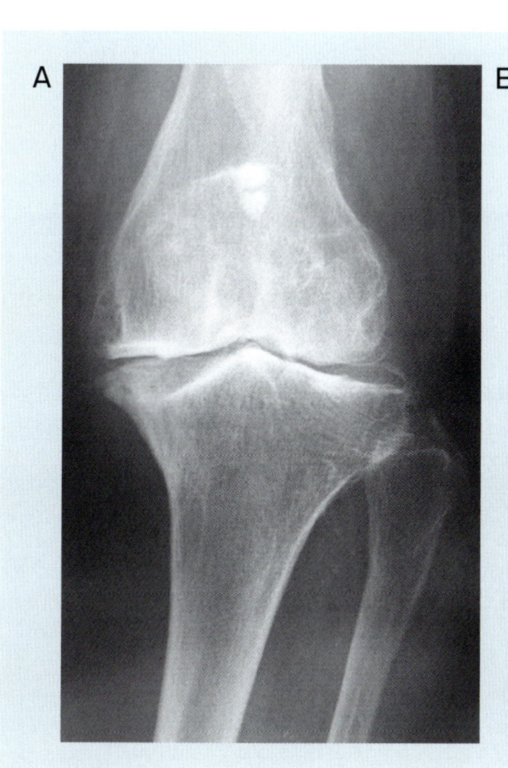

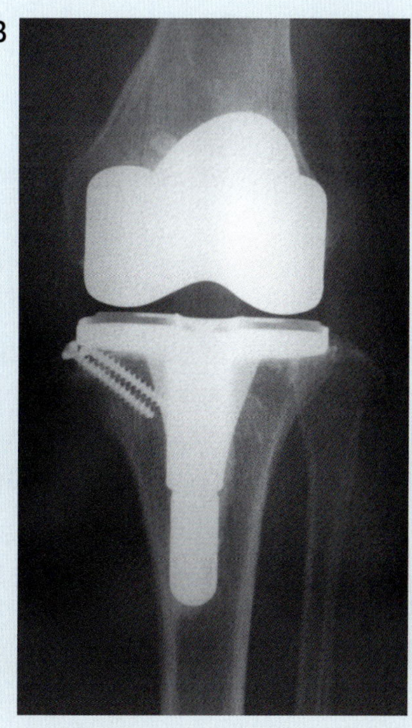

図2
A）内側の骨欠損，B）局所からの骨移植にて対応した．

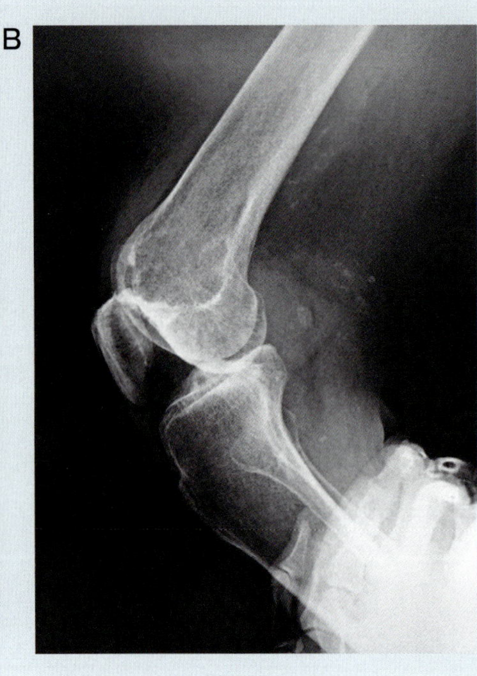

図3 著しい前後不安定性のあるリウマチ膝
A）立位正面像にて大腿骨外側顆が後方へ脱臼している．B）前方引き出しストレスX線撮影にて，大腿骨外側顆は外側関節面から脱臼している．Rotating hinge 型インプラントを使用した．

メントを正常に修正した場合，側副靱帯の破綻が予想される場合は，拘束型インプラントの使用を検討する．特に高度な外反膝の場合は，内側側副靱帯の機能不全が想定される．外側の軟部組織を充分に解離しても外側のギャップが確保できない場合は，内側の骨切り量が増加しても全体の骨切り量を増やさなければならないため，内側の安定性が得られないことがあり得る．充分な伸展ギャップが得られずに，術後屈曲拘縮が残存することは避けるべきであり，充分に骨切りをしたうえで，顆間で安定性を高める constrained condylar 型の使用を検討する．一方，前後不安定性は，PS 型の使用により改善されることも多いが，著しい前後不安定性は，関節包や側副靱帯の弛緩性も合併していることがあり，rotating hinge 型の使用も検討すべきである 図3．

易感染性への対応

関節リウマチへの人工膝関節置換術は，変形性膝関節症に対するそれよりも感染頻度が高い[5)]．副腎皮質ステロイド剤や免疫抑制剤などの使用，肝機能や腎機能障害，慢性呼吸器障害などの合併症も感染リスクに影響し得るし，CRP などの血清マーカーが陰性化しないことも多いので，感染の有無がわかりにくいという問題もある．また，皮膚や皮下組織が萎縮しており，創傷治癒に不利であることも大きな原因である．創の一時修復が最も大切であるため，皮膚を特に愛護的に扱い，丁寧な創閉鎖を心がけることが肝要である．著しい皮下血腫や水疱形成を生じないように，止血や出血対策にも留意する．ただ，抗菌薬の使用法や術野の環境などを含めて，特別に変更する必要はなく，ルーチンワークとしてよい．周術期にメトトレキサートは継続して手術に望むことが多いが，生物学的製剤に関しては使用薬剤の半減期を考慮した休薬を行い，創が治癒してから再開することが多い[6)]．

文献

1) Kuriyama S, Hyakuna K, Inoue S, et al. Is a “sulcus cut” technique effective for determining the level of distal femoral resection in total knee arthroplasty? Knee Surg Sports Traumatol Arthrosc. 2014; 22: 3060-6.
2) Matsuda S, Mizu-uchi H, Miura H, et al. Tibial shaft axis does not always serve as a correct coronal landmark in total knee arthroplasty for varus knees. J Arthroplasty. 2003; 18: 56-62.
3) Kawahara S, Okazaki K, Matsuda S, et al. Medial sixth of the patellar tendon at the tibial attachment is useful for the anterior reference in rotational alignment of the tibial component. Knee Surg Sports Traumatol Arthrosc. 2014; 22: 1070-5.
4) Miller MD, Brown NM, Della Valle CJ, et al. Posterior cruciate ligament-retaining total knee arthroplasty in patients with rheumatoid arthritis: a concise follow-up of a previous report. J Bone Joint Surg Am. 2011; 93: e130 (1-6).
5) Ravi B, Croxford R, Hollands S, et al. Increased risk of complications following total joint arthroplasty in patients with rheumatoid arthritis. Arthritis Rheumatol. 2014; 66: 254-63.
6) Johnson BK, Goodman SM, Alexiades MM, et al. Patterns and associated risk of perioperative use of anti-tumor necrosis factor in patients with rheumatoid arthritis undergoing total knee replacement. J Rheumatol. 2013; 40: 617-23.

〈岡崎 賢〉

中後足部固定術

この部位の関節破壊は関節リウマチでは非常に多い．関節破壊が重度の症例や骨質不良例も多く，治療に難渋しやすいのもこの部位である．アーチの崩れ，内外反変形，前足部変形など多彩な変形へとつながるため，充分な矯正が必要である．特に Hirao らは，中足部・後足部の変形と前足部障害の関連性を示唆する症例を複数報告しており[1,2]，実臨床における実感としてもまさにその通りであると思われる．しかし一方で，外反母趾手術の成績に対して後足部アライメント異常の影響を認めなかったとする報告もあり[3,4]，今後もさらなる検証が必要である[5]．

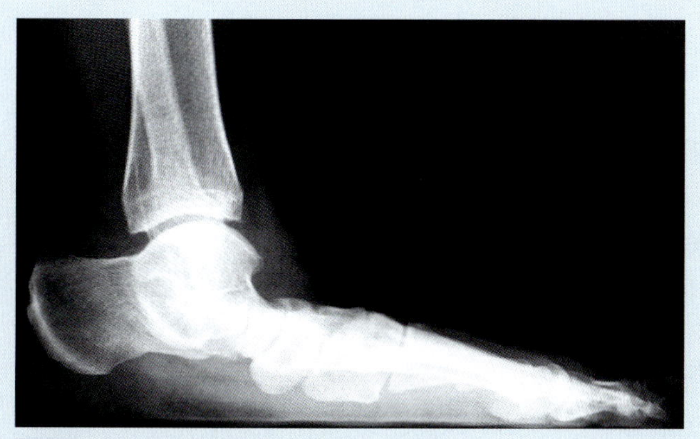

図1 中後足部の関節破壊，縦アーチ低下

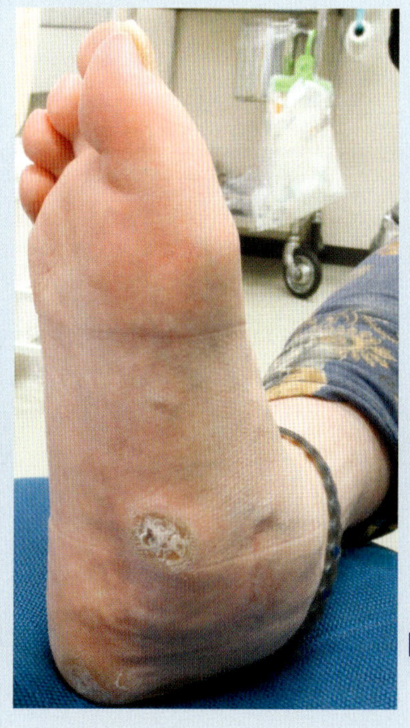

図2 底内側に偏位した距骨骨頭が突出して胼胝を形成

手術適応

中後足部の関節破壊，疼痛，縦アーチ破綻などが適応となる 図1 ．特に，縦アーチの崩れが軽度であれば足底板などでの対応も可能ではあるが，縦アーチが崩れ距骨が底内側へ落ち込んでくると距骨骨頭の突出部に胼胝を形成 図2 し，手術を決心する患者も多い．

この部位で特に多い障害関節は，距舟関節，踵立方関節，距骨下関節であり，本稿ではこれらの関節固定術について述べる．

術前プランニング

まず，固定する関節を決定する．三関節なのか，二関節なのか，単関節なのか．固定する関節が決まると皮切が決まる．単関節固定の場合の皮切は 1 カ所でよいが，二関節固定する場合が問題となる．距舟関節と距骨下関節の固定の場合は内側単独皮切でも可能だが，距骨下関節が見づらいため侵襲が大きくなり，その結果距骨壊死や偽関節のリスクが上がる可能性があるため，筆者は内側と外側の二皮切で行っている 図3 ．ただし，内側単独皮切と内外側二皮切の成績を比べたときに距骨壊死率や偽関節率に差はないとする報告もある[6]．三関節固定の場合は上記の二皮切を行う．

また，CT を撮影して骨嚢胞の有無を確認しておくことも必要である．骨嚢胞の大きさによっては骨移植が必要となる 図4 ．

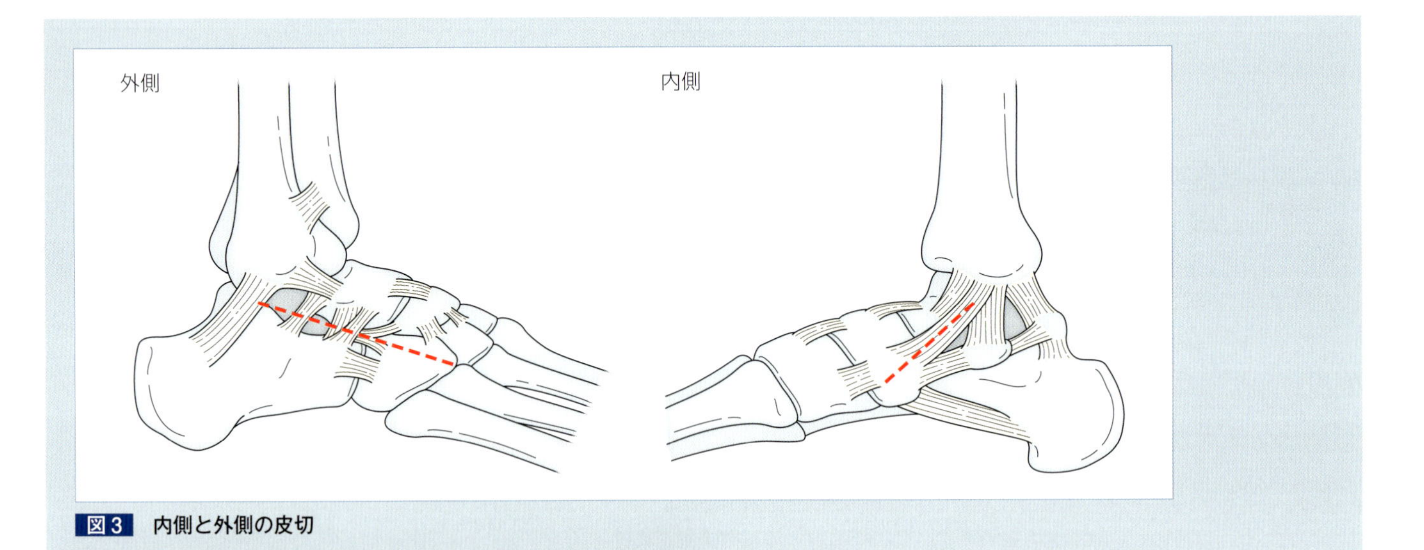

図3 内側と外側の皮切

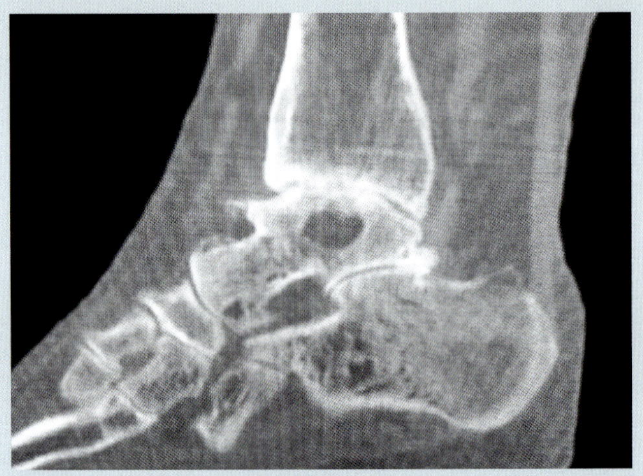

図4 CT にて多数の骨嚢胞を認める

手術の実際

距舟関節固定

内果の前下方から舟状骨結節に向かう皮切を置く 図3．腱などをしっかりレトラクトして距舟関節を露出させた後，関節面の新鮮化を行う．この皮切の場合，距舟関節の外側の露出は非常に難しいため，ときには足背にも縦皮切を置く場合もある．固定材料はロッキングプレート，ステープル，スクリューのいずれでもよい 図5．必要に応じて骨移植を追加する．

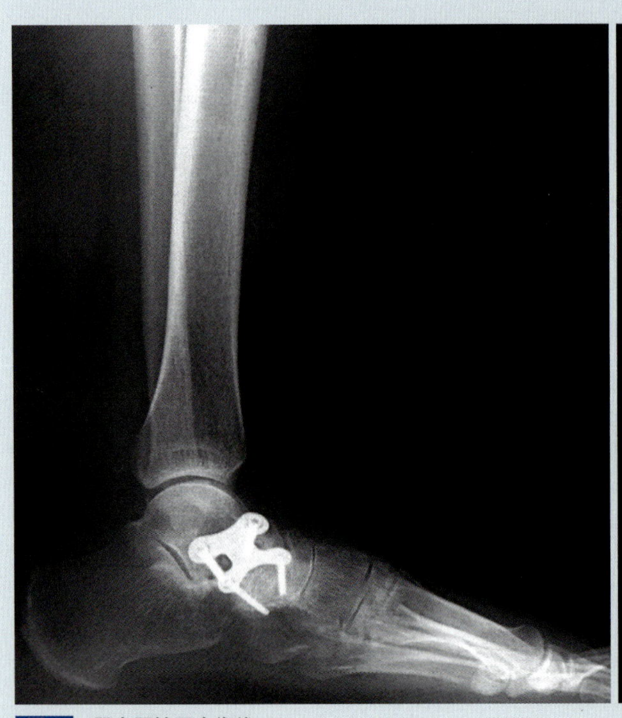

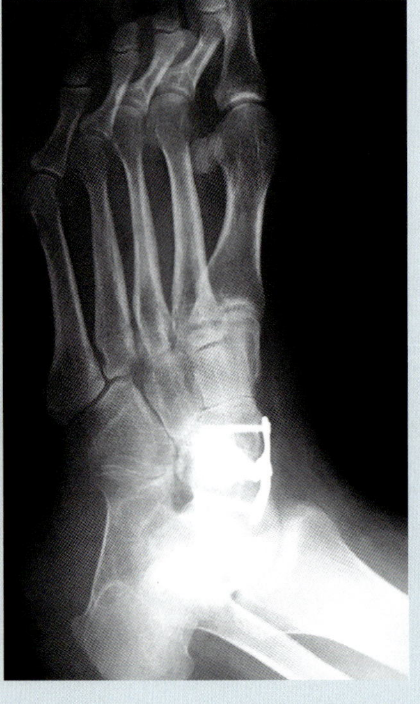

図5 距舟関節固定術後

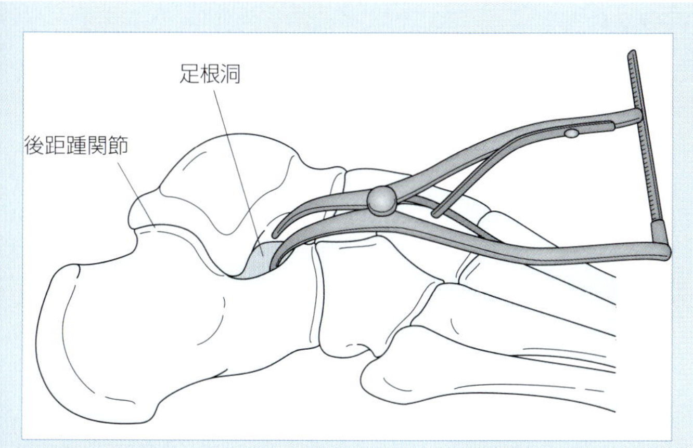

図6　後距踵関節の内側がみえづらいときは足根洞にスプレッダーを挿入する

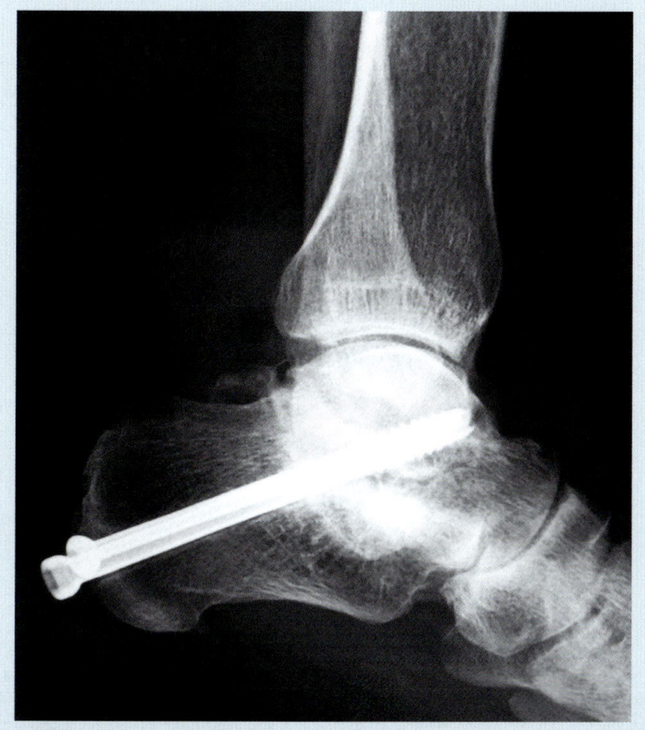

図7　距骨下関節固定術後

距骨下関節固定

外果下端から第4中足骨基部へ向かう皮切を置く 図3．腱などをレトラクトし，後距踵関節と足根洞を露出させる．後距踵関節を新鮮化するが，関節面は窮屈で奥（後距踵関節内側）は露出しづらいため，外側のみ新鮮化した結果，距骨下関節が外反してしまうことがある．その場合は足根洞にスプレッダーを挿入し，後距踵関節内側もしっかり視野に入れながら新鮮化を行う（それでも内側はみえづらい） 図6．新鮮化が終了したら踵骨から距骨に向かってスクリューで固定する 図7．もし距舟関節固定も併用している場合は，内側皮切や足背皮切からスクリューを挿入してもよい．

踵立方関節固定

距骨下関節のときに使用した外側皮切をそのまま使用できる．足根洞の前下方に踵立方関節を同定できる 図8．踵立方関節は距舟関節と異なり関節面が平行に近いため，各々の関節面を平行に骨切りして新鮮化すれば充分である．その後ロッキングプレート，ステープル，スクリューなどで固定する 図9．

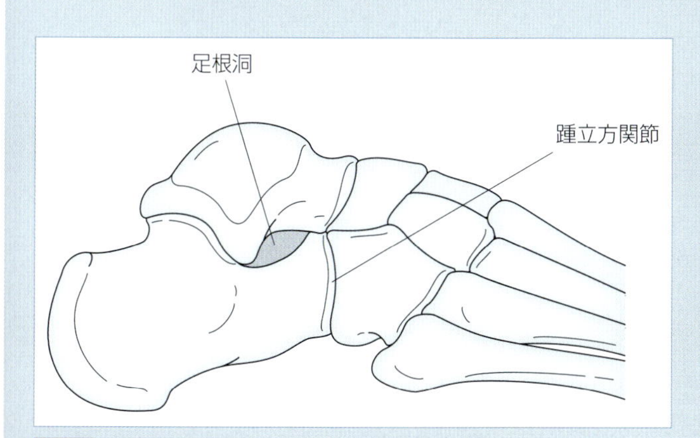

図8　足根洞の前下方に踵立方関節は存在する

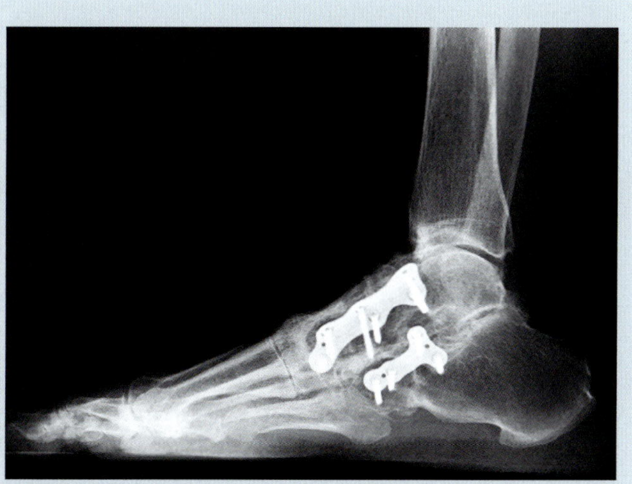

図9　踵立方関節固定術後（距舟・楔舟関節固定術も併用）

TIPS & PIT FALL

距舟関節は ball & socket 状の関節であることを忘れてはならない 図10．ボーンソーで関節をただ平行に骨切りするだけでは，非常に骨切り量が多くなってしまう．状況にもよるが，骨をなるべく温存したい場合には関節形状に沿って丁寧に新鮮化しなければならない．また，固定する際もスクリューやステープルの方向に気をつけないと先端が関節内へ露出してしまうことがある[5]．

中後足部は三次元的に複雑な形状をしているが，底内側に落ち込んだ距骨をもち上げて元の位置に矯正することで，他の関節も正しいアライメントの方向へ矯正される．距骨の矯正が本術式の肝である．

舟状骨

距舟関節

距骨

図10 距舟関節は ball & socket 状の関節である

後療法

中後足部固定術後は長い免荷期間が必要であるが，関節リウマチ患者の場合は手も悪く，松葉杖が使えない症例も多く存在している．それに対して当センターでもPTB装具を使用していた時期もあったが，皮膚脆弱性のため膝蓋骨遠位の荷重部が表皮剝離を起こし蜂窩織炎になってしまった症例を経験してからは，現在はPTB装具を使用していない．長期入院が難しい施設では長い免荷期間は非常に大きな問題である．

頻度の高い術後トラブルと対処法

本術式で一番の問題となるのは合併症である．骨移植を併用しても偽関節は3～17%生じると報告されている[7]．また，外反している症例が多いため外側の皮膚が拘縮しており，外反を矯正した際に外側皮切の創部合併症が多いと報告されている[8]．そして，距腿関節や楔舟関節などの隣接関節に，10年間で47%に関節破壊を生じると報告されている[9]．特に，外側皮切の創部合併症を減らす目的で近年報告が増えてきているのが，内側皮切のみで三関節を固定する三関節固定術変法である[10,11]．内側皮切のみでも三関節とも関節面の90%を処置可能であるとのことだが，距骨下関節も踵立方関節も視野が悪く，手技的にはかなり難易度が高い．また，外側は開けないため，踵立方関節は経皮的にスクリューで固定するくらいしか選択肢がない．内側皮切にこだわる分，内側の侵襲はある程度大きくなるため，血管損傷による距骨壊死や偽関節の増加，三角靱帯損傷を生じる可能性もある．筆者もトライしたことはあるが，かなり

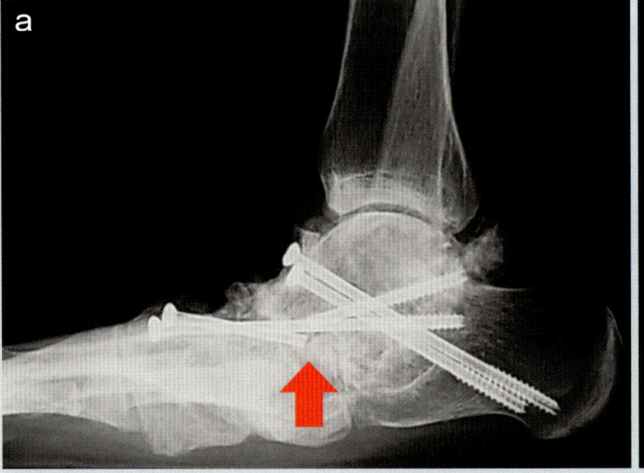

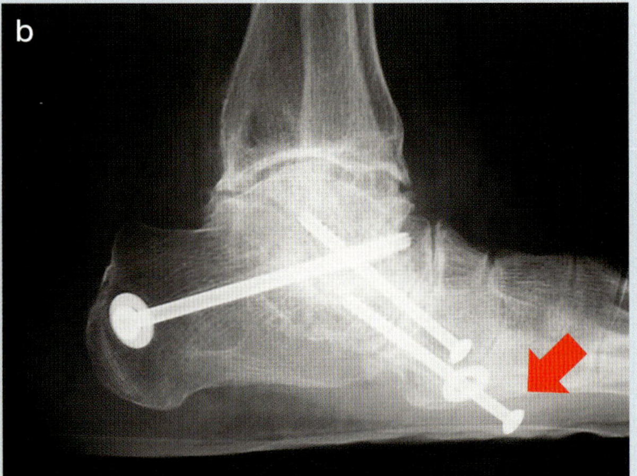

図11 中後足部固定術後にスクリューの折損（a）やバックアウト（b）を生じた例（矢野紘一郎，他．リウマチ足の診かた，考えかた．東京：中外医学社；2017[5]．p.83 より引用）

視野が悪く，結局外側も開けることになったため，それ以来無理をせず内外側の二皮切で行っている．一方，近年報告が増えているのが二関節固定術である．たとえ踵立方関節に関節破壊を有していようとも距舟関節と距骨下関節のみを固定する術式である[12]．カダバーを用いた研究では，踵立方関節を温存しても，変形は充分矯正可能であると報告されている[13]．三関節固定術と比べ，手術時間短縮，皮切縮小（減少），外側支柱の長さの維持が可能である．

以上のように，三関節固定術変法や二関節固定術により，三関節固定術の合併症を減らすことが可能である[14-16]．

関節リウマチ症例に限定した中後足部固定術に関しては，筆者が調べた限りでは近年は1つしか報告がない．三関節固定術を施行した関節リウマチ24足を平均5.2年フォローアップしたretrospective studyで，全例骨癒合したが，創治癒遅延が33%，隣接関節障害が71%と，高い合併症率が報告されている[17]．当センターでの症例でも，スクリューの折損やバックアウト **図11** などを経験しており，関節リウマチに固定術を行う場合は，合併症に対しては非常に注意が必要である．

文献

1) Hirao M, Ebina K, Shi K, et al. Association between preoperative pain intensity of MTP joint callosities of the lesser toes and fore-mid-hindfoot deformities in rheumatoid arthritis cases. Mod Rheumatol. 2016; 27: 50-3.
2) Hirao M, Ebina K, Tsuboi H, et al. Appearance of hindfoot valgus deformity and recurrence of hallux valgus in the very early period after hallux valgus surgery in a poorly controlled rheumatoid arthritis case: a case report. Mod Rheumatol. 2016. Epub ahead of print.
3) Gines-Cespedosa A, Perez-Prieto D, Muneton D, et al. Influence of hindfoot malalignment on hallux valgus operative outcomes. Foot Ankle Int. 2016; 37: 842-7.
4) Yano K, Ikari K, Nakayama M, et al. The impact of hindfoot deformities for the recurrence of hallux valgus after joint-preserving surgeries for rheumatoid forefoot deformities. Foot Ankle Surg. 2018. Epub ahead of print.
5) 矢野紘一郎，猪狩勝則．リウマチ足の診かた，考えかた．東京: 中外医学社; 2017.
6) Rohm J, Zwicky L, Horn Lang T, et al. Mid- to long-term outcome of 96 corrective hindfoot fusions in 84 patients with rigid flatfoot deformity. Bone Joint J. 2015; 97-B: 668-74.
7) Bibbo C, Anderson RB, Davis WH. Complications of midfoot and hindfoot arthrodesis. Clin Orthop Relat Res. 2001; 391: 45-58.
8) Ahmad J, Pedowitz D. Management of the rigid arthritic flatfoot in adults: triple arthrodesis. Foot Ankle Clin. 2012; 17: 309-22.
9) de Groot IB, Reijman M, Luning HA, et al. Long-term results after a triple arthrodesis of the hindfoot: function and satisfaction in 36 patients. Int Orthop. 2008; 32: 237-41.
10) Jeng CL, Vora AM, Myerson MS. The medial approach to triple arthrodesis. Indications and technique for management of rigid valgus deformities in high-risk patients. Foot Ankle Clin. 2005; 10: 515-21.
11) Jeng CL, Tankson CJ, Myerson MS. The single medial approach to triple arthrodesis: a cadaver study. Foot Ankle Int. 2006; 27: 1122-5.
12) Philippot R, Wegrzyn J, Besse JL. Arthrodesis of the subtalar and talonavicular joints through a medial surgical approach: a series of 15 cases. Arch Orthop Trauma Surg. 2010; 130: 599-603.
13) O'Malley MJ, Deland JT, Lee KT. Selective hindfoot arthrodesis for the treatment of adult acquired flatfoot deformity: an in vitro study. Foot Ankle Int. 1995; 16: 411-7.
14) Sammarco VJ, Magur EG, Sammarco GJ, et al. Arthrodesis of the subtalar and talonavicular joints for correction of symptomatic hindfoot malalignment. Foot Ankle Int. 2006; 27: 661-6.
15) Brilhault J. Single medial approach to modified double arthrodesis in rigid flatfoot with lateral deficient skin. Foot Ankle Int. 2009; 30: 21-6.
16) Saville P, Longman CF, Srinivasan SC, et al. Medial approach for hindfoot arthrodesis with a valgus deformity. Foot Ankle Int. 2011; 32: 818-21.
17) Knupp M, Skoog A, Tornkvist H, et al. Triple arthrodesis in rheumatoid arthritis. Foot Ankle Int. 2008; 29: 293-7.

〈矢野紘一郎〉

距腿関節固定術

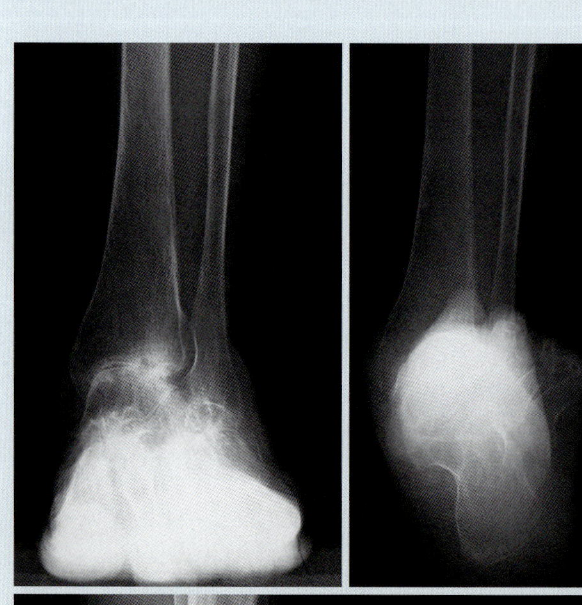

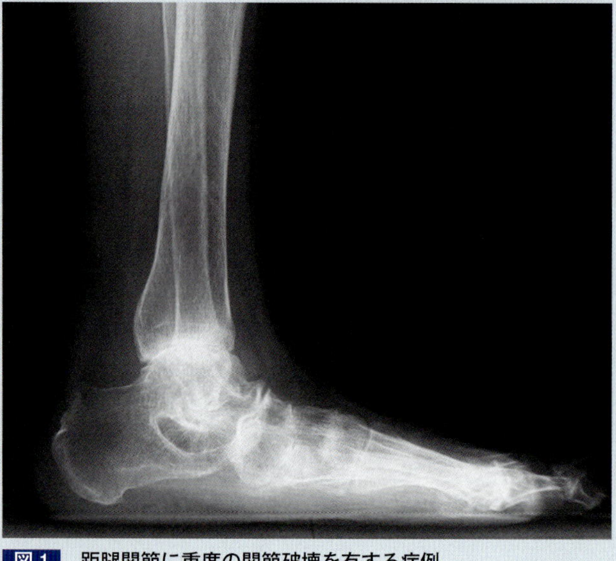

図1 距腿関節に重度の関節破壊を有する症例

手術適応

距骨下関節の関節破壊は無いかあっても軽度で，距腿関節に重度の関節破壊がある症例が対象となる 図1 ．また，身体所見にて痛みの由来が距腿関節であることも必ず確認する（関節リウマチの場合は，画像的関節破壊の程度と自覚症状の乖離を認めることがある．キシロカインテストを行うことも有効である）．

人工足関節置換術との適応の違いは，

(1) 重度のアライメント異常がある
(2) 活動性の高い若年者
(3) 関節動揺性の強い症例
(4) 喫煙，糖尿病，透析，過去の人工関節感染歴など，創癒合不全や感染のハイリスク症例

などがあげられる．

術前プランニング

後述するように鏡視下で手術を行うため骨切りなどは行わない．術前のプランニングとしては関節固定する際のスクリュー長をある程度把握しておくことくらいである．ただし，距骨は特異な形状をしており，術中のX線透視ではスクリュー先端の位置がわかりづらいことも多いため，術前にスクリュー長を予測しておくことは重要である．また，鏡視下では骨移植が困難であるため，巨大な骨囊胞の有無をCTで確認しておく．

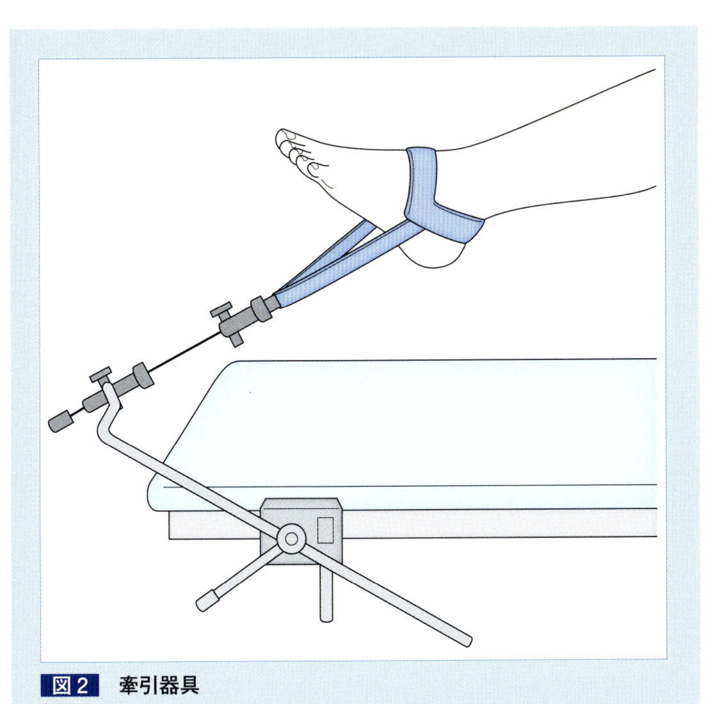

図2 牽引器具

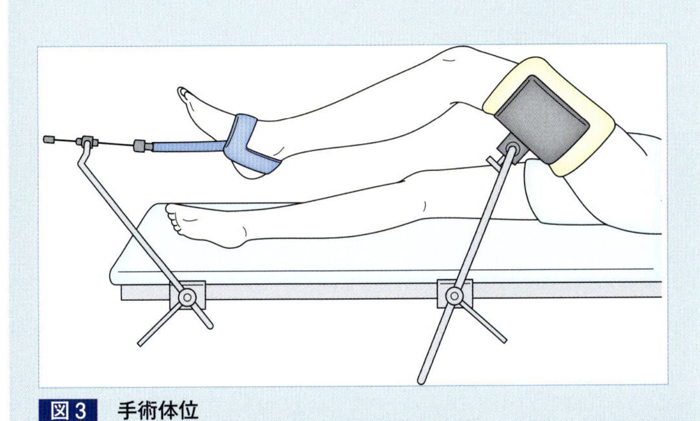

図3 手術体位

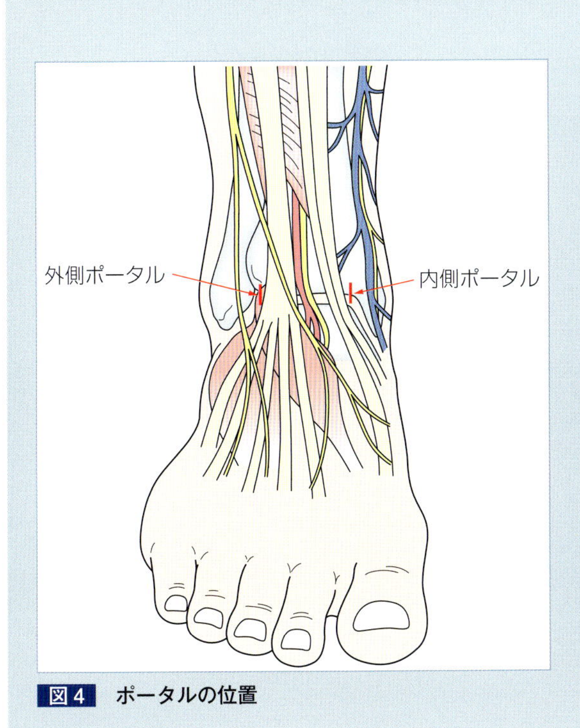

図4 ポータルの位置

手術の実際

仰臥位で行う．牽引器具を手術台のサイドレールに取り付けるため 図2，体は患側よりに寄せておく．足関節を牽引するため，大腿後方から大腿部を挙上しておく 図3．大腿部に駆血帯は巻いておくが，加圧ポンプ（圧は60～80 mmHg）を用いて手術を行うため，鏡視中の駆血は不要である．

清潔野で牽引器具を設置し，足関節にストラップを装着し患肢を牽引する 図2．皮切の高位は内果頂点やや遠位とし，前脛骨筋腱内側と長趾伸筋腱外側をマーキングしておく 図4．前脛骨筋腱内側の皮切予定部位より生理食塩水を足関節内に注入する．ついで，同部位に鏡視用の内側ポータルを作成する．皮切は5 mmほどで充分である．2.7 mmの30°斜視鏡を挿入した後，外側ポートを第3腓骨筋腱の外側に作成する．内側ポートから挿入しているスコープの光で外側ポートを照らせば間違えることはない．ポートの作成が終了したらまず関節内の滑膜などを除去し視野を確保する．ついで，鋭匙などを用いて荷重面に残存する軟骨をすべて骨から剝がしていく．その際，足関節を底背屈することで距骨滑車の前後部位もしっかり掻爬できる 図5．すると，軟骨下骨のみとなるため，ダイヤモンドバーを用いて海綿骨からの出血がみえるまで軟骨下骨に穴を掘っていく 図6．その際，軟骨下骨すべてを削ってしまうと下肢が短縮してしまうため，あえて蜂の巣状に穴を掘る．ついで，内果のやや上方に縦皮切を置き，足関節中間位に保持した状態で6.5 mmのスクリュー3本で距腿関節を固定する 図7．その際，スクリューの方向は距骨頸部，距骨外側突起，距骨後部とすることが理想的である．スクリューの先端が距骨下関節に突出しないように注意する．X線透視で確認後，洗浄して閉創する[1]．

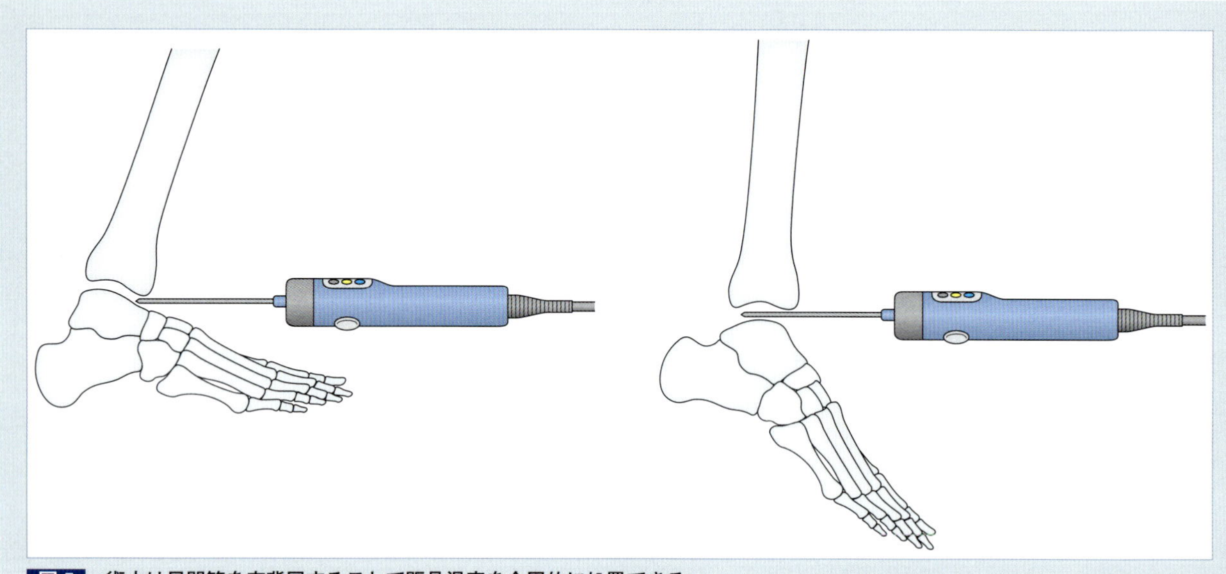

図5 術中は足関節を底背屈することで距骨滑車を全周的に処置できる

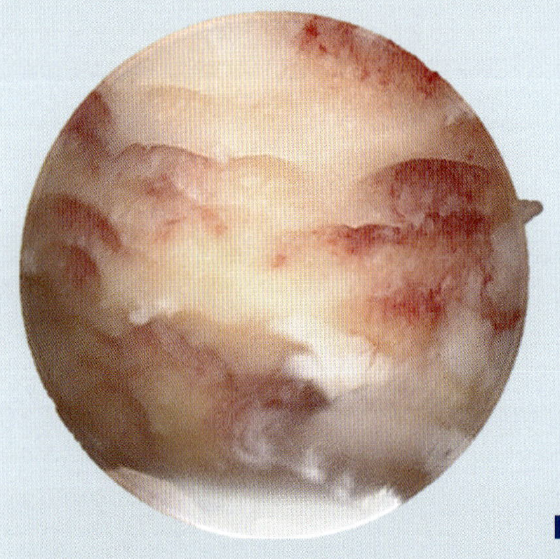

図6 海綿骨から出血がみられることを確認する

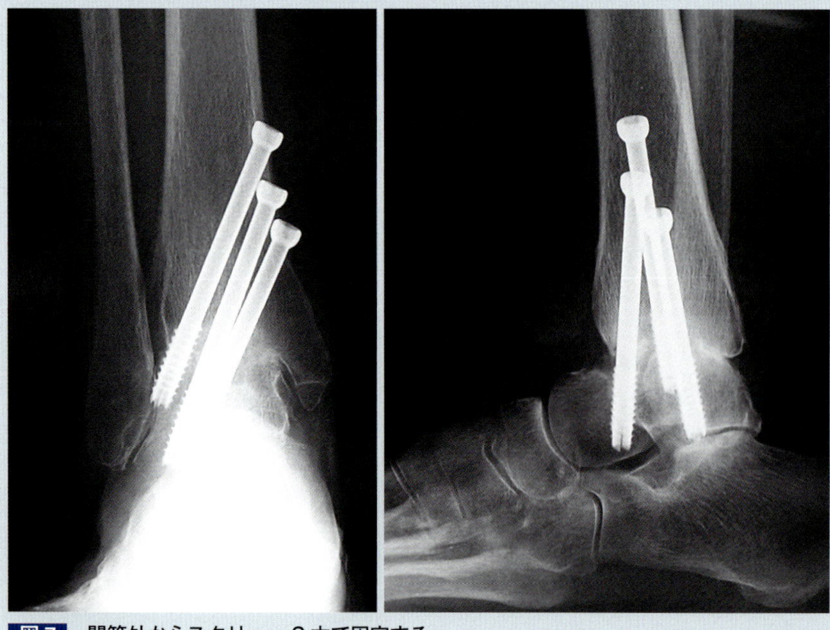

図7 関節外からスクリュー３本で固定する

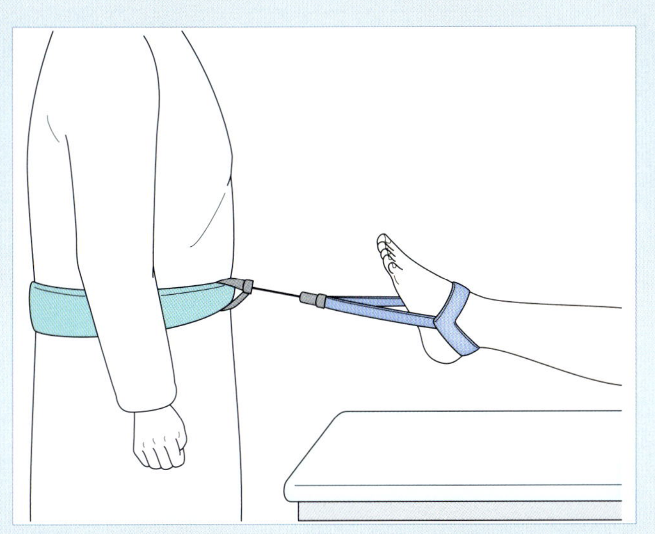

図8 エスマルヒを腰に巻いてフットストラップに引っ掛けて，足関節を牽引する

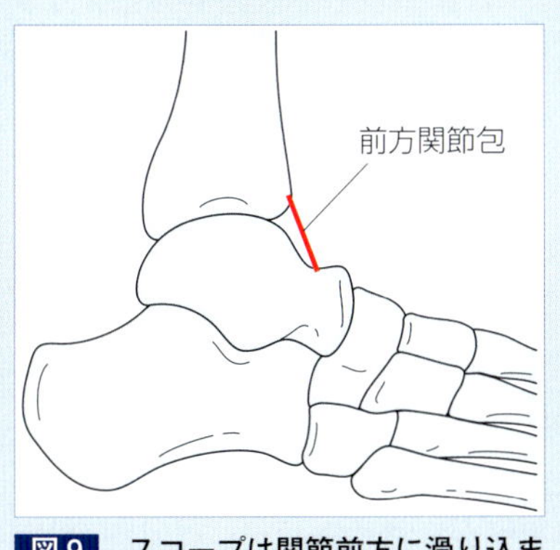

図9 スコープは関節前方に滑り込ませる

TIPS & PITFALL

牽引装置を有しない施設でも，足関節ストラップにエスマルヒを引っ掛け，それを術者の腰に巻きつけることで代用可能である 図8.

また，距腿関節は球面状の関節のため，前後方向にスコープを入れるのは難しい．そのため，スコープをある程度挿入したら，関節前方に滑り込ませるイメージで向きを傾けると関節内に入りやすい 図9 [1].

後療法

後療法はギプス着用にて術後2週から全荷重可能である．ギプスは術後6週まで使用し，その後は足関節軟性装具（内外側支柱付き）を術後3カ月まで着用する．

頻度の高い術後トラブルと対処法

侵襲も小さく，比較的安全性の高い術式である．偽関節発生率は3~15%と報告されている[2]．一方で，鏡視下手術の場合は周囲組織を温存できること，関節内を常に還流しながら軟骨下骨に穴を掘るためダイヤモンドバーの摩擦熱による細胞損傷が少ないことなどから，観血的な関節固定術よりも骨癒合は早い印象である[1].

文献

1）矢野紘一郎，猪狩勝則．リウマチ足の診かた，考えかた．東京: 中外医学社; 2017.
2）Cottino U, Collo G, Morino L, et al. Arthroscopic ankle arthrodesis: a review. Curr Rev Musculoskelet Med. 2012; 5: 151-5.

〈矢野紘一郎〉

距腿関節＋距骨下関節固定術

手術の適応

距腿関節と距骨下関節に関節破壊が存在し，同時に疼痛も有する症例が適応となる．そのような症例の場合は人工足関節置換術と距骨下関節固定術を同時に行うことも可能であるが，以下の場合は距腿関節＋距骨下関節固定術を選択する．

（1）重度のアライメント異常がある 図1
（2）活動性の高い若年者
（3）関節動揺性の強い症例
（4）喫煙，糖尿病，透析，過去の人工関節感染歴など，創癒合不全や感染のハイリスク症例

術前プランニング

腓骨の骨切り高位を術前より決めておく．また，踵骨におけるガイドワイヤの刺入位置を確認しておく．内外反アライメント異常の強い症例では，脛骨や距骨の関節面に傾斜をつけて骨切りを行うことでアライメントを矯正するため，骨切除量や傾斜の角度を確認しておく．

手術の実際

当センターでは帝人ナカシマメディカル社のフィン付き髄内釘を使用している[1]．早期荷重により dynamization が可能で，遠位スクリュー固定が不要でそのための皮切が必要なく，フィン構造となっているため回旋も抑制できる 図2．

手術はまず，外果近位から外果を通り，足根洞の底側につながる皮切を置く 図3．皮下を展開後，腓骨遠位端から３横指近位で骨切りして外果を摘出する．以前は外果を骨切り後反転して最終的にステープルで固定していたが，重度の外反変形などでは矯正した際に外側の皮膚の緊張がかなり強くなることから，現在は外果を摘出している 図4．さらに，摘出した外果の海綿骨を必要に応じて関節内に移植することが可能である 図5．外

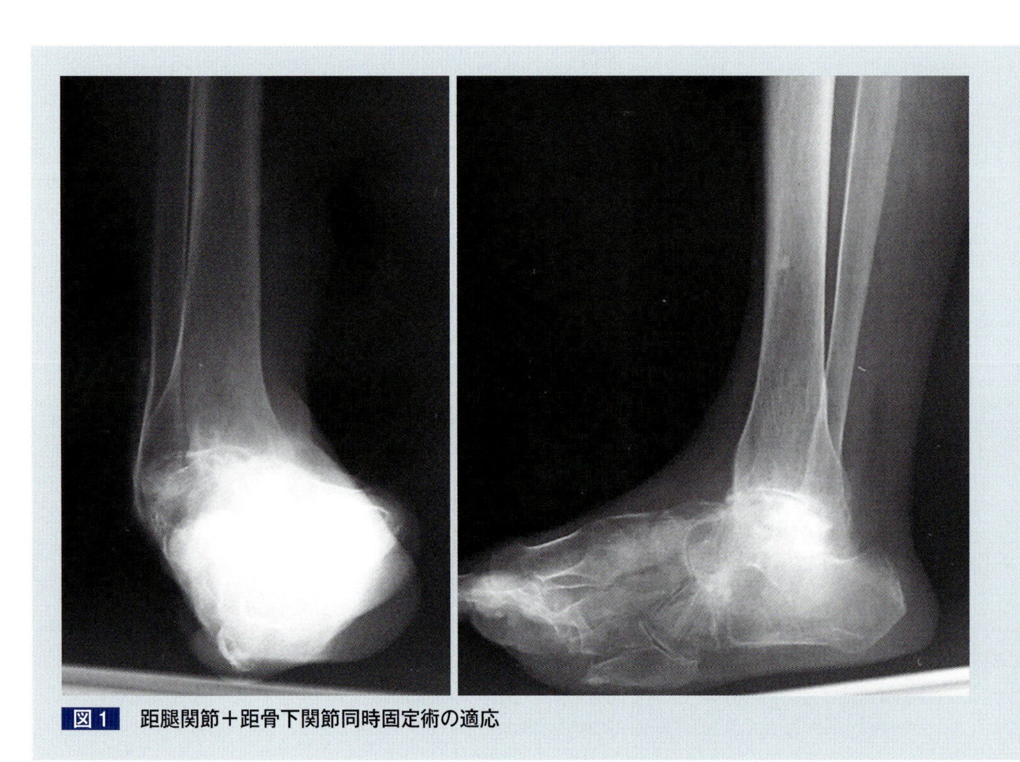

図1　距腿関節＋距骨下関節同時固定術の適応

JCOPY　498-02712

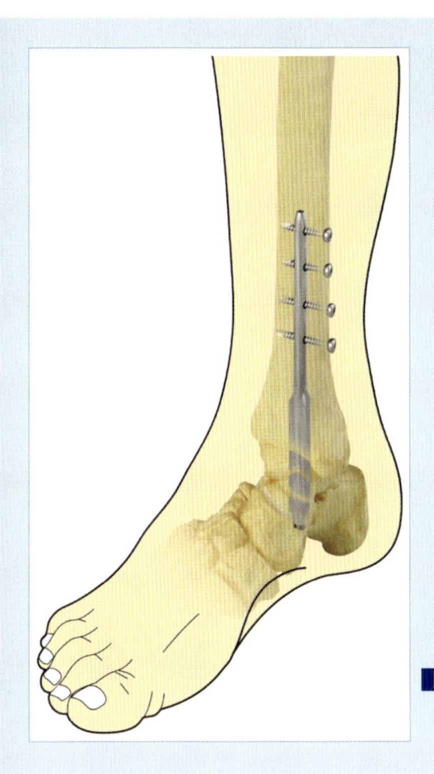

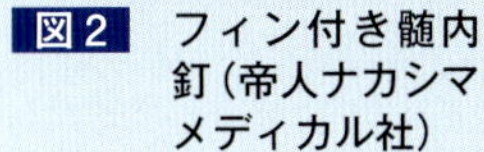

図2　フィン付き髄内釘（帝人ナカシマメディカル社）

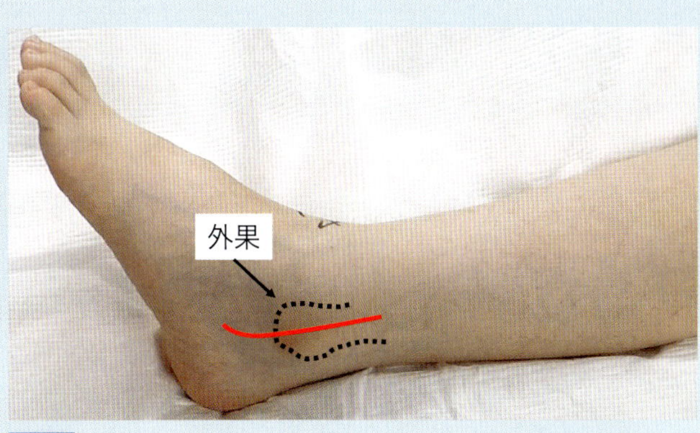

図3　皮切

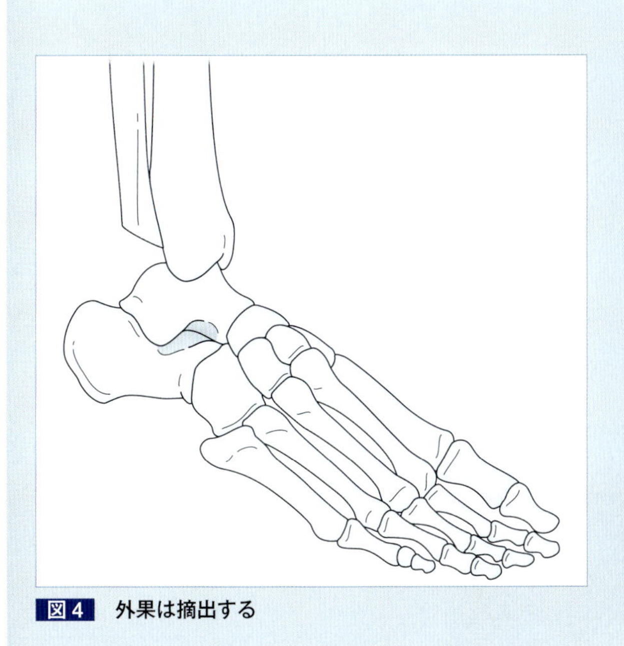

図4　外果は摘出する

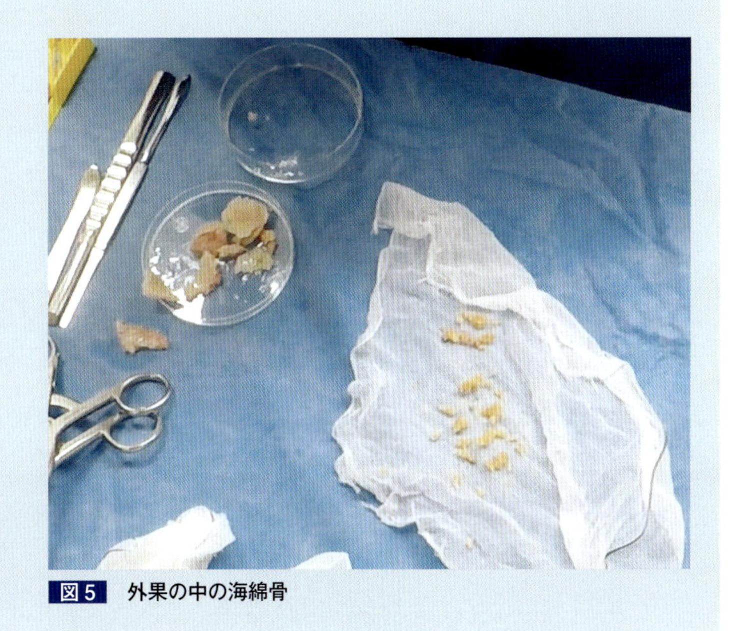

図5　外果の中の海綿骨

果を摘出後は骨棘を除去し，距腿関節と距骨下関節を新鮮化する．術前の内外反変形がかなり強い場合には，脛骨や距骨の関節面に傾斜を付けて骨切りすることでアライメントを矯正する 図6．ついで，足底に小皮切を置き，ガイドワイヤを挿入してX線透視で確認する．その際，ガイドワイヤが踵骨，距骨，脛骨の至適位置に挿入されていることを確認することはもちろんだが，もう1つ重要なことは必ず踵骨の軸位を撮影し，脛骨と踵骨の骨軸アライメントがほぼ平行になっていることを確認する 図7．以上が済んだら髄内釘を挿入する．荷重によりdynamizationがかかるため，髄内釘は踵骨底面より少し深くまで挿入する．横止めスクリューを挿入後にエンドキャップを挿入して終了である 図8 [2]．

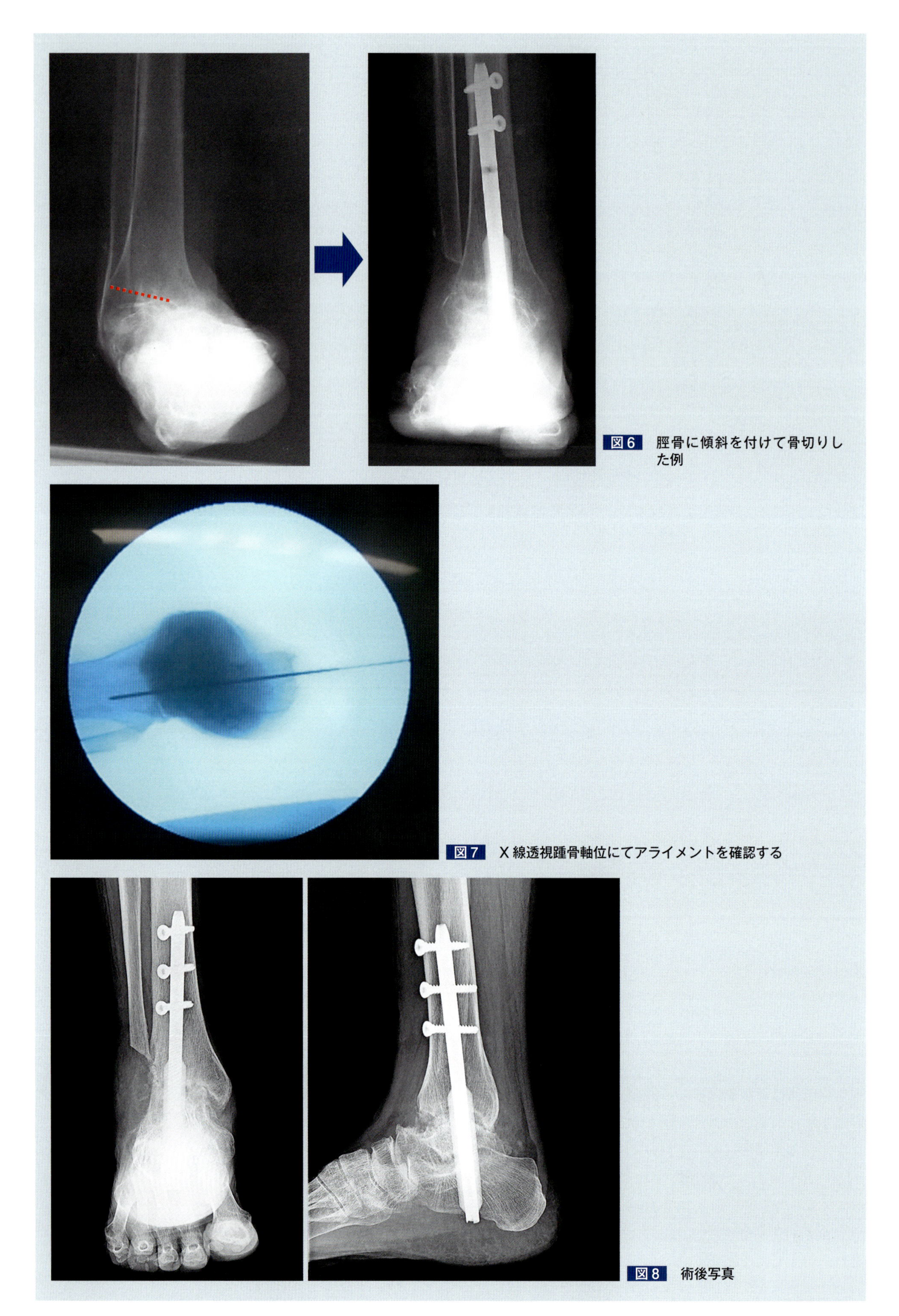

図6 脛骨に傾斜を付けて骨切りした例

図7 X線透視踵骨軸位にてアライメントを確認する

図8 術後写真

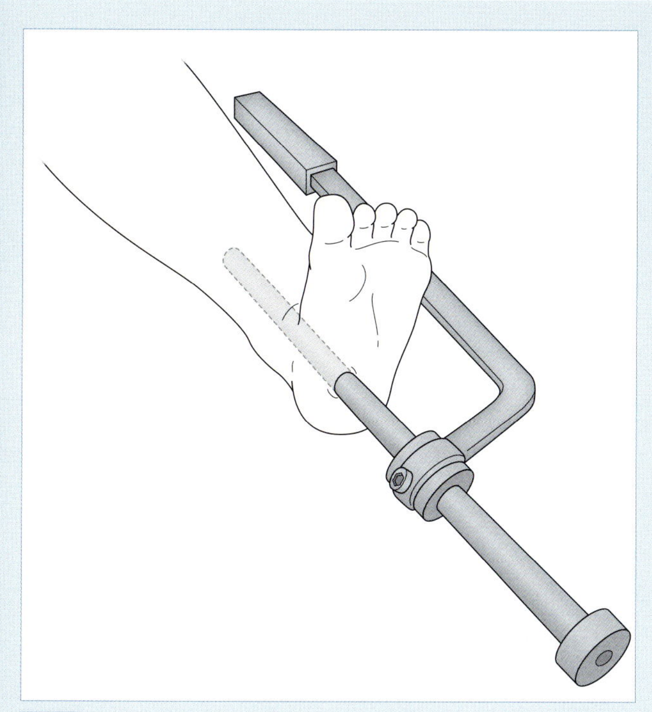

図9 ガイドは外側に位置するように設置する

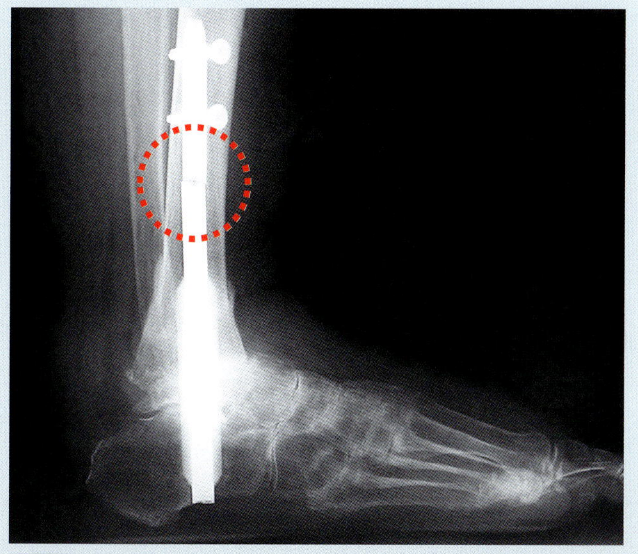

図10 横止めスクリューホールでインプラントが折損した

TIPS & PIT FALL

関節リウマチ患者では人工膝関節置換術を行う症例も多いため，髄内釘は一番短いものを選択している．傾斜を付けて骨切りしたり関節面の新鮮化を過剰に行うと下肢が短縮するため注意する．足底の皮切の前方には足底神経が走行するため，術前プランニングのときに足底皮切の位置を決めておき，皮切の大きさは必要最低限とする．手技書ではスクリュー用ガイドが内側に位置するように記載されているが，脛骨の前内側の皮下組織はきわめて薄く，術後にスクリューヘッドが皮下に触れてしまうため，筆者はガイドが外側に位置するように髄内釘を挿入している 図9．また，ガイドを外側にすることで，外反変形が残存していると足がガイドと干渉するため，充分に変形矯正できているかの確認にもなる[2)]．

後療法

術後の固定は不要である．局所の安静目的で２週間免荷とし，その後全荷重で歩行開始し，術後３週で退院としている．

頻度の高い術後トラブルと対処法

術後の荷重により関節面は圧着するため，髄内釘が踵骨刺入部から突出してくることがある．髄内釘は踵骨底側面より少し深く刺入しておくべきである．また，偽関節の可能性もあり，その場合は髄内釘に負荷がかかりスクリューホールで髄内釘が折損した例を経験した 図10 ため，横止めスクリューは必ず３本挿入するようにしている．

文献

1）Fujimori J, Yoshino S, Koiwa M, et al. Ankle arthrodesis in rheumatoid arthritis using an intramedullary nail with fins. Foot Ankle Int. 1999; 20: 485-90.
2）矢野紘一郎，猪狩勝則．リウマチ足の診かた，考えかた．東京: 中外医学社; 2017.

〈矢野紘一郎〉

人工足関節置換術

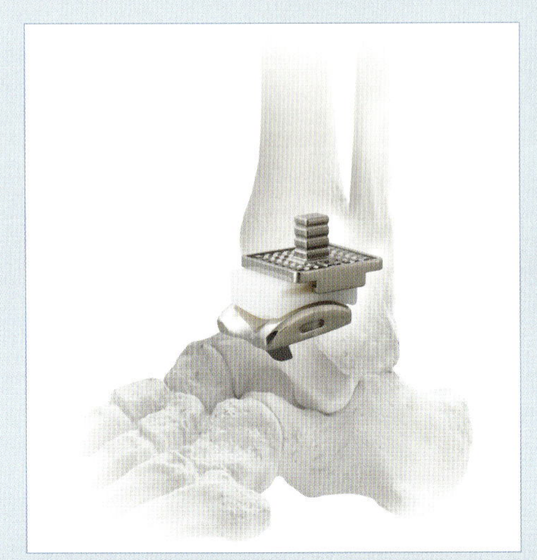

図1 FINE® Total Ankle System（帝人ナカシマメディカル社）

日本全国で人工膝関節置換術（TKA）は年間8万件，人工股関節置換術（THA）は年間5万件（人工骨頭置換術も含めると12万件）行われているのに対し，人工足関節置換術（TAA）は日本全国で年間約250件しか行われていない．そのため手術できる医師の数，手術できる施設の数がきわめて少ないのが現状である．

日本では2コンポーネント型のTNK®（京セラメディカル社）と3コンポーネント型のFINE®（帝人ナカシマメディカル社）の2機種しか使用できない（2018年9月にジンマー・バイオメット社から新たな機種が販売開始予定である）．当センターではFINE®を使用している 図1 ．FINE®は2001年より臨床応用されている本邦唯一の3コンポーネント型（mobile-bearing型）人工足関節である．本稿ではFINE®の手術手技を中心に述べる．

手術適応

距腿関節に関節破壊を有し，活動性の低い中高年かつアライメント異常が軽度（15°以内）の症例がTAAの

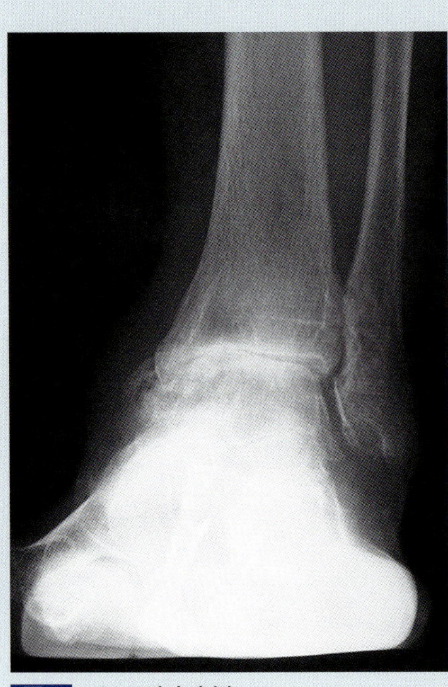

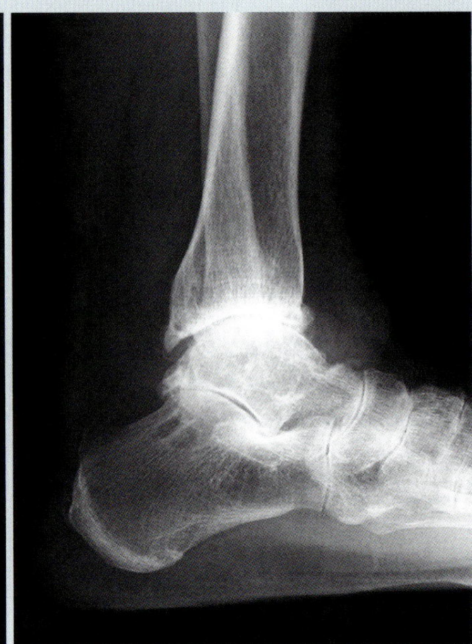

図2 TAA適応症例

適応となる 図2 ．関節動揺性の強い症例や，創癒合不全・感染のリスクが高い症例は相対的適応外である．年齢に関しては，以前より若年者は活動性が高いため適応外とされてきた．しかし，患者としては関節が動かなくなるよりも動くほうに惹かれ，また，関節リウマチ患者は若年でも比較的活動性は高くはないため，当センターでは患者と充分に相談したうえで若年者にもTAAを施行することがある[1]．

足関節の手術全体に言えることではあるが，患者の痛みの訴えが本当に距腿関節由来なのか身体所見で確認する．痛みの由来が距腿関節ではなく距骨下関節・Chopart関節由来の場合もあるため注意が必要である．

また，距骨下関節にも関節破壊と疼痛を有している場合にはTAAと同時に距骨下関節固定術を行うこともある 図3 ．

術前プランニング

Hip-to-calcaneus view（HC view）[2]を用いて，荷重線が人工関節中心を通るように距骨関節面の骨切り角度を計測しておく[3] 図4 ．また，X線を用いて予定サイズの計測を行う．特に，男性患者の場合には基本セット

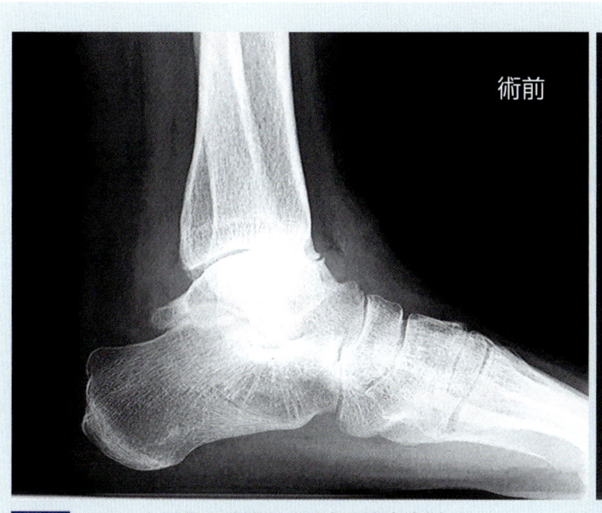

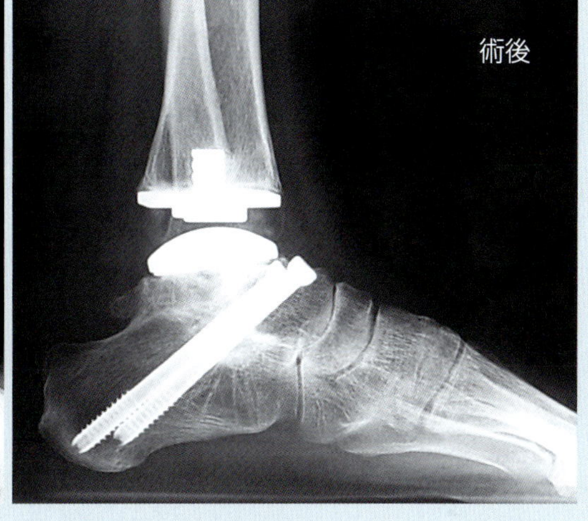

図3 TAAと距骨下関節同時手術の適応症例

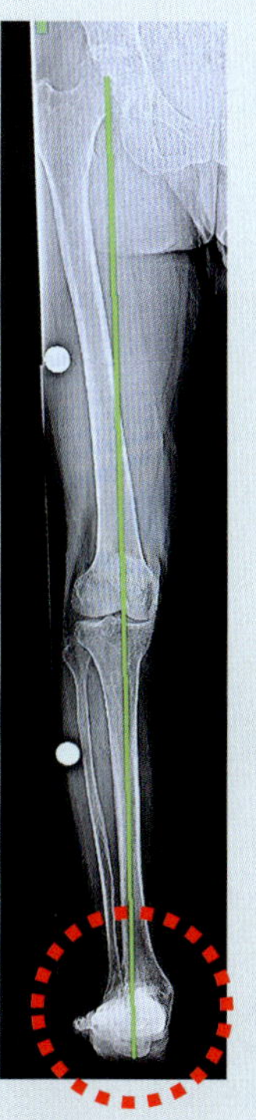

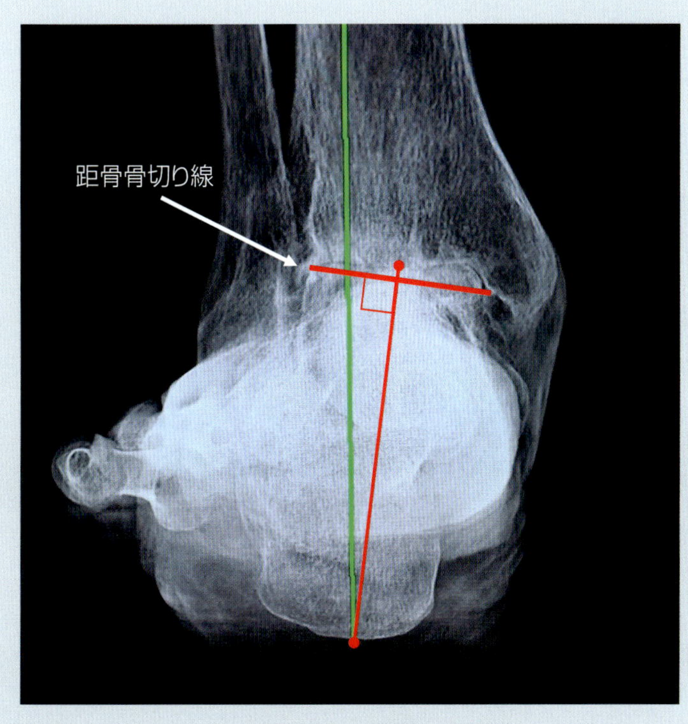

図4 HC viewを用いて距骨の骨切り角度を計測する．踵骨下端と距腿関節中心を結ぶ線に直交する線が距骨骨切り線となる．

JCOPY 498-02712

では対応できないサイズの場合もあり，オプションとして術前に器械を追加手配しておかなければならないこともある．

手術の実際

仰臥位にて大腿部に駆血帯を巻いておく．

前脛骨筋腱（TA）と長母趾伸筋腱（EHL）の間に縦皮切を置く 図5．皮下脂肪体を展開すると伸筋支帯が出現する．ただし，関節リウマチの場合はこの伸筋支帯が薄くなっていることも多いため，注意深く探す．筆者は伸筋支帯（とその周囲の軟部組織）をステップカットしている 図6．TA と EHL の間を剝離していき関節包を露出させたら，関節包は縦に切開する．関節内の滑膜を除去し，関節包・骨膜を骨から剝離し距腿関節を露出させる．

まず，距骨のカットガイドを関節内に挿入する．その際，脛骨遠位端前方の骨棘が邪魔となることが多いため，前もって切除しておいたほうがよい 図7．カットガイドにアライメントロッドを設置し，ロッドが足底面と平行になっていることを確認する 図8．術前に HC view で計測した距骨の骨切り角度を考慮してカットガイドを傾け，ピンで固定する．マイクロボーンソーで骨切りを行い，骨片を摘出する．なお，マイクロボーンソーは薄いため，刃がしなってしまうことが多い．そのためまず，短い刃で骨切りしたあと長い刃で追加骨切りする．

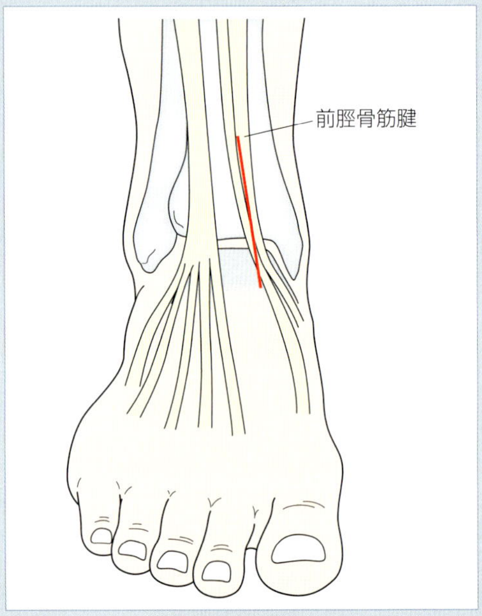

前脛骨筋腱

図5 皮切．前脛骨筋腱の外側にマーキングする

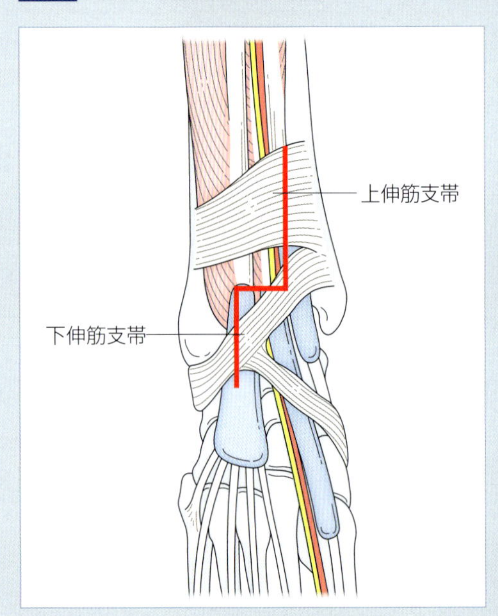

図6 伸筋支帯（とその周囲の軟部組織）はステップカットしている

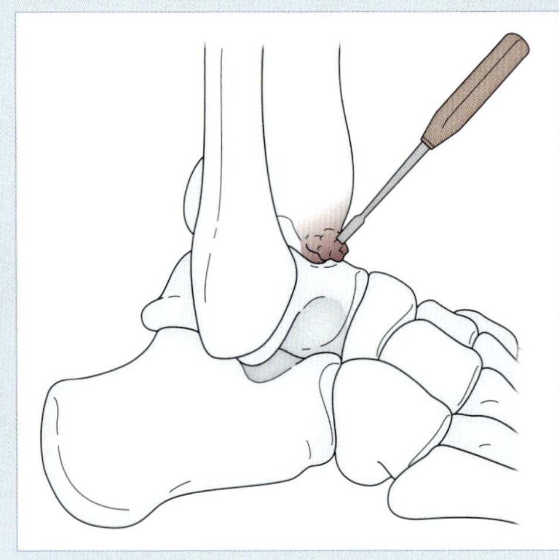

図7 脛骨遠位端前方の骨棘を切除したほうが，距骨カットガイドは挿入しやすい

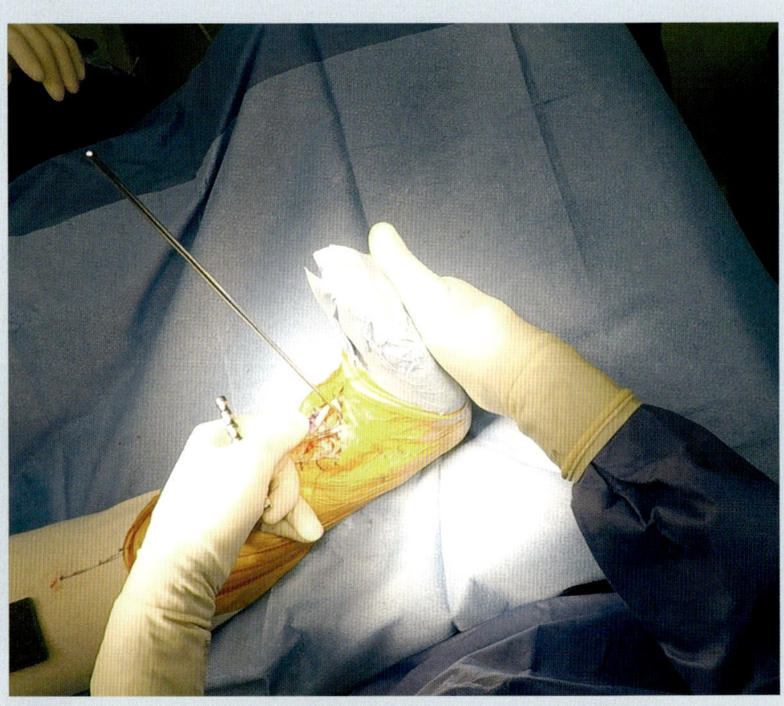

図8 アライメントロッドが足底面と平行になっていることを確認する

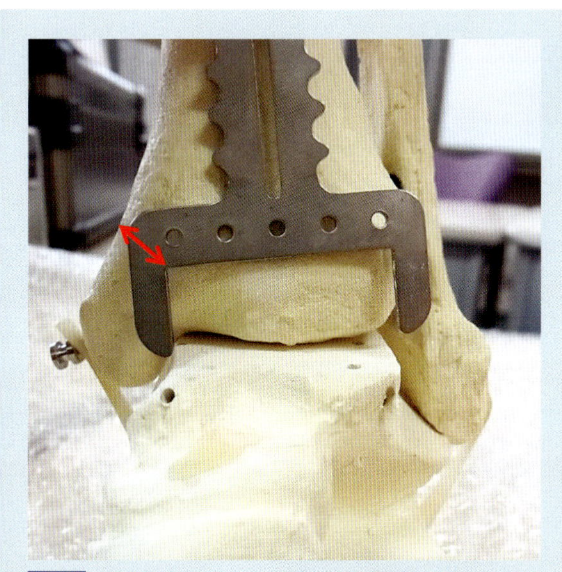

図9 骨切り面の角と内側皮質骨の距離が近いときは要注意

ついで，脛骨の骨切りに移る．Dependent と independent のカットガイドがあるが，いずれにしても手技書通りにカットガイドを設置し，X 線透視にて脛骨骨軸に対して垂直の骨切りになることを確認する．なお，脛骨コンポーネントのサイズに関しては，基本的に術前プランニングの通りだが，骨切り面の角と内果側皮質骨と距離が近い場合には骨折を起こすことがあるためサイズダウンさせることもある **図9**．骨切りし骨片を摘出した後，脛骨骨切り面を確認する．骨切り部の角に骨が残りやすいため，専用のヤスリを用いて骨の取り残しを除去しておく **図10**．次に，サイジングプレートを使用して脛骨前後長のサイズを計測する．脛骨コンポーネントの沈み込みを予防するためにも，脛骨プレートが脛骨前方皮質骨にしっかり乗るサイズにすることが重要である **図11**．サイズが決定したらプレート越しに髄腔のラスピングを行う．

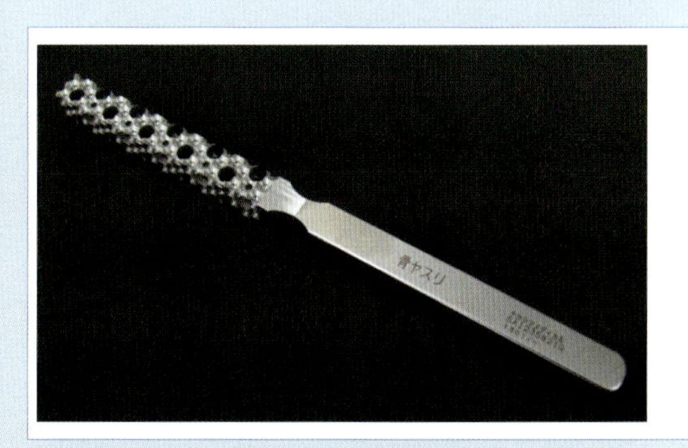

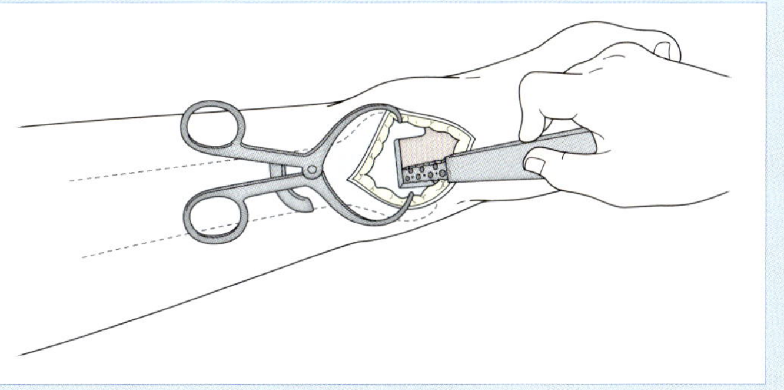

図10 角の取り残しをヤスリで削る

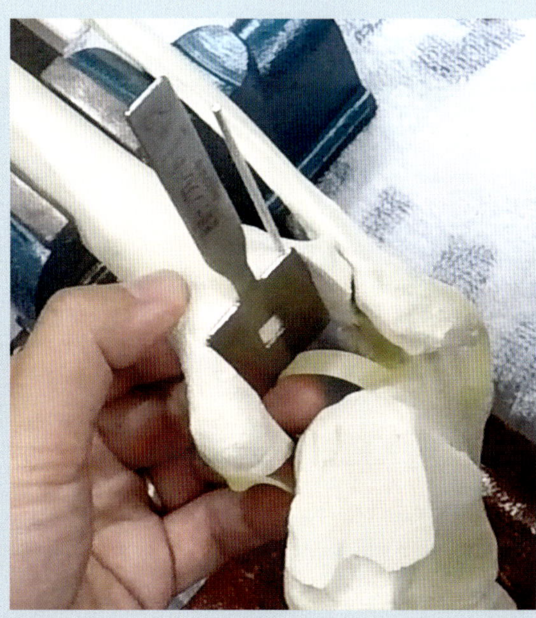

図11 脛骨プレートが前方皮質骨にしっかり乗っていることを確認する

ついで，距骨に移る．距骨のサイジングプレートを骨切り面に当て，サイズを決定する．距骨のサイジングプレートはフックも付いておらず，ラスピングの際にプレートが偏位しやすいため，2 本のピンで固定しておく **図12**．しっかり固定できたら足関節を底屈してラスピングする．

以上が終了したら，トライアルを行う．トライアルを設置したら不安定性のチェックを行う．特に，内外反方向に不安定性を有する場合は距骨の内側または外側に付着する軟部組織を剥離して可能な限り左右のバランスが整うようにする．全体的に緩い場合はインサートを厚くして対応する．X 線透視にて可動域を確認する．背屈制限が強い場合にはアキレス腱延長や腓腹筋筋膜解離を追加する．トライアルが終了したら洗浄する．ついで，イ

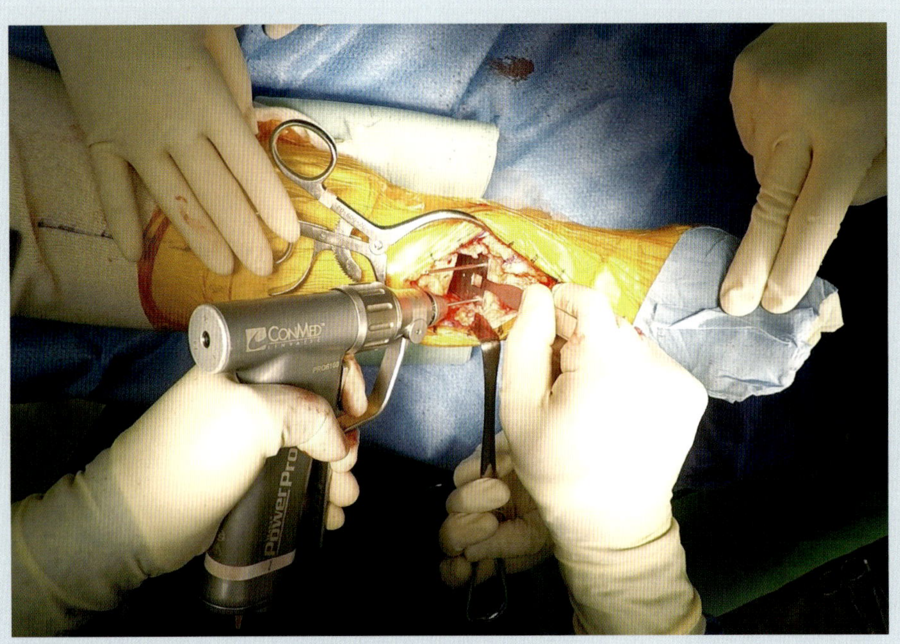

図 12 距骨サイジングプレートは 2 本のピンで固定しておく

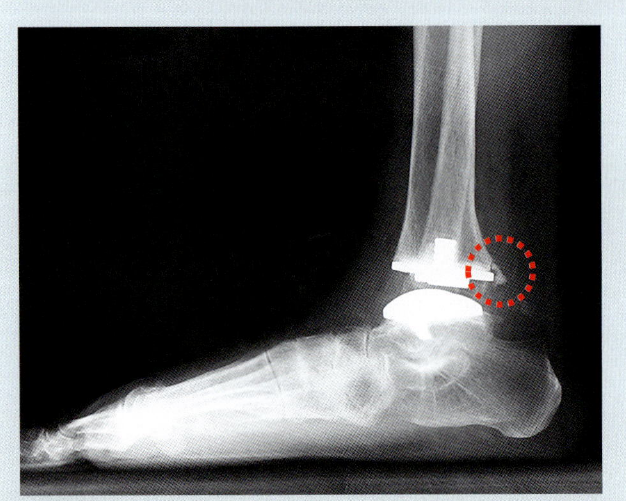
図 13 後方のセメントは残りがちのため注意する

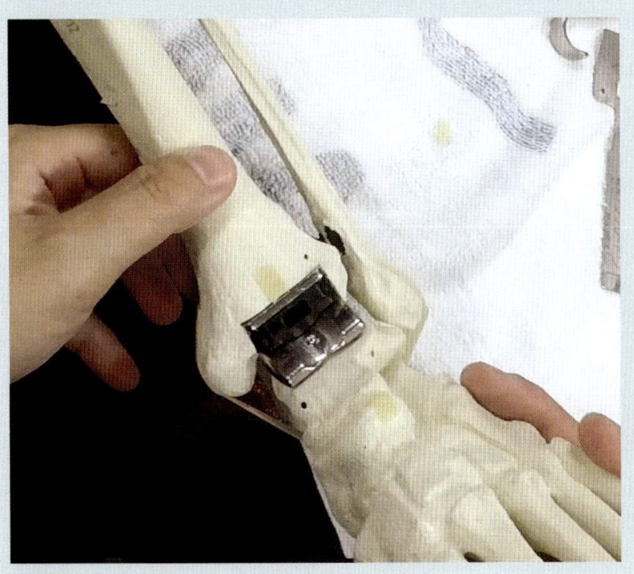
図 14 すべてのインプラントを設置した状態

ンプラントをセメント固定する．後方にはみ出したセメントを除去するのは難しいが，可能な限り除去する **図 13**．セメントが固まったら再度洗浄し，ポリエチレンインサートを挿入する **図 14**．X 線透視で確認後，関節包，伸筋支帯，表皮の順に閉創していく．

後療法

術後はギプス固定し，2 週免荷とする．術後 2 週からキャストサンダルを着用して全荷重歩行を開始し，術後 3 週でギプス除去後に足関節装具を着用して全荷重歩行を行う．

頻度の高い術後トラブルと対処法

中長期成績

膝関節や股関節と比べ足関節は非常に小さいにもかかわらず全体重を支えなければならず，また，非常に外傷にさらされやすい関節であることなどから，TAA の長期成績は TKA や THA と比べるとかなり劣る．関節リウマチに対する TAA の成績は，約 8 年間でインプラント生存率が 88～93%と報告されており[4,5]，関節リウマチを含む炎症性疾患 93 足に対する TAA の 15 年生存率は 80%であったと報告されている[6]．

TIPS & PIT FALL

脛骨骨切り後に骨片を摘出する際，骨片の後方は関節包が張り付いていたり，後果が距骨に引っ掛かって摘出に難渋することも多い．そのため，骨片を 2〜3 つに分割して 1 つ 1 つ摘出していくとよい 図15．

脛骨髄腔をラスピングする際，ラスプハンドルとプレートハンドルが干渉するため，プレートハンドルは近位方向へ曲げておく（曲げてもよいことはメーカー確認済み）図16．また，海綿骨が硬い症例ではラスピングする部位をエアトームなどで少し削っておくとラスピングする際に位置もずれにくくなり容易にラスピングできる 図17．特にサイジングプレートは脛骨後方皮質に引っ掛けて助手が徒手的に保持しているだけのため，ラスピングしているうちに骨孔が後方へ偏位しやすい．慣れないうちは必ず前もってラスピング位置を削っておいたほうがよい．距骨ラスピングの際も同様である．

セメント固定する際，専用のスプレッダーでインプラントを骨に圧着させることになっているが，このスプレッダーでは後方の圧着力が不充分であるため，膝屈曲位で手術台に足を押し付けることで後方にも圧がかかるように調整する 図18．

閉創においては伸筋支帯の縫合が最も重要である．伸筋腱は前方に飛び出す傾向があるため，伸筋支帯でしっかり抑える必要がある．術後にこの伸筋支帯が破綻し伸筋腱が術創部を押し上げてしまうと，創部が離開し伸筋腱が露出する．こうなってしまうと閉創は不可能となってしまう．

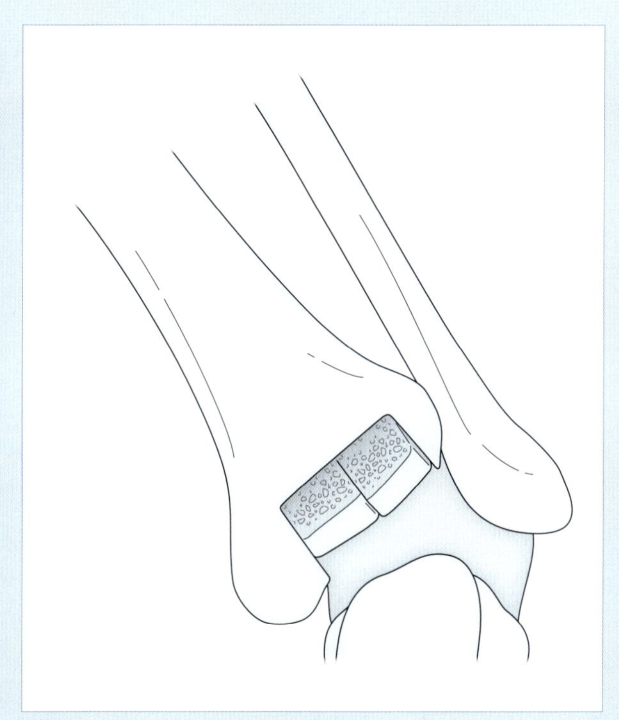

図15 脛骨骨片は分割して摘出する

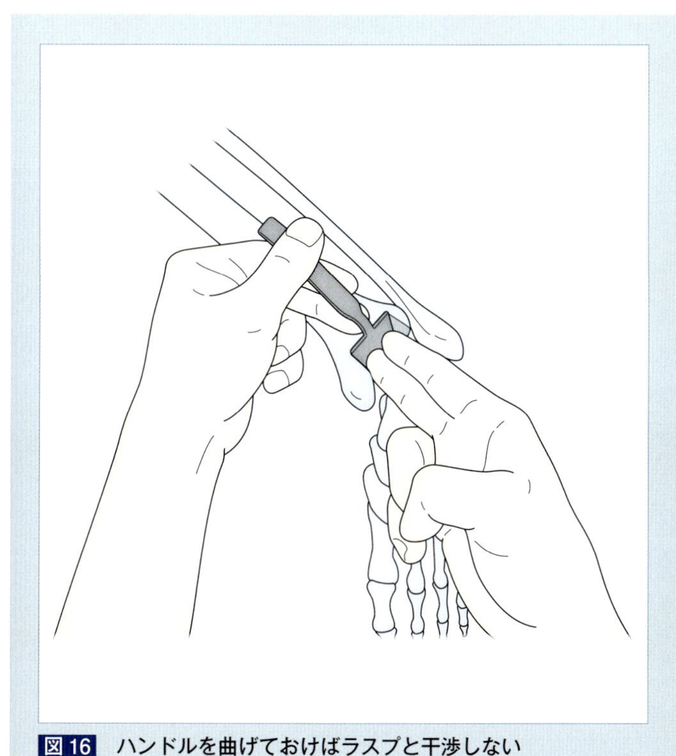

図16 ハンドルを曲げておけばラスプと干渉しない

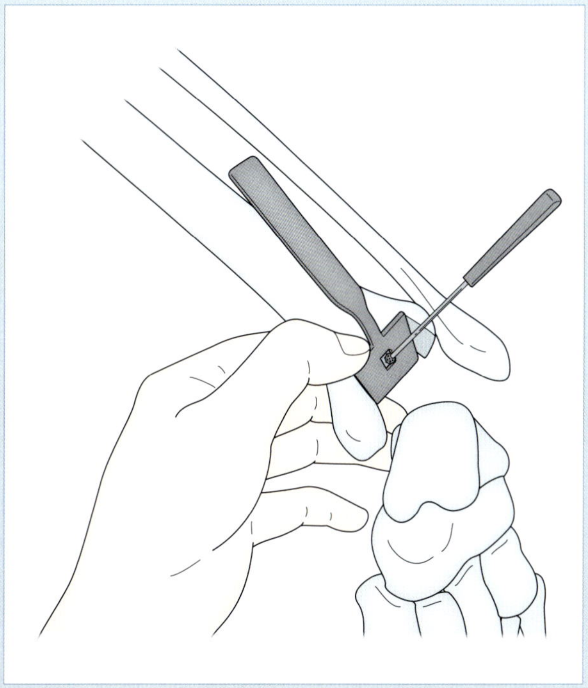

図17 ラスプする骨を予め削っておく

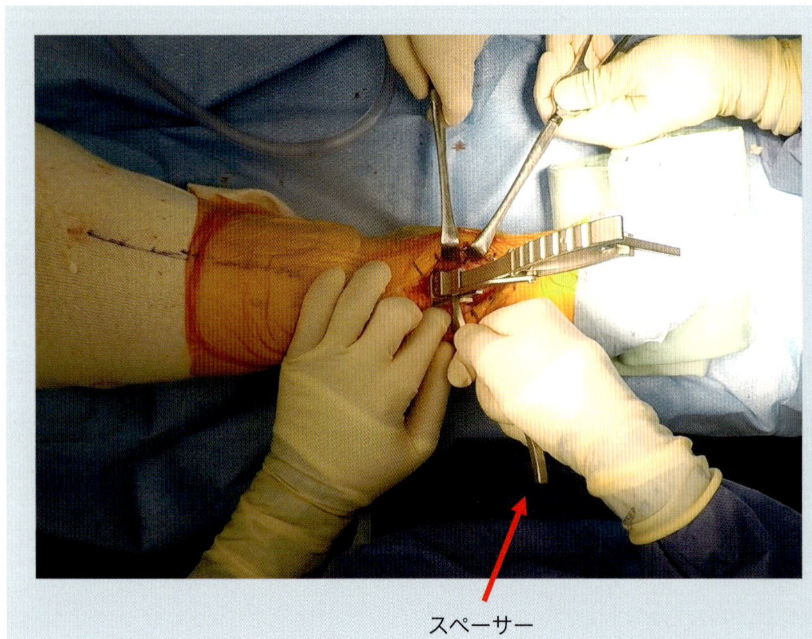

図18 インプラント後方もしっかり骨に押し付ける．専用のスペーサーもある

創癒合不全

手術を足関節前方アプローチで行うため，皮下組織がきわめて薄いことが問題である．そのため，一度創癒合不全が生じるとすぐに伸筋腱が露出し，その上には肉芽は形成されないため治療に難渋する 図19．当センターでも創癒合不全後にMRSA感染をきたし，インプラント抜去に至った症例を経験している．確実に創癒合させるためには，閉創時に伸筋支帯を丁寧に縫合し，術後3週間はギプス固定をすることで創部の安静を保つことが重要である．

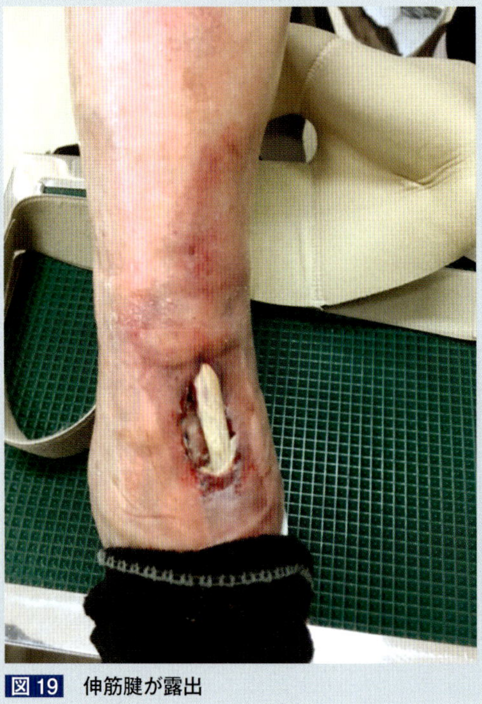

図19 伸筋腱が露出

Radiolucent line

Mobile-bearing型TAAに関する報告では，8年で55.6%にradiolucent lineが生じたとする報告[7]や，2.8年で78.6%にradiolucent lineが生じたとする報告[8]があり，その発生率はとても高い．当センターでも27例28足に対して調査したところ，平均2.3年（1.0～6.0年）で脛骨側に71.4%，距骨側に28.6%のradiolucent lineを生じていた 図20．しかも，ほとんど手術後2年以内に発生していた 図21．

インプラント転位

上で述べた通りradiolucent lineの発生率はとても高く，インプラントの弛み，そして，転位へと進展する可能性がある．しかし，脛骨内へハイドロキシアパタイトを補填することでインプラントの固定力を増強させる方法[9]や，アライメント矯正のために内果や外果を骨切りする方法[10]，HC view[2]を用いてより正確な下肢の機能軸へ近づける試みも行われており，最近その良好な成績がHiraoらから報告された[11]．また，距骨コンポーネントの沈下も比較的生じやすい 図22．特に関節リウマチに関しては距骨下関節における炎症が距骨の脆弱性を引き起こしている可能性もあり，薬物治療による充分なコントロールも成績向上のためには重要であると考える．

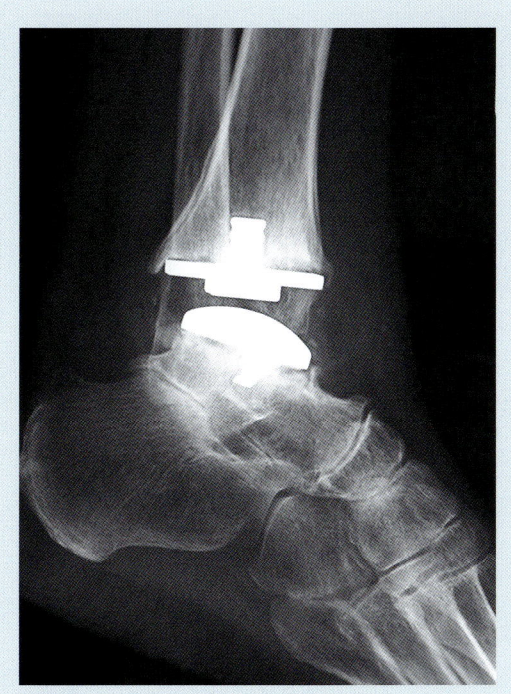

図20 Radiolucent line を生じている

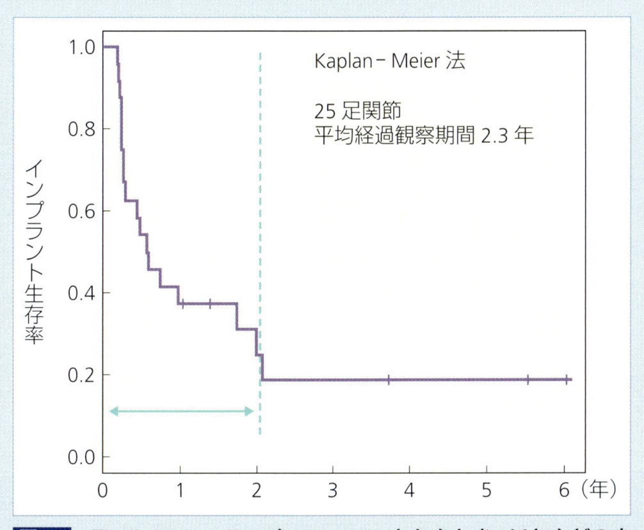

図21 Radiolucent line を outcome としたとき，ほとんどの症例は手術後 2 年以内に出現していた

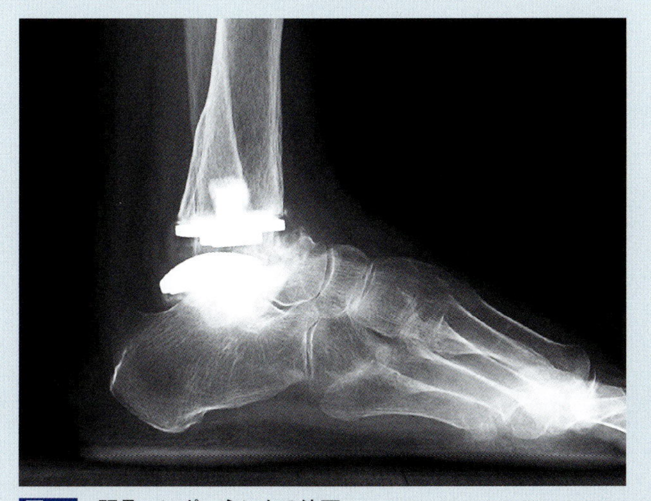

図22 距骨コンポーネントの沈下

文献

1）矢野紘一郎，猪狩勝則．リウマチ足の診かた，考えかた．東京: 中外医学社; 2017.

2）Haraguchi N, Ota K, Tsunoda N, et al. Weight-bearing-line analysis in supramalleolar osteotomy for varus-type osteoarthritis of the ankle. J Bone Joint Surg Am. 2015; 97: 333-9.

3）平尾　眞，橋本　淳．外反扁平足を伴ったリウマチ足に対する人工足関節置換術．Bone Joint Nerve. 2012; 7: 673-80.

4）San Giovanni TP, Keblish DJ, Thomas WH, et al. Eight-year results of a minimally constrained total ankle arthroplasty. Foot Ankle Int. 2006; 27: 418-26.

5）Wood PL, Crawford LA, Suneja R, et al. Total ankle replacement for rheumatoid ankle arthritis. Foot Ankle Clin. 2007; 12: 497-508, vii.

6）Kraal T, van der Heide HJ, van Poppel BJ, et al. Long-term follow-up of mobile-bearing total ankle replacement in patients with inflammatory joint disease. Bone Joint J. 2013; 95-B: 1656-61.

7）Haytmanek CT Jr, Gross C, Easley ME, et al. Radiographic outcomes of a mobile-bearing total ankle replacement. Foot Ankle Int. 2015; 36: 1038-44.

8）Preyssas P, Toullec E, Henry M, et al. Total ankle arthroplasty—three-component total ankle arthroplasty in western France: a radiographic study. Orthop Traumatol Surg Res. 2012; 98: S31-40.

9）Shi K, Hayashida K, Hashimoto J, et al. Hydroxyapatite augmentation for bone atrophy in total ankle replacement in rheumatoid arthritis. J Foot Ankle Surg. 2006; 45: 316-21.

10）Doets HC, van der Plaat LW, Klein JP. Medial malleolar osteotomy for the correction of varus deformity during total ankle arthroplasty: results in 15 ankles. Foot Ankle Int. 2008; 29: 171-7.

11）Hirao M, Hashimoto J, Tsuboi H, et al. Total ankle arthroplasty for rheumatoid arthritis in Japanese patients—a retrospective study of intermediate to long-term follow-up. JBJS Open Access. 2017: e0033.

〈矢野紘一郎〉

関節非温存手術

ここでの「関節」とはMTP関節を指す．MTP関節を温存しない術式としては，母趾以外（lesser toes）に対しては基本的に切除関節形成術のみ行われる．母趾に対しては切除関節形成術，関節固定術，人工関節置換術が選択される．切除関節形成術と関節固定術は古くから世界中で行われており，現在でも世界における gold standard な術式と言える．切除関節形成術と関節固定術を head to head で比較した報告もいくつか存在する[1-3]．関節固定術のほうが成績はやや優れるが，いずれの術式も成績は良好であり，再発率，機能評価，患者満足度，合併症発生率に大きな差はない[4]．

手術適応

技術的にはすべての症例において中足骨骨頭を温存することは可能である．しかし，関節温存手術を選択する場合は，術後に関節として機能することが前提である．一方，MTP関節を温存しても関節として機能しないことが予想される例，あるいはそのような機能を求めない例が関節非温存手術の適応となる．具体的には，

(1) 骨が圧壊しており関節適合性が著しく悪い 図1
(2) もともと歩行不可能で，突出部の潰瘍などから感染を繰り返しており，感染再発抑制を目的とした手術の場合
(3) 以前，反対側に関節非温存手術を施行されており，もう一方も同様の術式を患者が望んでいる場合

以上の場合は関節非温存手術を選択する[4]．

母趾における術式の選択は，術者の環境によるところが大きいかもしれない．前述した通り，術式による成績に大きな差はないため，各施設で伝統的に行われている術式，指導医の得意とする術式などの影響を受けたうえで術式が選択されることもある．実際，筆者の所属する施設でも数十年前から伝統的に第1～5中足骨骨頭をすべて切除する全切除関節形成術が行われていた．しかし，近年それらの症例の変形再発に対する再手術が増えてきたことから，現在では関節非温存手術の適応を以下のように決めている．

切除関節形成術: 皮膚にかかる圧を減らしたい場合（骨頭の突出により潰瘍を生じている症例）と歩行能力を求めない場合（ADLのきわめて低い症例）

人工関節置換術: 可動域消失を極端に嫌う高齢者や第1MTP関節のみ重度の関節破壊を生じている高齢者

関節固定術: それ以外のすべての関節非温存手術適応症例

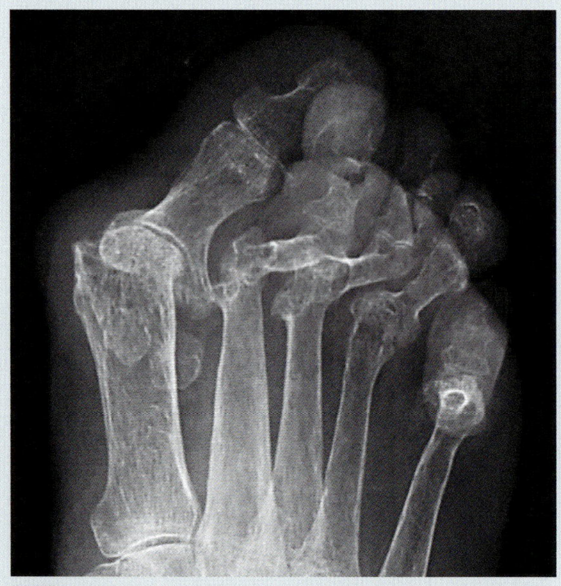

図1 骨が圧壊し関節としての適合性が著しく悪い症例

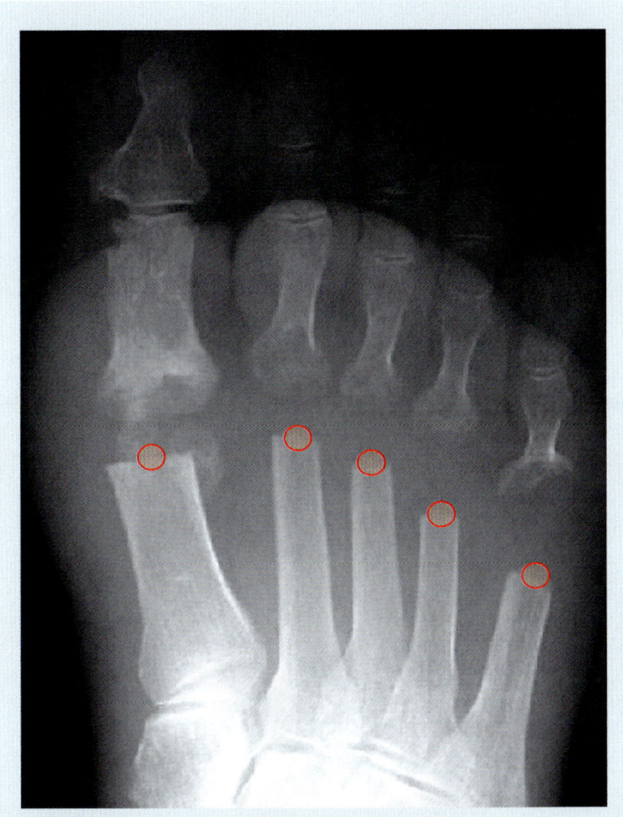

図2 理想的な骨切り高位（1≦2>3>4>5）

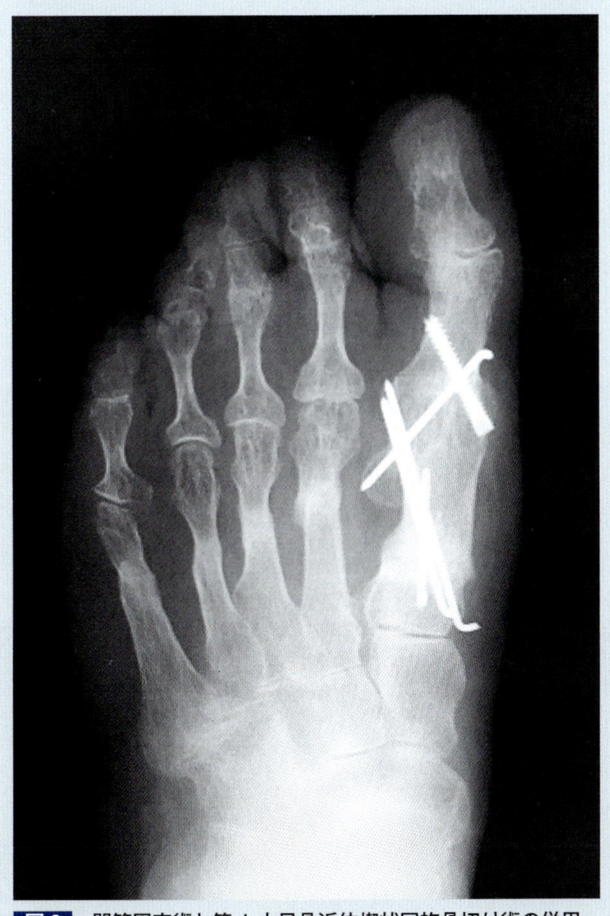

図3 関節固定術と第1中足骨近位楔状回旋骨切り術の併用

術前プランニング

骨切り高位の決定を行う．5本の足趾すべてを手術する場合には lesser toes の骨切り高位が 2>3>4>5 となるように骨切り量を計測しておく．母趾に関しては切除関節形成術の骨切り高位，人工関節置換術の関節高位が 1≦2 となるように骨切り量を計画する．関節固定術の場合は母趾と第2趾の趾先部の高位が同じになるように骨切り量を決定する．ただし，術前は重度の外反母趾を呈していることも多く，適切な骨切り量の正確な予測は難しい．その結果，術中に骨切り追加などで調整が必要となることが多い．なお，切除関節形成術に関しては上記の通り，骨切り高位が 1≦2>3>4>5 のアーチ状となるように骨切りすることを古くより勧められてきた[5)]図2が，当センターの症例では約10年という長期成績でみると，このアーチの出来不出来により変形の再発や再手術率に差がなかったというデータも出ており，この骨切り高位の決定は必ずしも重要ではないことが示唆されている．

また，術前より開張足を認める症例も多いが，多くの場合は術後に足底装具を着用することで開張足は改善傾向を認める．しかし，術前より M1M2 角の開大が著しい場合には，関節非温存手術と同時に第1中足骨近位楔状回旋骨切り術を併用することもある図3．

手術の手順

仰臥位とし，大腿部にて駆血を行う．

母趾に関しては第1MTP関節背内側に縦皮切を置く図4．皮下を展開し，sentinel vein を同定し足背皮神経を探し出す[6)]（本書「関節温存手術」の項参照）．足背皮神経をレトラクトした後，関節包を flap 状に切開して反転させる図5．MTP関節を露出した後，術前プランニングの通りに骨切りを行い骨片を摘出する．なお，母趾の関節固定術のみを行う（lesser toes はオペしない）場合は，中足骨骨頭と基節骨基部を平行に骨切りすると母趾が短縮してしまう．そうすると，第2中足骨が相対的に長くなり胼胝を生じやすくなってしまう．そのような事態を避けるために関節面の形状に沿って必要最小限の骨切除のみを行う図6．骨片を摘出すると関節にスペースが生まれる．関節温存手術の場合は母趾内転筋の切離は関節外で外側から行うが，関節非温存手術の場合はこのスペースを利用して基節骨基部の付着部から母趾内転筋を直接剥離可能である図7．母趾を中間位まで容易に整復可能となったことを確認したら lesser toes

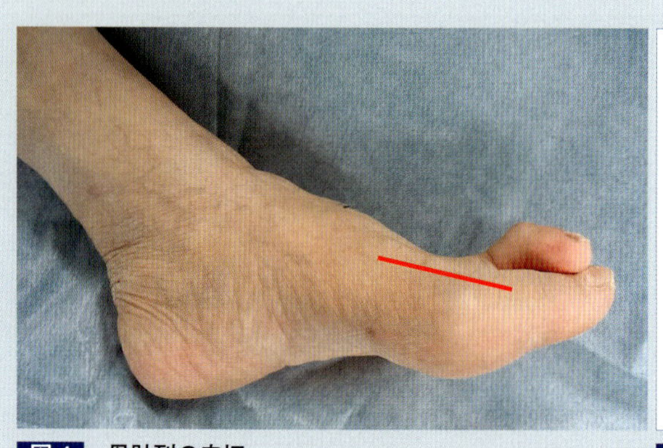

図4 母趾列の皮切

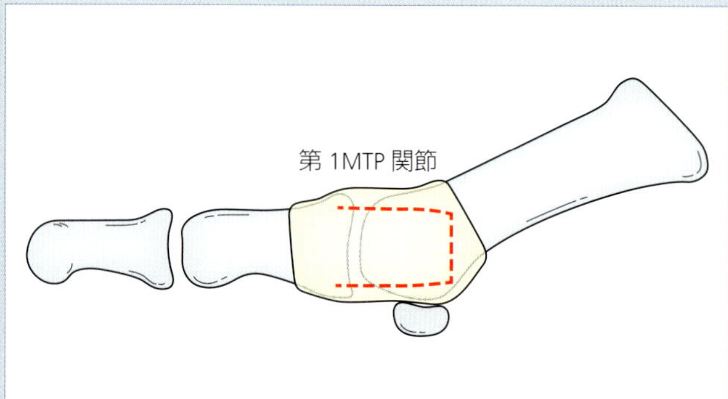

図5 関節包を flap 状に切開する

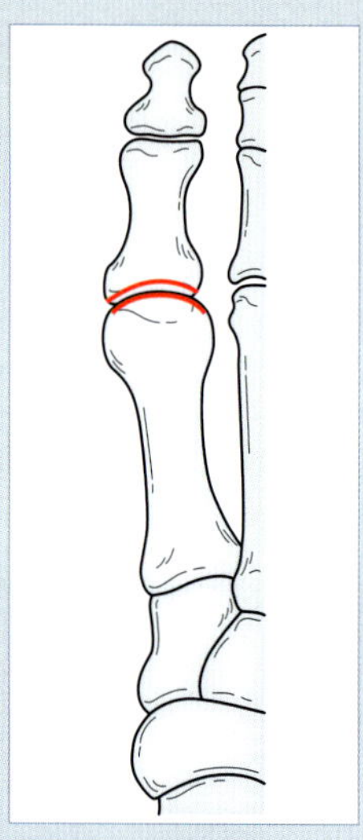

図6 短縮を避けたい場合の関節固定術
（関節面のみを新鮮化する）

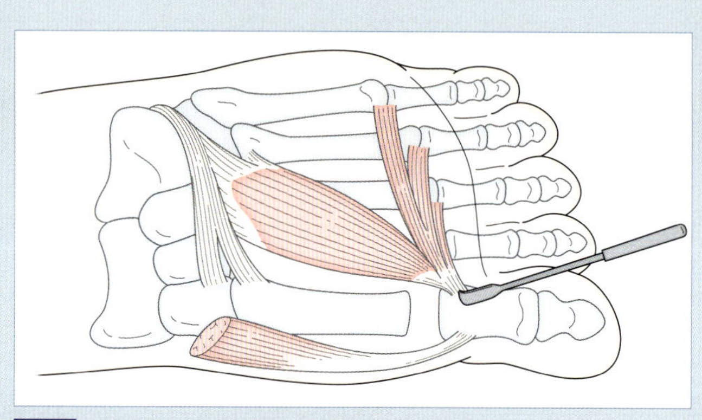

図7 母趾内転筋を基節骨付着部から剝離する

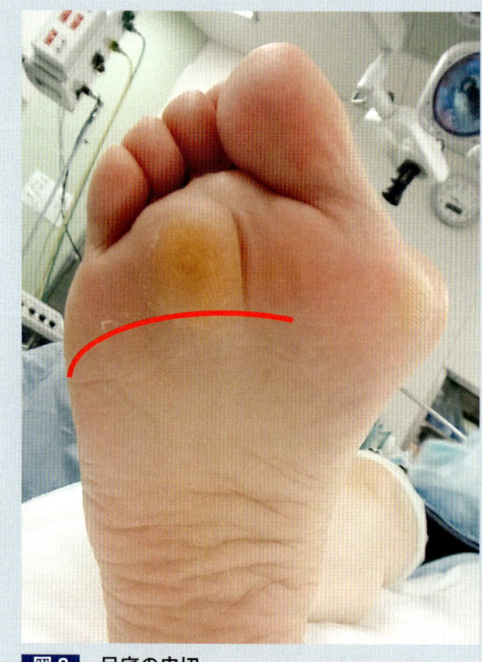

図8 足底の皮切

の処理に移る．

Lesser toes に関しては切除関節形成術を行う．足底から中足骨骨頭を触れ，そのやや近位（中足骨頸部付近）をつないだ弓状横皮切をおく 図8．胼胝中心よりやや近位を通ることとなる．遠位側は胼胝や皮膚と骨頭の間を充分に剝離して皮切遠位の皮膚をレトラクトできるようにする．近位側は足底腱膜が出現するまで皮下脂肪を展開していく．皮膚を助手にしっかりレトラクトしてもらい，第 2～5 中足骨骨頭を触知できることを確認する 図9．ついで，底側の関節包を尖刀で縦切すると骨頭が出現する．縦切を中足骨頸部まで延長し，関節包・骨膜をレトラクトした後，骨切りを行い骨頭を摘出する 図10．同様の処置を第 2～5 中足骨に対して行う．X 線透視にて骨切り高位が 1≦2>3>4>5 となっていることを確認する．Lesser toes の偏位が著しい場合は趾尖部より Kirschner 鋼線（K-wire）を刺入し，3 週間ほど留置する 図11．

JCOPY 498-02712

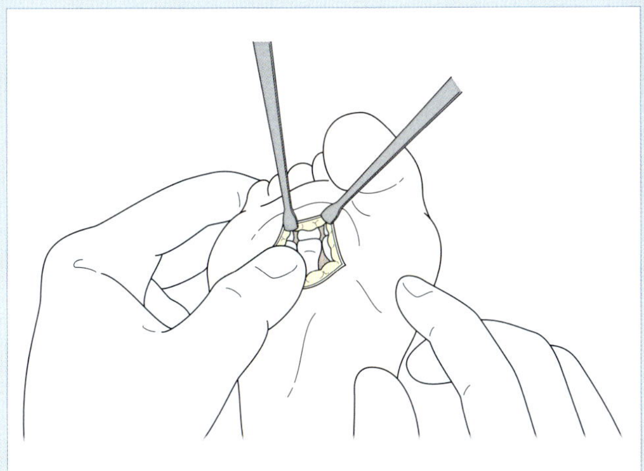

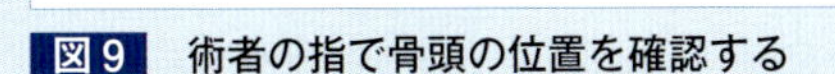

図9 術者の指で骨頭の位置を確認する

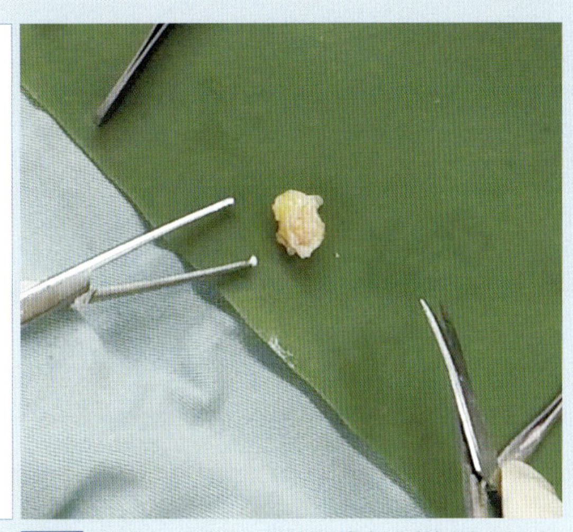

図10 摘出した骨頭．関節面は完全に破壊されている

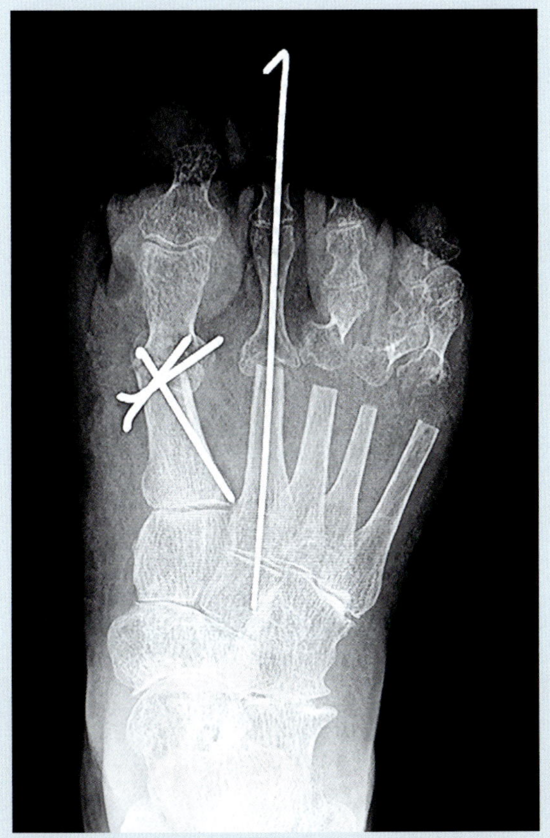

図11 K-wire を一時的に挿入しておく場合もある

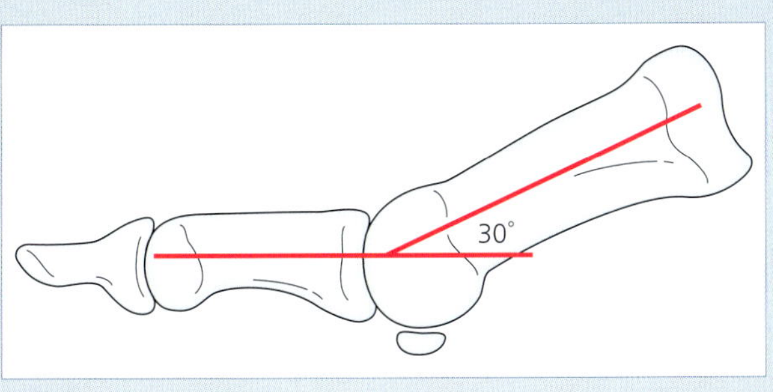

図12 母趾関節固定術

再び母趾に戻り，関節固定術の場合は各種固定材料を用いて基本的に30°背屈位で中足骨と基節骨を固定 図12 し，人工関節置換術の場合は手技書に則りリーミングなどを行い人工関節を設置する 図13．洗浄後，第1MTP関節包を縫着して外反母趾を矯正したうえで閉創する．

TIPS & PITFALL

Lesser toes の底側関節包を縦切する際は，助手に足趾を過背屈してもらうことにより，骨頭を容易に露出させることができる．また，その縦切を中足骨頸部まで延長する際，頸部は深部に存在するため位置をしっかり確認しながら切開していく 図14．屈筋腱は多くの場合，骨頭の脇へ脱臼しているが，中足骨表層を走行している場合もあるため，腱を切断してしまわないよう切開方向に注意する（腱ごと縦切するのは構わない）．

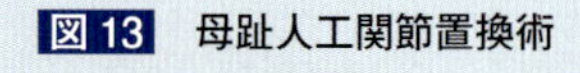

図13 母趾人工関節置換術

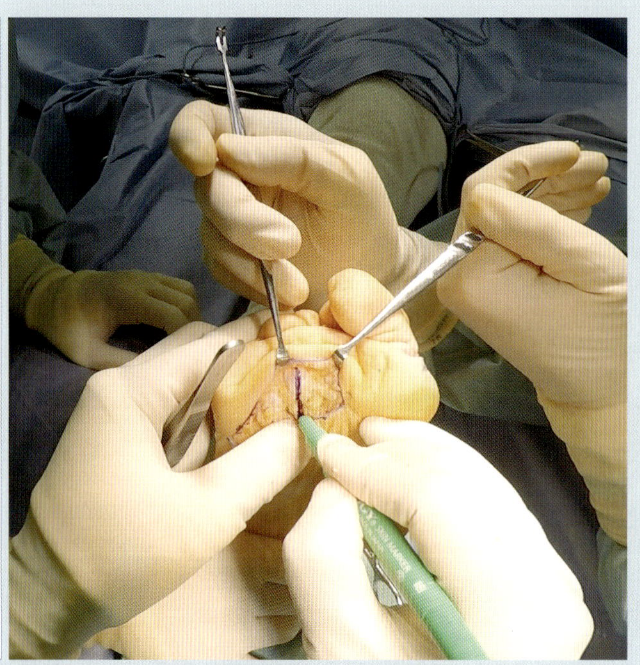

図14 底側の軟部組織を縦切する際は，その方向に気を付ける

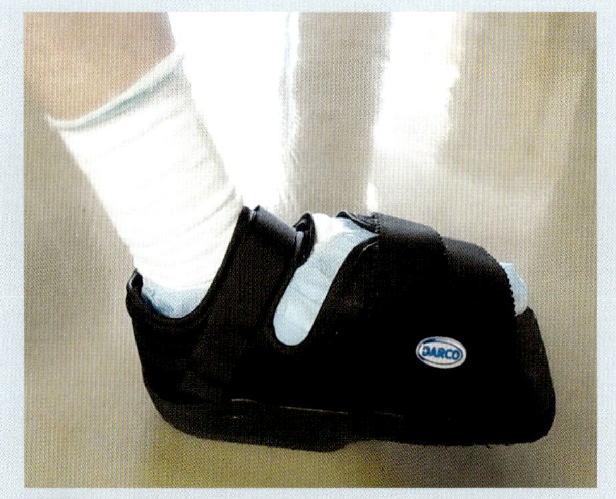

図15 OrthoWedge® （DARCO）を一部改良して使用している

後療法

母趾に関節固定術や人工関節置換術を施行した場合は，専用装具を着用して術翌日より踵歩行を開始する 図15．人工関節置換術の場合には痛みに合わせて可動域訓練も同時に開始する．5本すべての中足骨骨頭を切除する全切除関節形成術の場合には術翌日より全荷重歩行を許可する．ただし，一時的な K-wire が挿入されている例や前足部の可及的な安静を行いたい例では専用装具を着用して踵歩行を行う 図15．

頻度の高い術後トラブルと対処法

関節温存手術と比べると手術時間も短く，比較的術後トラブルの少ない手術と言える．創治癒遅延を時折認めるが，それは関節非温存手術特有のトラブルというよりリウマチ足手術全体に言えることである[7]．切除関節形成術に対しては長期的には変形再発のリスクが高いが，骨頭を切除するため関節不安定性は避けられないため致し方ない面もある．関節固定術では偽関節を0～30％に生じると報告されているため[1,8-11]，骨切り時に生食をかけるなどしてボーンソーの摩擦熱を少しでも減らすなどの工夫が必要である 図16 [12]．人工関節置換術においては感染や人工関節の折損 図17 に注意が必要である．

JCOPY 498-02712

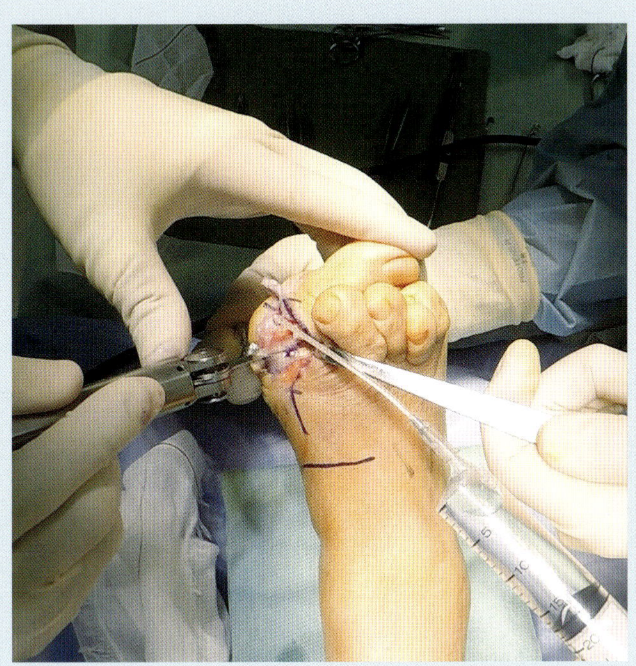

図 16 骨切り時に生食を滴下することでボーンソーによる摩擦熱を減らす

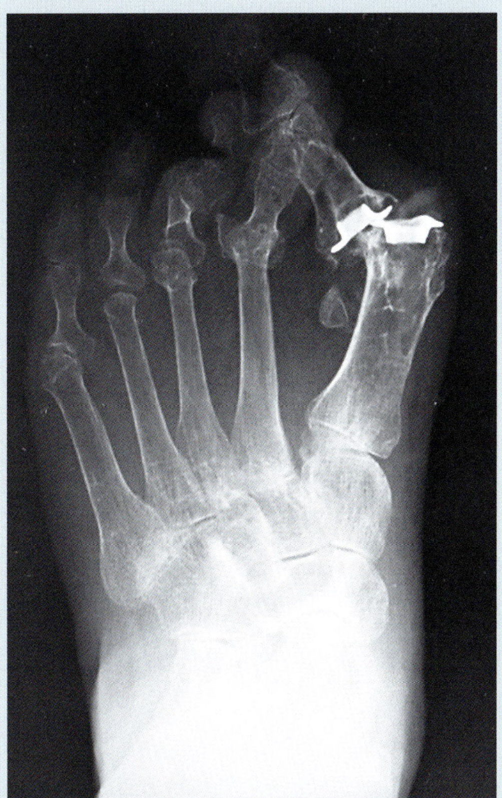

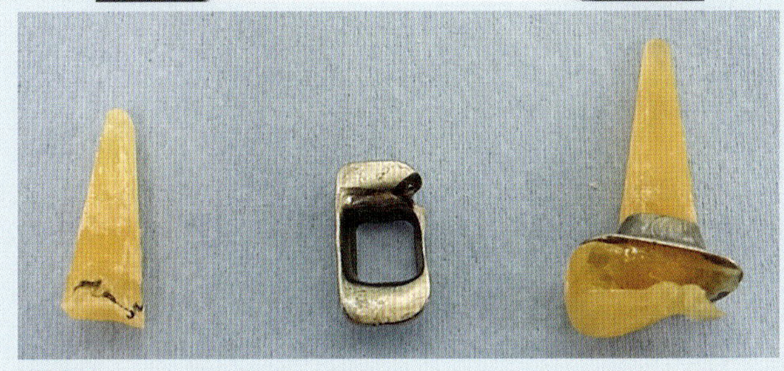

図 17 人工関節が折損した例

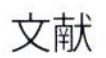

文献

1) Grondal L, Brostrom E, Wretenberg P, et al. Arthrodesis versus Mayo resection: the management of the first metatarsophalangeal joint in reconstruction of the rheumatoid forefoot. J Bone Joint Surg Br. 2006; 88: 914-9.
2) Torikai E, Kageyama Y, Suzuki M, et al. Comparison between resection arthroplasty alone and resection arthroplasty with arthrodesis of the first MTP joint for rheumatoid forefoot deformities. Mod Rheumatol. 2008; 18: 486-91.
3) Rosenbaum D, Timte B, Schmiegel A, et al. First ray resection arthroplasty versus arthrodesis in the treatment of the rheumatoid foot. Foot Ankle Int. 2011; 32: 589-94.
4) 矢野紘一郎，猪狩勝則．リウマチ足の診かた，考えかた．東京: 中外医学社; 2017.
5) Lelièvre J, Lelièvre JF. Pathologie du pied［Pathology of the foot］. 5th ed. Paris: Masson; 1981. p.528-60.
6) Makwana N, Hossain M, Kumar A, et al. The sentinel vein: an anatomical guide to localisation of the dorsomedial cutaneous nerve in hallux surgery. J Bone Joint Surg Br. 2011; 93: 1373-6.
7) Yano K, Ikari K, Takatsuki Y, et al. Longer operative time is the risk for delayed wound healing after forefoot surgery in patients with rheumatoid arthritis. Mod Rheumatol. 2016; 26: 211-5.
8) Coughlin MJ. Rheumatoid forefoot reconstruction. A long-term follow-up study. J Bone Joint Surg Am. 2000; 82: 322-41.
9) Mann RA, Schakel ME 2nd. Surgical correction of rheumatoid forefoot deformities. Foot Ankle Int. 1995; 16: 1-6.
10) Mulcahy D, Daniels TR, Lau JT, et al. Rheumatoid forefoot deformity: a comparison study of 2 functional methods of reconstruction. J Rheumatol. 2003; 30: 1440-50.
11) Vandeputte G, Steenwerckx A, Mulier T, et al. Forefoot reconstruction in rheumatoid arthritis patients: Keller-Lelievre-Hoffmann versus arthrodesis MTP1-Hoffmann. Foot Ankle Int. 1999; 20: 438-43.
12) Yano K, Ikari K, Ishibashi M, et al. Preventing delayed union after distal shortening oblique osteotomy of metatarsals in the rheumatoid forefoot. Mod Rheumatol. 2016; 26: 546-50.

〈矢野紘一郎〉

関節温存手術

近年，関節リウマチ前足部変形に対する関節温存に関する論文は多数報告されている[1-11]．主に中足骨を骨切りして変形を矯正することでMTP関節を温存する．骨切り方法に関しては多数の報告があるが，母趾列に関してはScarf法[1]，Hohmann変法[6]，Mann変法[11]，Lapidus変法[7,8]などで良好な成績が報告されている．母趾以外（lesser toes）に関しては遠位短縮斜め骨切り[4]，オフセット骨切り[10]，近位斜め骨切り[7,8]などが広く用いられている．特にNikiらのLapidus変法とLesser中足骨近位斜め骨切り術の併用やKushiokaらのScarf変法とLesser toesのoff-set骨切り術の併用はきわめて良好な中期成績を報告している[7-9]．

ただし，母趾列の各種骨切り方法には，それぞれ第1中足骨の回内変形が矯正できない，短縮量の調整が困難，別の関節を固定しなければならないなど，いくつか気になる点がある．そこで，我々はこれらの問題点を解決すべく，2010年に第1中足骨近位楔状回旋骨切り術 図1 を考案[12]し，羽生らの第2～5中足骨遠位短縮斜め骨切り術[4]の変法と組み合わせることで，良好な成績を得られている．しかし一方で，本術式に特有の合併症も少なからず経験している．以下に本術式の詳細と合併症対策を述べる[13]．

手術適応

当センターではほとんどの症例で関節温存手術を選択するが，本書「関節非温存手術」の項で述べるような場合には関節非温存手術を選択している．当センターでは第1中足骨近位楔状回旋骨切り術[12]と第2～5中足骨遠位短縮斜め骨切り術[4]を組み合わせて関節温存手術を行っている．

術前プランニング

術前に患肢の足立位正面単純X線を撮影する．外反母趾角（HVA）と第1・2中足骨間角（M1M2A）を計測し，術後のM1M2Aが0～2°になるように，第1中足骨近位楔状骨切りの角度を決定する 図2．Lesser toesに関しては，MTP関節の拘縮や脱臼の程度をもとに，短縮後のMTP関節の位置が第2MTP関節を頂点として第5MTP関節に向かうアーチ（2>3>4>5）を描くことを目標に中足骨短縮量を決定する．なお，短縮量は最大でも10 mmまでとしている．理由としては，短縮量が大きくなると骨切り面の適合性が悪くなり骨癒合に不利となること，周囲の軟部組織に牽引され骨切り部が離開する可能性があること，屈筋腱・伸筋腱の緊張低下によ

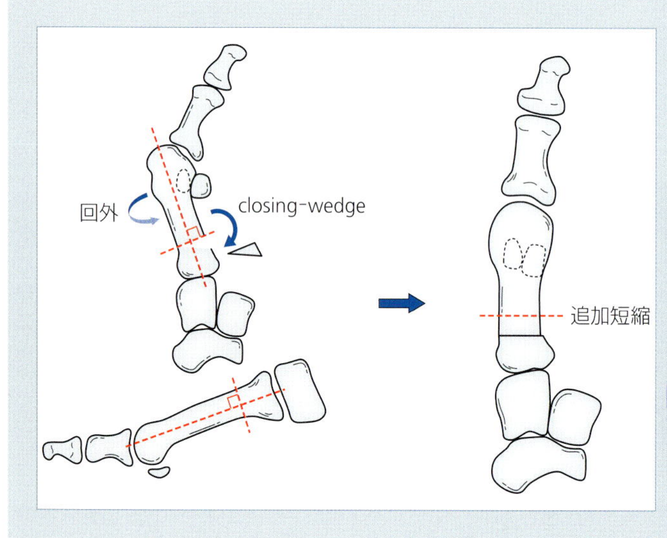

図1 第1中足骨近位楔状回旋骨切り術
利点としては，近位骨切りのため矯正力が大きいこと，第1中足骨の回内変形を矯正できること，lesser中足骨の短縮量に合わせて第1中足骨の短縮を容易に行えること，などがあげられる．

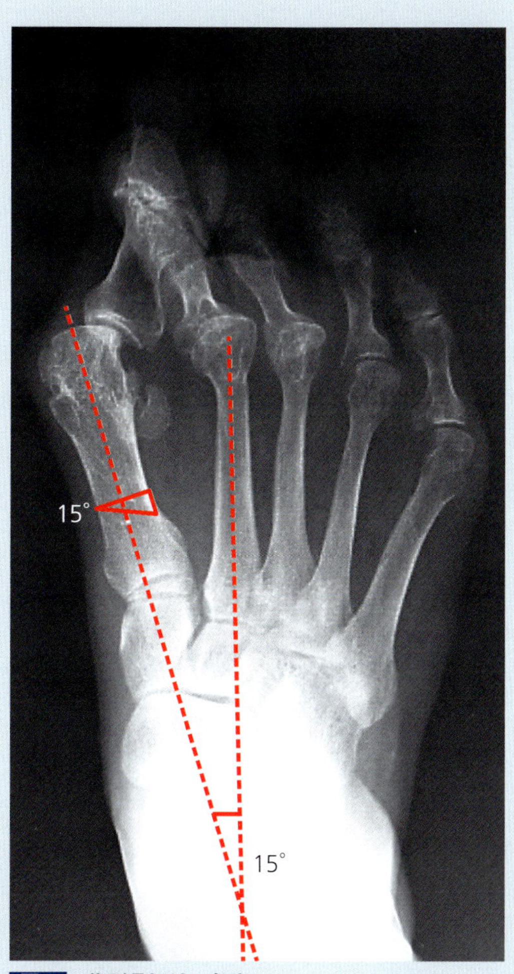

図2　楔型骨切りの角度
この症例では M1M2A が 15°のため，楔の角度は 15°とした．

る可動域制限が予測されること，などがあげられる．

手術の実際

手術は，仰臥位にて大腿部を駆血した状態で行う．

①皮切と背内側皮神経同定

第 1MTP 関節背内側から第 1 中足骨上を通り，足根中足関節（TMT 関節）に至る皮切を置く **図3**．皮下を展開し，まず，背内側皮神経の同定を行う．

②外側軟部組織の処理

ついで，外側軟部組織の切離に移る．第 1 中足骨骨頭外側を展開し，母趾内転筋を同定する．まず，母趾内転筋を外側種子骨の付着部で切離する．外反母趾の矯正が不充分な場合には外側関節包の切開，深横中足靱帯切離，基節骨基部の母趾内転筋付着部切離なども追加し，徒手的に母趾が整復できることを確認する．

③第 1 中足骨近位楔状骨切り

第 1 中足骨基部を展開し，骨膜をレトラクトして中足骨近位骨幹端部を露出させる．TMT 関節から遠位 15 mm の位置を楔型の近位端とし，術前計画で決定した角度の楔型骨切り線を中足骨上にマーキングする **図4**．その際，遠位骨切り面が骨軸と垂直となるような楔型にすることがこの術式の要点である．骨切り後，骨片を取り残しがないように摘出する．

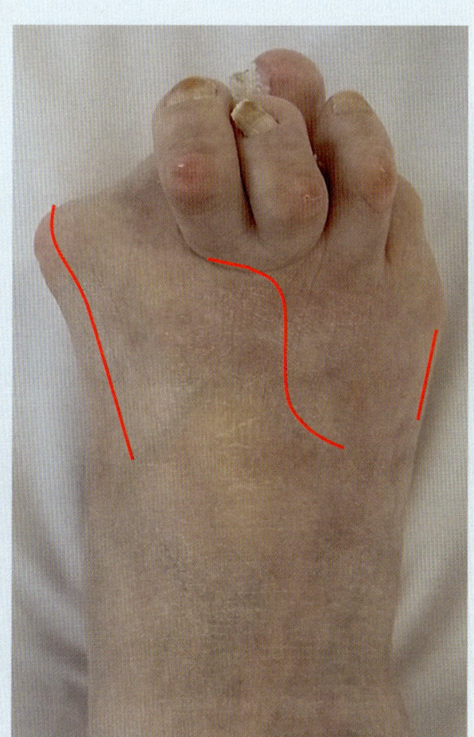
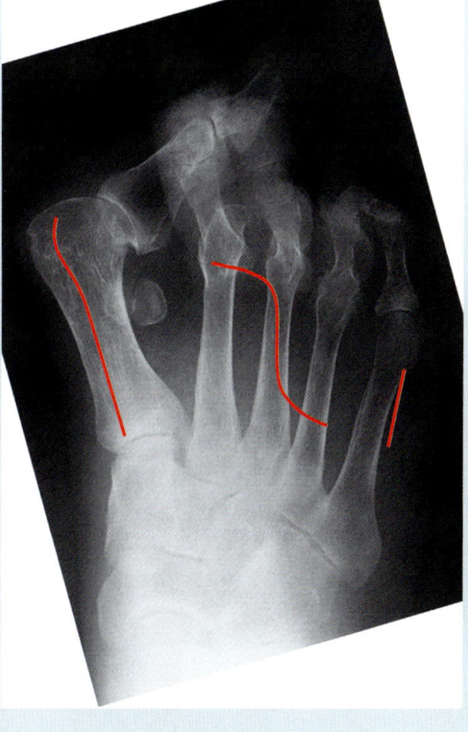

図3　皮切

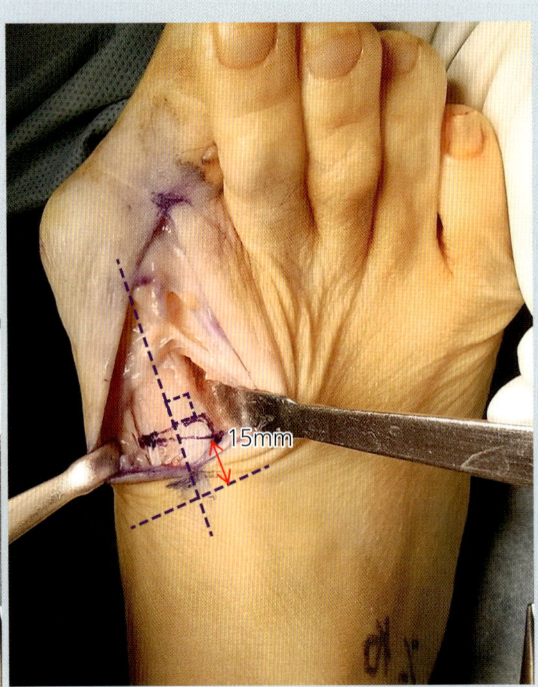

図4 楔型骨切りのマーキング

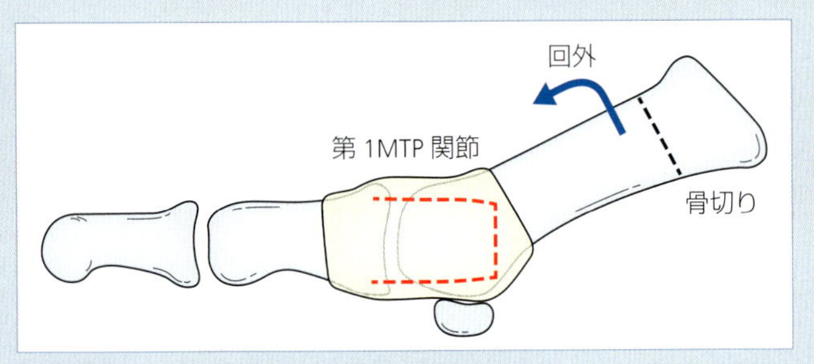

図5 第1MTP関節包の切開

④内側関節包切開

背内側皮神経を背側ないし底側へよけ，第1MTP関節内側関節包を露出させる．最終的に中足骨遠位骨片は回外するため，回外位で内側に位置する関節包を近位凸のflap状に切開し，基節骨基部の付着部まで反転する **図5**．なお，基節骨が底側亜脱臼してしまう場合は背側関節包をflap状に切開して引き上げる．

⑤第2～4中足骨遠位短縮斜め骨切り術

ついで，lesser toesの処置に移る．まず，PIP関節に屈曲拘縮がある場合は，非観血的徒手的授動術を行う．第2MTP関節背側から第3中足骨上を通り，第4中足骨近位部へ向かうS字状の皮切を置く **図3**．神経・血管に注意して皮下を展開し，長趾伸筋腱（EDL）をレトラクトして第2中足骨上の軟部組織と骨膜を一塊にして縦切し，第2中足骨を露出させる．術前計画で決定した短縮量をマーキングする．なお，第2～4中足骨の短縮量は基本的に同量短縮している．マーキングの際は，遠位の骨切り面下端が骨頭に切り込まないことを意識して骨切り部を決定する．骨切り角度は骨軸に対して約45°とし，必ず遠位骨切り面から骨切りを開始する．近位骨切り面から始めてしまうと，遠位を骨切りする際に遠位骨片が不安定になり，計画通りの骨切りが困難となるた

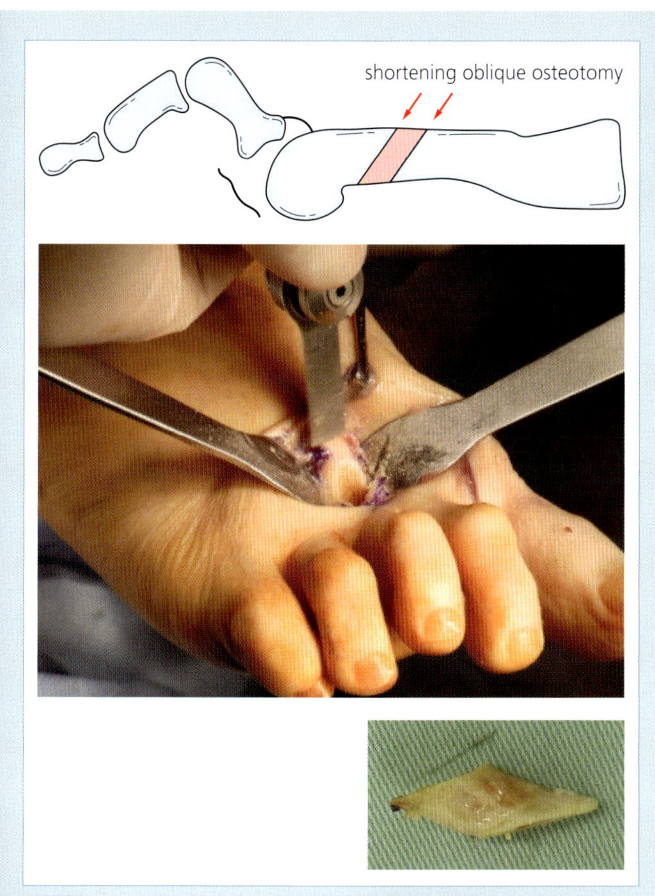

図6 Lesser toes の中足骨遠位短縮斜め骨切り

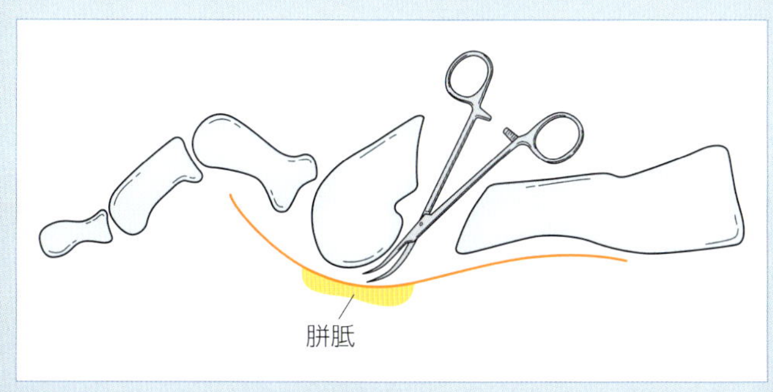

図7 骨頭と胼胝の間の癒着剝離

めである．遠位・近位を平行に骨切り後，骨片を摘出する 図6．その後，遠位骨片底側に鉗子を沿わせ，骨頭底側と胼胝の間の癒着を剝離する 図7．これを行わないと胼胝に牽引されて骨頭が底屈してしまうため大事な処置である．なお，他趾とのバランスから短縮はほとんどさせたくないが骨頭と胼胝間の癒着を剝離したい場合は，骨切りを一度のみ（ボーンソーの厚み約 1 mm のみの短縮）とする場合もある．以上の処置を行ってもMTP関節の脱臼整復が困難な場合には，背側関節包の切開，内外側関節包/側副靱帯の切離，短母趾伸筋腱（EDB）の切離を適宜追加する．それでも脱臼整復困難な場合や足趾が背側転位しやすい傾向が残存する場合は，EDL の Z 延長を行う．EDL を可能な限り長く露出させ，尖刃で Z 状に切開する．その後すべての手技が完了したら，閉創前に EDL を縫合する．縫合する際は腱のバランスを整えるために足を荷重位 図8 とした状態で 5-0 ナイロン糸を用いて EDL を側々縫合する 図9．

脱臼整復を確認できたら，3-0 吸収糸を近位骨片の底側に滑り込ませておく（閉創時に結紮して骨切り部を固定するため）．ついで，助手に遠位骨片を把持してもらい，直径 1.2 mm の Kirschner 鋼線（K-wire）を遠位骨切り面から逆行性に刺入していく．その際，術者は K-wire の先端の位置を指先で感じながら，MTP 関節，PIP 関節，DIP 関節の順に整復位を保持した状態で K-wire を貫通させていく．趾先部から K-wire を突出させたら K-wire を持ち替える．ついで，術者は骨切り部の整復位を把持し，助手に K-wire を順行性に Lisfranc 関節まで刺入させる 図10．このとき，前足部の横アーチが決定するので，術者はもう一方の手で横アーチを形作るように骨頭の位置を調整して把持する．同様の操作を第 3・4 趾列に対しても行う．その後危ないので K-wire の先端は切っておく．

⑥第 5 中足骨遠位短縮斜め骨切り術

外側に第 5 中足骨骨軸に沿った縦皮切を置く 図3．皮下を展開し骨膜を縦切して第 5 中足骨遠位部を露出させる．術前計画で決定した短縮量をマーキングして遠位・近位の順に骨切りする．なお，経験上第 5 中足骨を第 2～4 中足骨と同じ量短縮すると第 5 中足骨の骨切り部が最終的に離開することが多いため，第 2～4 中足骨の短縮量が 5 mm を超える場合は第 5 中足骨の短縮量は第 2～4 中足骨の短縮量の半分ほどとしている．小趾の内反が強い場合は MTP 関節の内側関節包や側副靱帯を切離する．第 2～4 趾列と同様に 3-0 吸収糸を底側に配置した後，K-wire を逆行性，順行性の順に刺入し骨切り部を固定する．

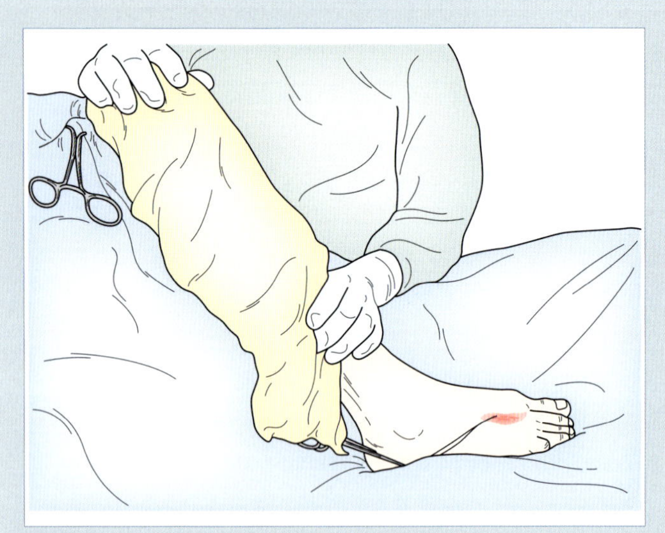

図 8　可能な限り荷重位を再現して腱縫合を行う

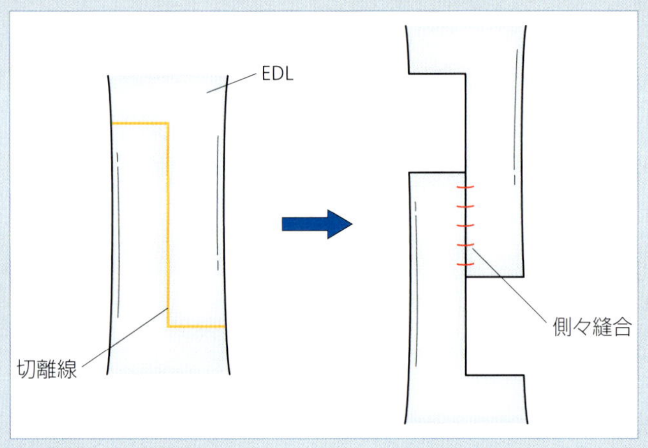

図 9　EDL の Z 延長

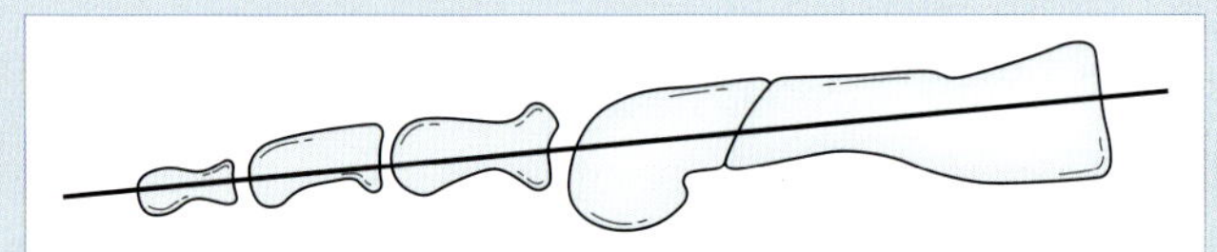

図 10　K-wire で固定

⑦術中透視による確認

以上までの操作を終了したら，一度透視で確認する．その際のポイントは以下の通りである．(1) MTP 関節の脱臼は整復できているか？　整復不充分の場合はやり直す．(2) Lesser toes の MTP 関節の位置がアーチ状になっているか？　もし突出している関節がある場合は，いったん K-wire を骨切り部まで引き戻し，中足骨短縮を追加する．(3) K-wire の近位端は Lisfranc 関節を越えているか？　あるいは長すぎないか？　K-wire の近位端が楔状骨・立方骨内に位置するように適宜調節する．(4) 第 1MTP 関節と第 2MTP 関節の位置関係はどうか？　第 1 中足骨を仮整復し，第 1MTP 関節が第 2MTP 関節よりも突出している場合は第 1 中足骨遠位骨片の追加短縮量を決定する **図 11**．すべて問題なければ K-wire は bending してカットする．

⑧第 1 中足骨遠位骨片の短縮

前述の透視にて第 1 中足骨遠位骨片の短縮が必要と判断した場合は，楔状骨切りの遠位骨切り面に平行に，骨軸に垂直に骨切りを追加する **図 1**．Lesser toes の MTP 関節の位置に合わせて容易に第 1 中足骨の短縮を追加できることも本術式の利点の一つである．

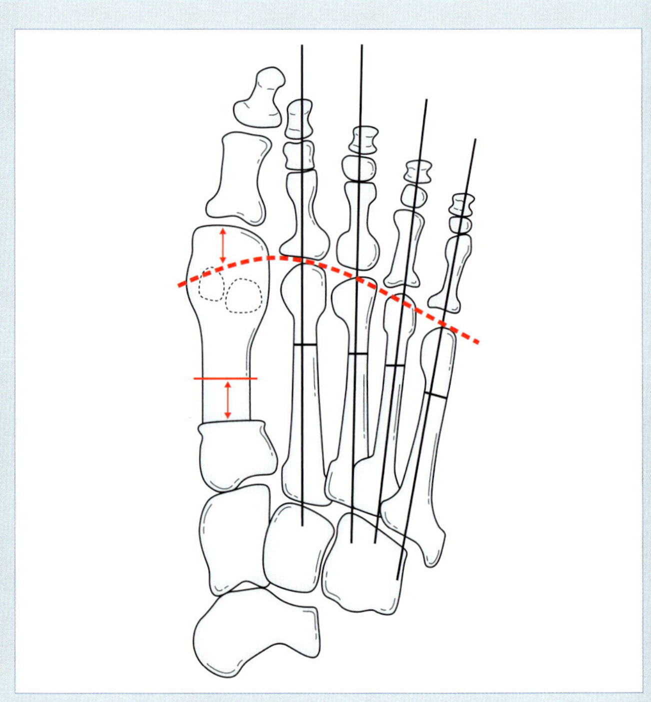

図 11　第 1 中足骨の短縮

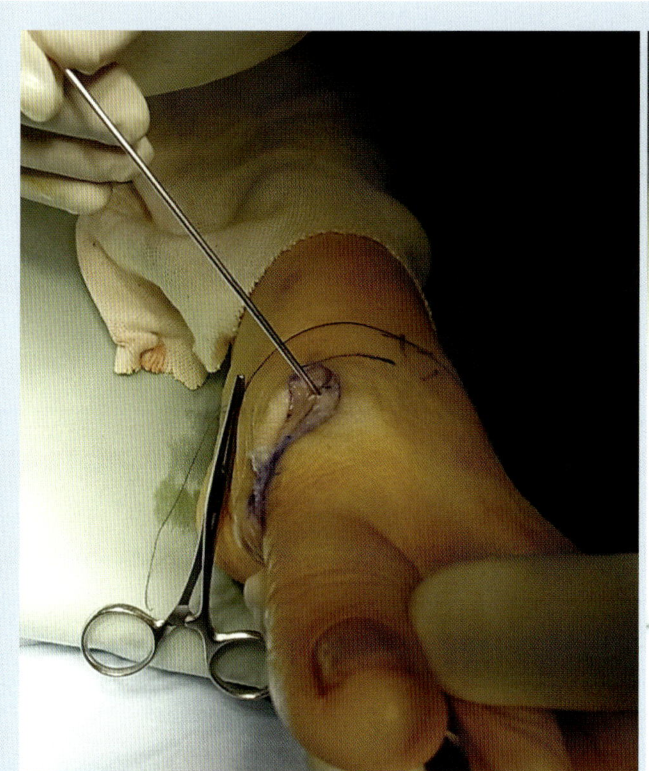

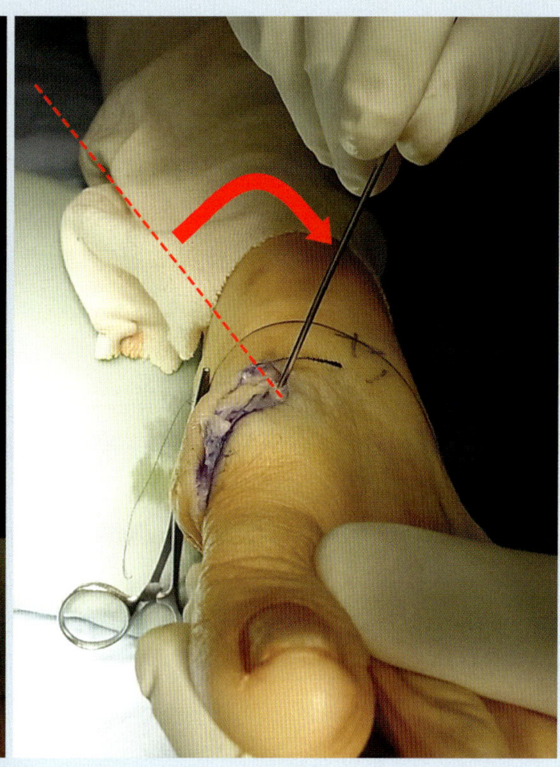

図12 K-wire をジョイスティックのように使用して骨切り部を整復

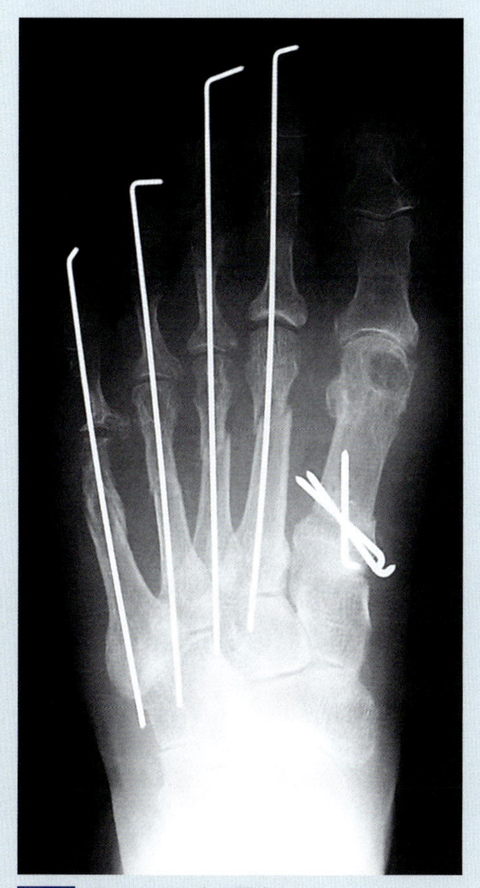

図13 K-wire 3 本で固定

⑨楔状骨切り部固定

まず，1.5 mm K-wire を遠位骨片背側に骨に対して垂直に刺入する．そして，これを把持しジョイスティック的に用いて遠位骨片を回外＋外転させる **図12**．このとき母趾の爪が正中位を向くまで回外させる．また，骨切り部の整復は必ず内側の皮質骨同士が接するようにする．お互いの皮質骨がずれていると，術後に骨片が食い込んで骨接合部がずれることがある．術者は以上のことを意識して骨切り部を整復し，助手に直径1.5 mmのK-wire 2本でcross-pining固定してもらう．なお，K-wire 2本では固定力が不充分であることが多いため，遠位骨片に刺入してある把持用のK-wireを抜去して，それを用いて合計3本のcross-piningとしている **図13**．プレートの使用に慣れている場合はプレートを使用してもよい．

⑩術中透視による確認

再度透視で確認する．この際確認するポイントは以下の通りである．(1) Cross-pining した K-wire が対側の皮質骨を貫いているか？ Mono-cortical では固定力は著しく落ちる．逆に K-wire の骨からの突出量が多すぎてもいけない．(2) 種子骨の位置は骨頭下に整復できているか？ 整復不充分の場合は，適宜原因を考察し対処する．骨切り部整復不良，不充分な回外，外側軟部組織の切離不足，楔状骨切りの角度不充分など．

⑪第 1 中足骨骨頭内側突出部の切除

骨頭の内側と背側の突出部を切除する．その際矢状溝を越えて切除してしまうと術後内反母趾変形の危険性が増すため，矢状溝を越えないように注意する 図14．

⑫骨膜縫合

洗浄後，lesser 中足骨底側に配置してある糸を用いて骨切り部を結紮し，骨切り部の転位予防とする．ついで全中足骨骨切り部の骨膜を縫合する．

⑬第 1MTP 関節内側関節包縫着

術後ある程度は緩んでくるため，flap 状に切開した関節包は充分牽引した状態で中足骨頭に縫着する．その際，種子骨を確実に骨頭下へ整復させるために底側の関節包を外側へしっかり引き上げて縫着する．

⑭閉創

図3 のように 3 カ所の皮切を用いた場合，まずは中央の皮切から閉創するようにしている．先に内側・外側の創を閉じてしまうと，中央の創は内外側から牽引されて緊張が強くなってしまうためである．縫合は垂直マットレス縫合を行う．その際マットレスの折り返し部に糸を挟んでおくことで，抜糸が容易になる 図15．ドレッシングは，趾間ガーゼを挟み，術創にはガーゼを当て，綿包帯を巻いた後弾性包帯を巻く．なお，趾間ガーゼの

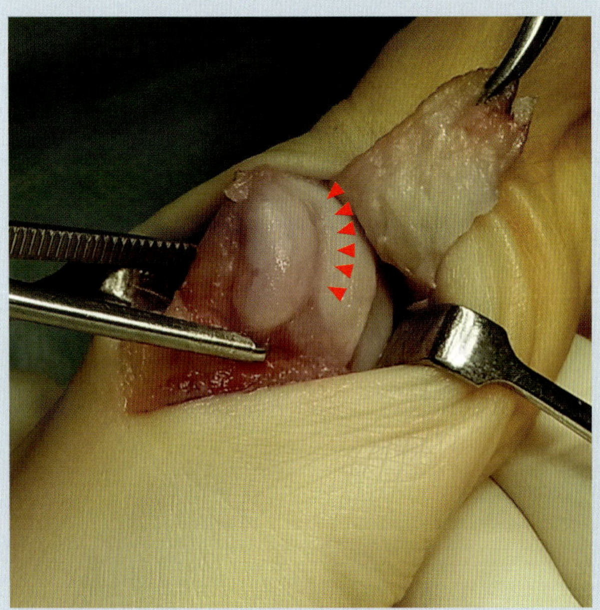

図14 第 1 中足骨骨頭突出部の骨切り
矢状溝を越えないようにする．

TIPS & PIT FALL

背内側皮神経の走行は多様性が多く，外反母趾の程度によっても走行が異なるため，同定に難渋する場合が多い．当センターでは Makwana らの報告[14]に従い，背側と底側の静脈をつなぐ「sentinel vein」を同定し，その深層に存在する背内側皮神経を確認している 図16．

第 1 中足骨の骨切りの際には，側面からみても骨切り面が骨軸に垂直になるよう意識することが重要である．正面方向の楔型にのみとらわれていると，骨切り部を固定した際に遠位骨片が背底側転位してしまう．

Lesser toes の MTP 関節の脱臼整復はとても難しい．不充分な整復のままで強引に K-wire で固定しても，K-wire を抜去したら脱臼は再発してしまう．関節包の切離などで脱臼を徒手整復した後，術者が手を離しても再脱臼しない程度まで軟部組織を切離する必要がある．また，中足骨骨頭と胼胝の間の癒着を充分に剝離しておかないと，胼胝に牽引されて中足骨骨頭が底屈してしまい，余計に脱臼整復は困難となる．

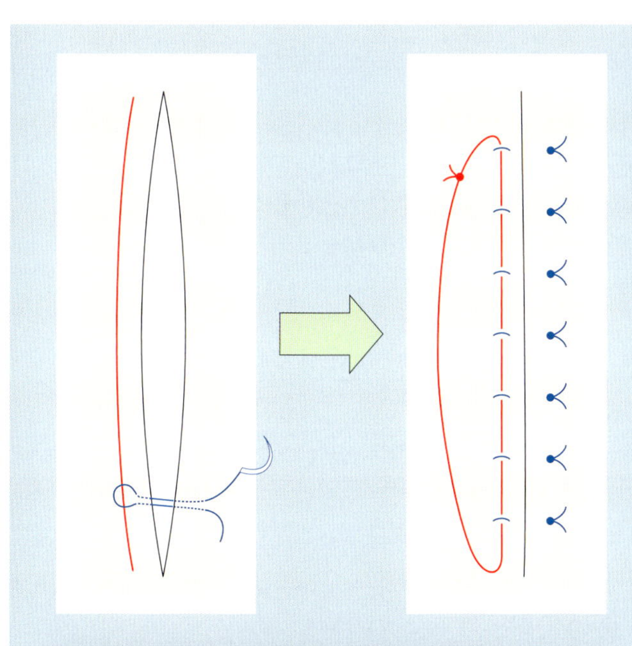

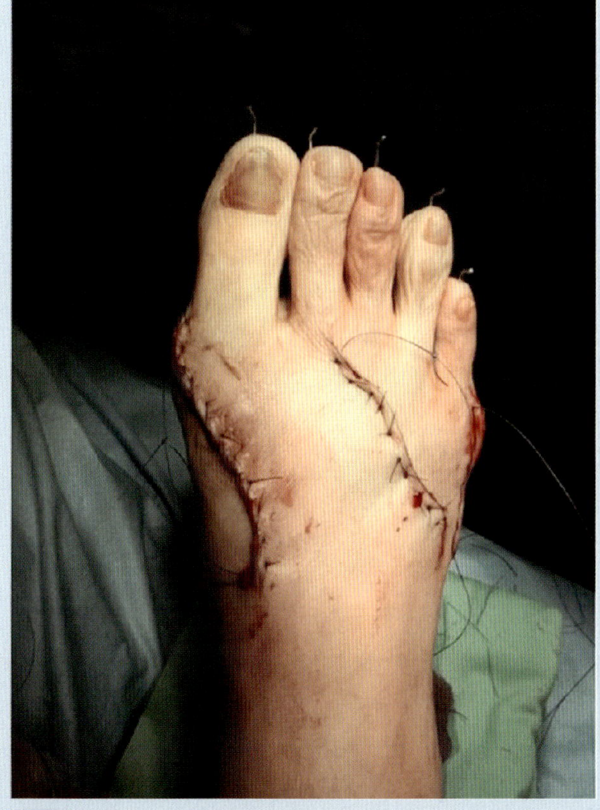

図15　垂直マットレス縫合と工夫
マットレス縫合の折り返し部に糸を挟んでおく．抜糸の際はその糸を持ち上げれば抜糸が容易となる．

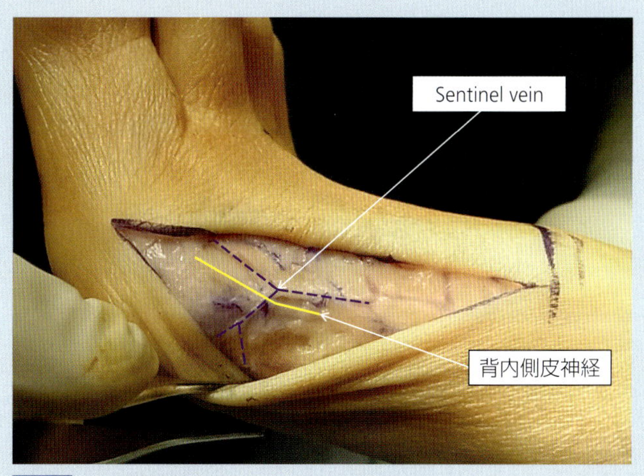

図16　背内側皮神経と Sentinel vein

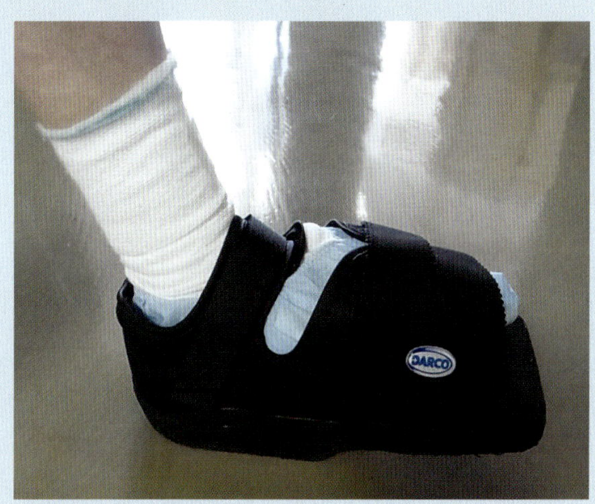

図17　OrthoWedge® (DARCO) のヒールの前後径を短くして使用している

圧迫による足趾血行不良を生じることもあるため，K-wire が刺入されている足趾間の趾間ガーゼは薄めにする．

後療法

術翌日より，踵部荷重の治療靴［OrthoWedge® (DARCO)］図17 を履いて踵歩行を許可する．術後 2 週で抜糸を行う．術後3週で趾先部より突出しているK-wire を抜去し，外反母趾矯正装具と足底板の着用を開始する．術後 8 週で治療靴と外反母趾矯正装具を終了し，前足部への荷重と可動域訓練を開始する．骨癒合を確認したらつま先立ちを許可する．

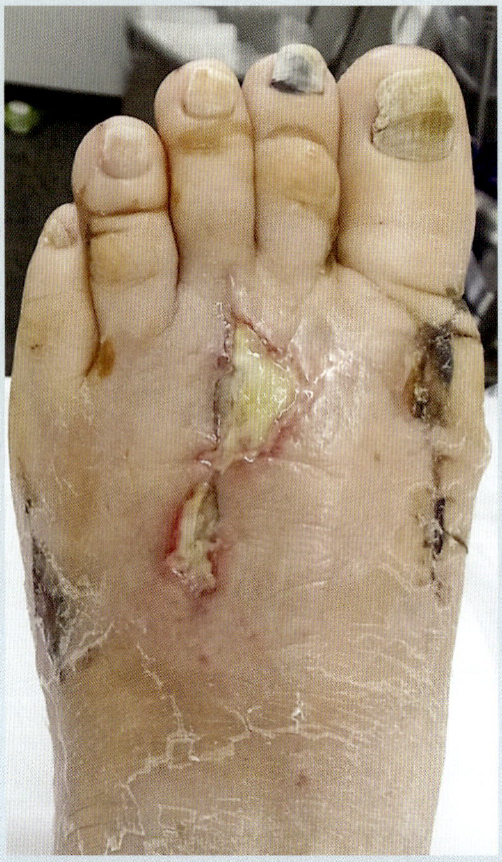

頻度の高い術後トラブルと対処法

創治癒遅延

本術式に限らず，足部手術において頻度の高い合併症である 図18．特に関節リウマチ患者での頻度は高く，自験例では，術後2週以上経過してからも創治癒を得られなかった症例は20.8%存在していた[15]．Ishieらは，術後3週以降も創治癒を得られなかった症例は18.0%であったと報告している[16]．創治癒遅延の原因としてさまざまな要因が考えられるが，自験例では「手術時間」が唯一の危険因子であった[15]．よって，手術時間を可能な限り短くする努力をすべきである．なお，創治癒遅延を生じた症例も，創処置を続けることで全例創部は完治している．

図18 創治癒遅延

足趾血流不良

特に術前の脱臼の程度が著しい場合には，閉創後，駆血を解除したときに足趾の血流回復が遅延することがある 図19．原因としては術中の操作による血管損傷，短縮量の不足，血管走行の大きな変化に伴う血管の圧排などがあげられる．そのような場合まず，カフポンプ（下腿型間歇的空気圧迫法）を使用して血流を促進し，足趾を徒手的にポンピングする．ついで，趾間ガーゼをずらして圧迫を解除し，それでも改善がない場合は趾間ガーゼを除去し，温生食ガーゼで温める．それらを行っても改善がない場合は趾先部から突出しているK-wireを抜去する．

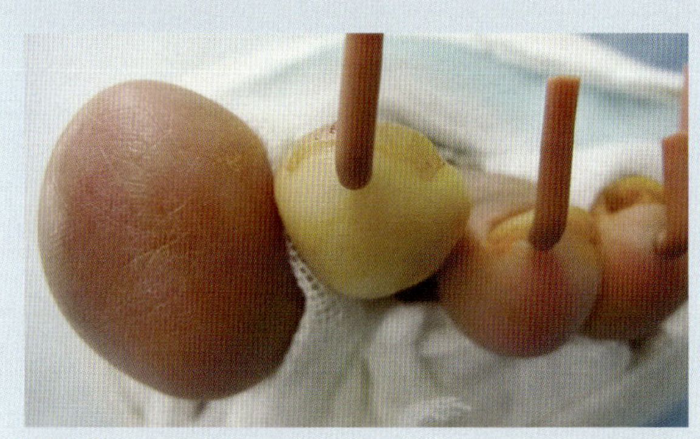

図19 足趾血流不良（第2趾）

偽関節，遷延癒合

母趾の骨切りではほぼ生じないが，lesser toesに対して行う中足骨遠位短縮斜め骨切り術では，ときおり偽関節，遷延癒合の発生を認める 図20．原因としては固定がK-wireによる3週間の髄内釘固定だけであること，中足骨は遠位になるほど断面積が小さくなるため，骨切り部の接触面積が小さいこと，関節リウマチ患者はもともと骨粗鬆症性変化が強いことなどがあげられる．当センターでは以前まではK-wireで髄内釘固定後は皮膚を縫合しているだけ（I期）であったが，II期：マイクロボーンソーによる摩擦熱軽減のため生食を滴下する，III期：閉創時に骨膜を縫合する，IV期：骨切り部に3-0吸収糸を1本巻いて結紮する，という3つの手技を追加することで，有意に骨切り部の遷延癒合の発生を低下させることに成功している（現在の偽関節率4.4%）図21[17]．

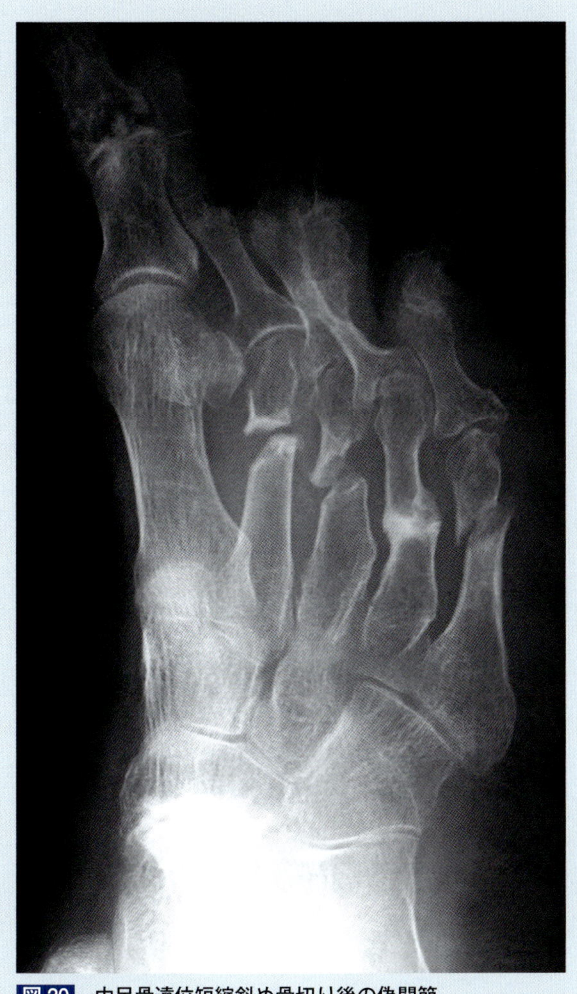

図20 中足骨遠位短縮斜め骨切り後の偽関節

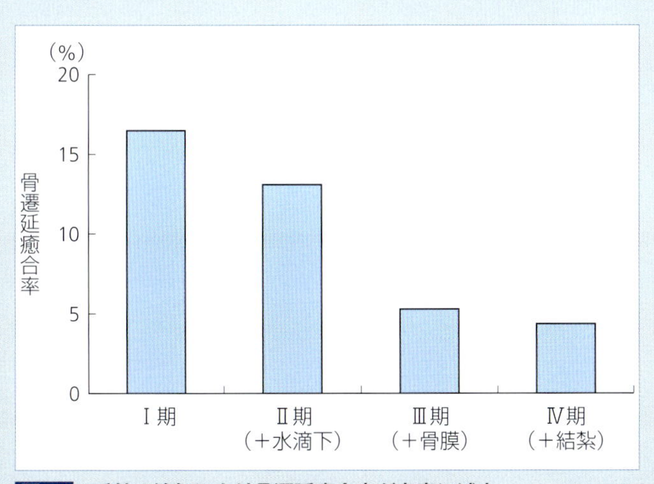

図21 手技の追加により骨遷延癒合率が有意に減少

変形再発

術直後は変形を充分矯正できていても，経過とともに徐々に変形が再発することをときおり経験する．母趾列に関しては，種子骨の不充分な整復，内側関節包縫着部の弛み，骨切り部の不安定性などが原因としてあげられる．一方で中後足部アライメント不良は外反母趾の変形再発と関連していなかった[18]．Lesser toesに関しては，伸筋腱の過緊張，不充分な脱臼整復操作などが原因である．伸筋腱のZ延長や軟部組織切離を追加して，徒手整復した後手を離しても脱臼が再発しないことを確認した後にK-wireを刺入すべきである．

移動性中足骨骨頭部痛

術前に存在していた胼胝は消失したにもかかわらず，アライメントの変化により別の部位に新たに胼胝が発生することがときどき生じる．原因はMTP関節の位置の不揃いであることが多い．前述した通り，第2MTP関節の位置を頂点とし，MTP関節の位置がなだらかなアーチを描くように短縮量を調節しなければならない．わずか数mmでもアーチから突出しただけで，新たに骨頭部痛，胼胝を生じる危険性がある．

可動域制限

本術式では可動域制限が生じることがやや多い．原因として，骨切り部の転位を避けるために術後8週間は可動域訓練を行わないこと，術前のMTP関節が脱臼している例では屈筋腱・伸筋腱のバランスが崩れていること，中足骨短縮による屈筋腱・伸筋腱の緊張低下などがあげられる．

文献

1) Barouk LS, Barouk P. Joint-preserving surgery in rheumatoid forefoot: preliminary study with more-than-two-year follow-up. Foot Ankle Clin. 2007; 12: 435-54, vi.
2) Bhavikatti M, Sewell MD, Al-Hadithy N, et al. Joint preserving surgery for rheumatoid forefoot deformities improves pain and corrects deformity at midterm follow-up. Foot (Edinb). 2012; 22: 81-4.
3) Chao JC, Charlick D, Tocci S, et al. Radiographic and clinical outcomes of joint-preserving procedures for hallux valgus in rheumatoid arthritis. Foot Ankle Int. 2013; 34: 1638-44.
4) Hanyu T, Yamazaki H, Murasawa A, et al. Arthroplasty for rheumatoid forefoot deformities by a shortening oblique osteotomy. Clin Orthop Relat Res. 1997; 338: 131-8.
5) Krause FG, Fehlbaum O, Huebschle LM, et al. Preservation of lesser metatarsophalangeal joints in rheumatoid forefoot reconstruction. Foot Ankle Int. 2011; 32: 131-40.
6) Nagashima M, Kato K, Miyamoto Y, et al. A modified Hohmann method for hallux valgus and telescoping

osteotomy for lesser toe deformities in patients with rheumatoid arthritis. Clin Rheumatol. 2007; 26: 748-52.
7) Niki H, Hirano T, Akiyama Y, et al. Long-term outcome of joint-preserving surgery by combination metatarsal osteotomies for shortening for forefoot deformity in patients with rheumatoid arthritis. Mod Rheumatol. 2015; 25: 683-8.
8) Niki H, Hirano T, Okada H, et al. Combination joint-preserving surgery for forefoot deformity in patients with rheumatoid arthritis. J Bone Joint Surg Br. 2010; 92: 380-6.
9) Kushioka J, Hirao M, Tsuboi H, et al. Modified Scarf osteotomy with medial capsule interposition for hallux valgus in rheumatoid arthritis: a study of cases including severe first metatarsophalangeal joint destruction. J Bone Joint Surg Am. 2018; 100: 765-76.
10) Owaki H, Hashimoto J, Hayashida K, et al. Short term result of metatarsal realignment for rheumatoid forefoot deformities by metatarsal shortening offset osteotomy. Orthopaedic Proceedings. 2003; 85-B: 80.
11) Takakubo Y, Takagi M, Tamaki Y, et al. Mid-term results of joint-preserving procedures by a modified Mann method for big toe deformities in rheumatoid patients undergoing forefoot surgeries. Mod Rheumatol. 2010; 20: 147-53.
12) Yano K, Ikari K, Iwamoto T, et al. Proximal rotational closing-wedge osteotomy of the first metatarsal in rheumatoid arthritis: clinical and radiographic evaluation of a continuous series of 35 cases. Mod Rheumatol. 2013; 23: 953-8.
13) 矢野紘一郎，猪狩勝則．リウマチ足の診かた，考えかた．東京: 中外医学社; 2017.
14) Makwana N, Hossain M, Kumar A, et al. The sentinel vein: an anatomical guide to localisation of the dorsomedial cutaneous nerve in hallux surgery. J Bone Joint Surg Br. 2011; 93: 1373-6.
15) Yano K, Ikari K, Takatsuki Y, et al. Longer operative time is the risk for delayed wound healing after forefoot surgery in patients with rheumatoid arthritis. Mod Rheumatol. 2016; 26: 211-5.
16) Ishie S, Ito H, Azukizawa M, et al. Delayed wound healing after forefoot surgery in patients with rheumatoid arthritis. Mod Rheumatol. 2015; 25: 367-72.
17) Yano K, Ikari K, Ishibashi M, et al. Preventing delayed union after distal shortening oblique osteotomy of metatarsals in the rheumatoid forefoot. Mod Rheumatol. 2016; 26: 546-50.
18) Yano K, Ikari K, Nakayama M, et al. The impact of hindfoot deformities for the recurrence of hallux valgus after joint-preserving surgeries for rheumatoid forefoot deformities. Foot Ankle Surg. 2018. Epub ahead of print.

〈矢野紘一郎〉

人工肩関節置換術

手術適応

関節破壊が高度であり，特に肩甲骨臼蓋の破壊のみられる症例で可動域制限と疼痛が強く日常生活に支障をきたす場合には人工関節置換術が適応になる．人工肩関節には解剖学的人工肩関節置換術と反転型人工肩関節置換術（リバース型人工肩関節）がある．1985 年フランスの Grammont によりリバース型人工肩関節（RSA）が開発され，肩関節中心が従来よりも肩甲骨の内側に移動することで三角筋が上腕骨の動作をより大きくコントロールし，腱板機能が欠損していても関節の安定化が得られるとして発展してきた[1]．2014 年より本邦にて使用可能となり，70 歳以上で腱板機能不全があり仮性麻痺にて肩関節屈曲挙上困難な症例に適応となる．

リバースにするかアナトミカルにするかは，術者の技量によるところが大きいが，早期に挙上可能とさせ ADL 改善を可能とするリバース型人工肩関節が現在主流となりつつある．筆者は罹患期間 10 年以上で関節破壊があり挙上困難な 70 歳以上の関節リウマチにはリバース型人工肩関節を施行し，罹患期間が 10 年以下であればたとえ Larsen grade Ⅳであっても鏡視下滑膜切除に capsular release を併用して成績は良好である[2]．

術前プランニング

既往歴，合併症に注意

手術は全身麻酔を行うため，関節リウマチで心臓疾患，肺疾患，肝腎臓疾患など重症な合併が存在する場合は原則として手術は避けるべきである．肩関節よりも手肘関節の機能が関節リウマチでは重要であるため，たとえ肩関節が強直しても肘の機能が充分であればリハビリテーションにより機能改善は期待できる．しかし，本人，家族の希望が強く手術後のリハビリなど充分に行える全身状態であれば，麻酔科および循環器内科など充分なコンサルトおよび術前精査のうえ，しっかりとした文書で人工肩関節のリスクとベネフィットを説明書として本人，家族に手渡して説明し充分考える時間を与えたうえで手術予定とする．手術説明書には手術後療法を詳細に記載すると術後の予定が立つので患者は安心して手術が受けられる．

X 線，CT，MRI は必須

術前プランニングで大事なのは，人工肩関節をいかにうまく設置できるかをシミュレーションすることである．X 線は正面，スカプラ Y のほか軸位も撮っておくと術後比較して役に立つ．X 線では骨頭の大きさ，骨頭中心の位置，大結節の位置，上腕骨骨皮質の菲薄の程度，肩甲骨臼蓋の変形および破壊の程度，骨萎縮の程度をみる．CT では必ず 3DCT も含めて 3 次元的な関節変形の評価を行い，特に肩甲骨臼蓋の bone stock の程度を計測する．リバース型人工肩関節のセントラルスクリューの刺入方向が bone stock の最も得られる部位を確認しておく **図1**．骨欠損がある場合はそれが何 mm であるか，厚さと幅を計測しておく．MRI では腱板断裂の有無や程度を評価する．関節リウマチでは必ずしも腱板断裂がみられないこともあり，菲薄の程度や腱板筋実質部の脂肪変性の有無を確認する．腱板断裂症性関節症では肩甲下筋，棘上筋，棘下筋が断裂している場合が多いが，関節リウマチでは棘上筋の不全断裂と脂肪変性がみられることが多い．また，骨頭や臼蓋の骨髄の状態を評価しておく．Geode や骨嚢腫，びらんを合併している場合があり骨移植やセメント充填の部位を確認しておく．

手術手順

①体位

基本的にビーチチェアポジションが好ましい．完全に座位にするよりも，少しだけ上半身を起こすだけのビーチチェアポジションで充分である．上肢が完全に伸展できるスペースを確保することがポイントである **図2**．アームを固定する器具は必要ない．ビーチチェアポジションでは頭部の固定が不安定だと挿管チューブが曲がり危険なのでしっかりと頭部と顎部を固定する **図2**．

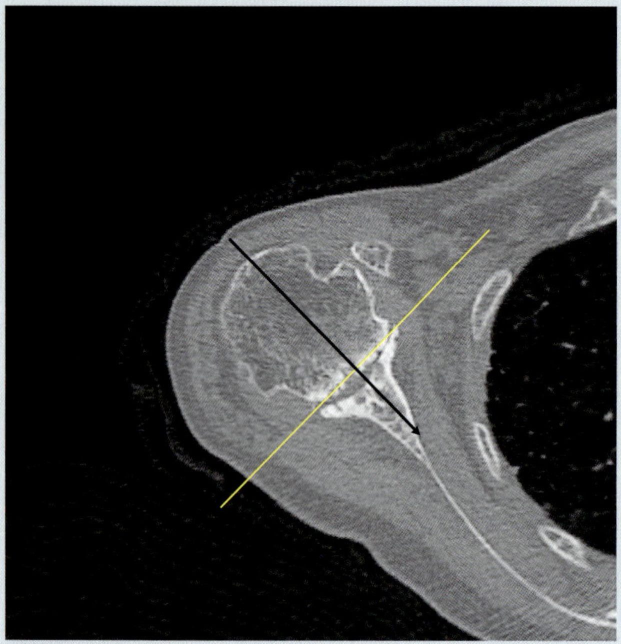

図1 術前計画
1. glenoid の形態，2. 欠損度合・骨棘，3. エントリーポイント，4. リーミング量確認.

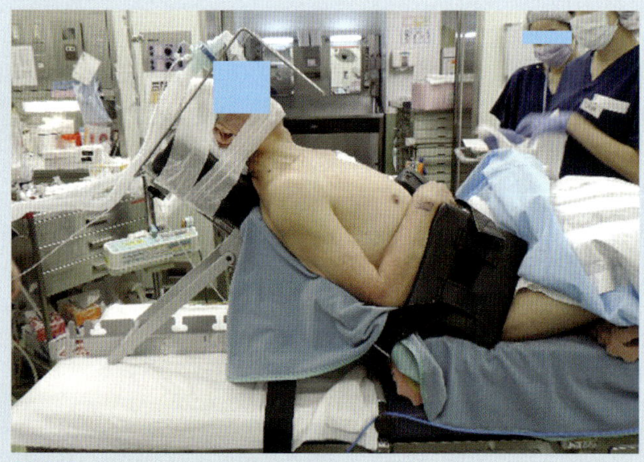

図2 肩を伸展できる空間を確保

術野の 1 次消毒を行い清潔な覆布で周囲を清潔にしておく．

②皮切

人工肩関節置換術，特にリバース型人工肩関節置換術は三角筋を痛めると術後可動域に支障をきたすために，基本的に deltopectral approach が好ましい 図3.

③展開

筋膜を伝メスで切開していくと cephalic vein が出てくるのでそれを外側によけてエレバと筋鈎を用いて鈍的に分ける 図4．Cephalic vein を教科書的には内側によけるとされているが，内側によけると cephalic vein からの枝を何本も止血切離するため三角筋に与える影響があると考え，できるだけ外側で温存してよける．烏口突起を触って共同腱があることを確認し，伝メスで剝がして共同腱を内側によけるとその下に肩甲下筋腱(SSC) が露出する．上腕を中間位に保ち上腕二頭筋長頭腱(LHB) を同定して腱溝部位で切離し糸でマーキングしておく．

次に，伝メスで LHB 内側から SSC を剝離して骨頭の頸部まで充分剝がす．棘上筋腱 (SSP) が残存する場合はできるだけ温存し緊張が強い場合は一時的に切離して後で大結節に縫縮する．リバース型人工肩関節の場合は SSP は切離したままとなる．棘下筋腱も切離するが小円筋は残しておく．曲がりのエレバを用いて骨頭を脱臼させて骨頭切除デバイスを装着させ骨切りを行う 図5．頸体角は 45°であるが機種により異なるので注意する．後捻角は 20°とするのが一般的である．特に解剖学的人工肩関節の場合，後捻角が少ないと前方脱臼しやすくなり，逆に強すぎると内旋角度が減少する 図6．骨頭を切除したら切除面に蓋をして，レトラクターを用いて臼

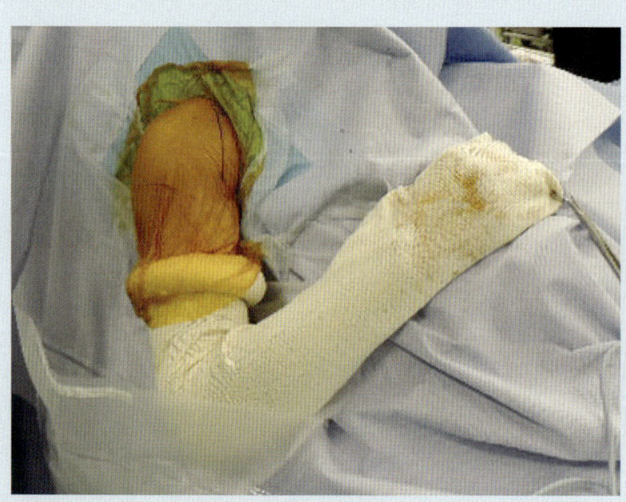

図3 皮切: deltopectoral approach

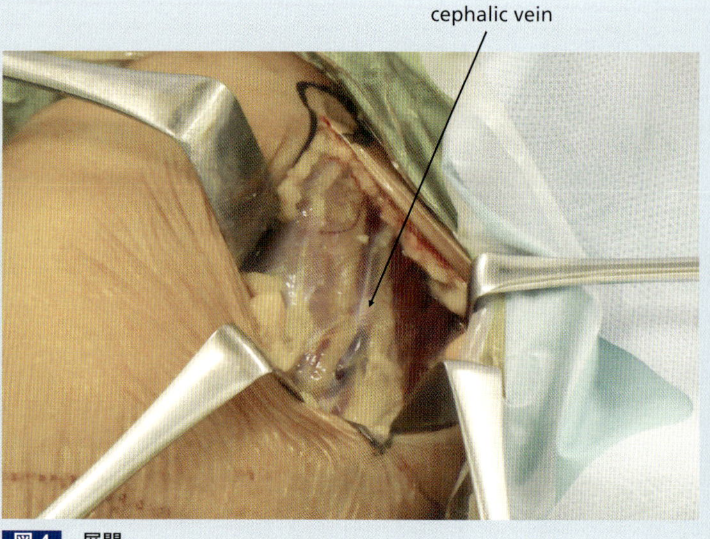

図4 展開

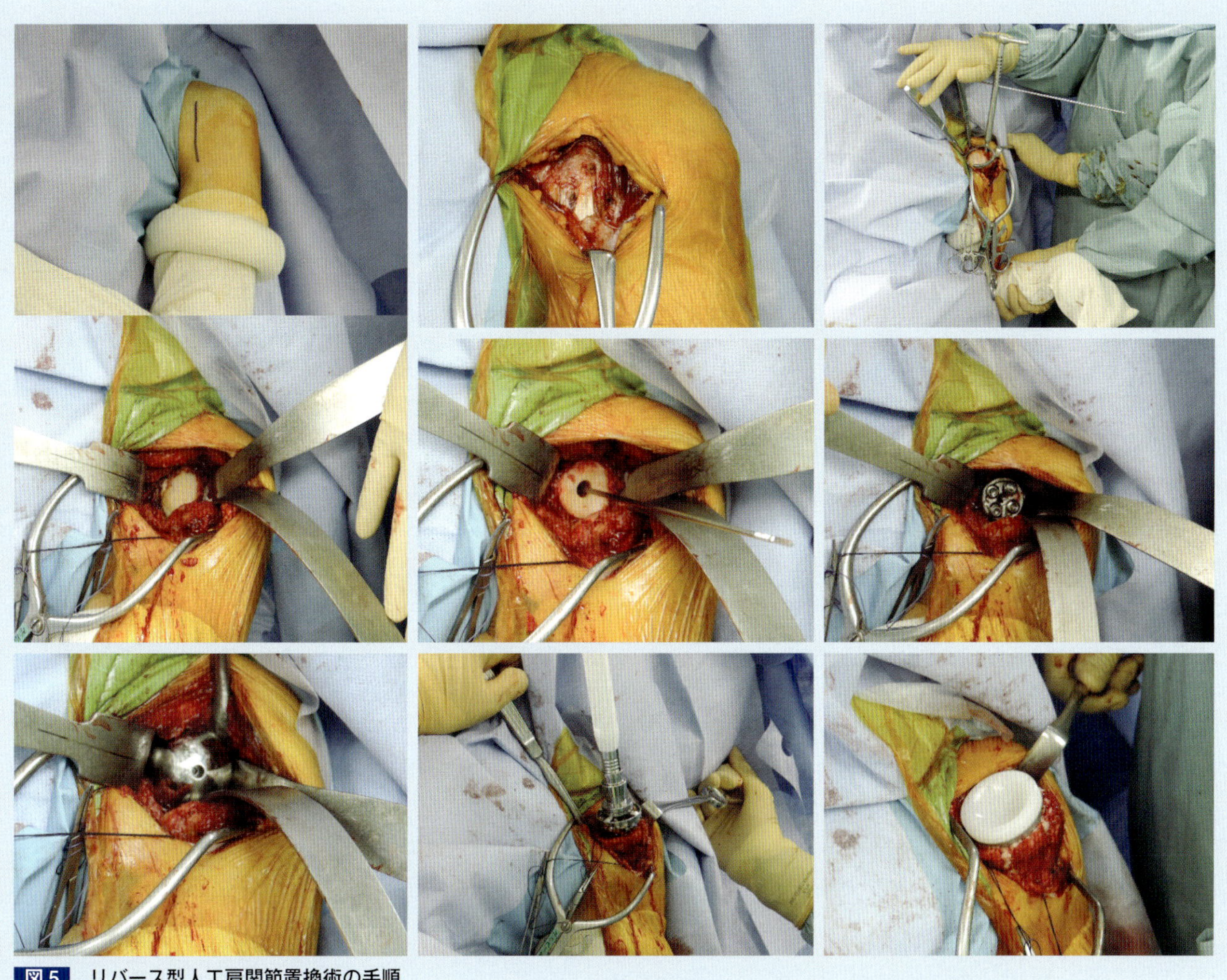

図 5 リバース型人工肩関節置換術の手順

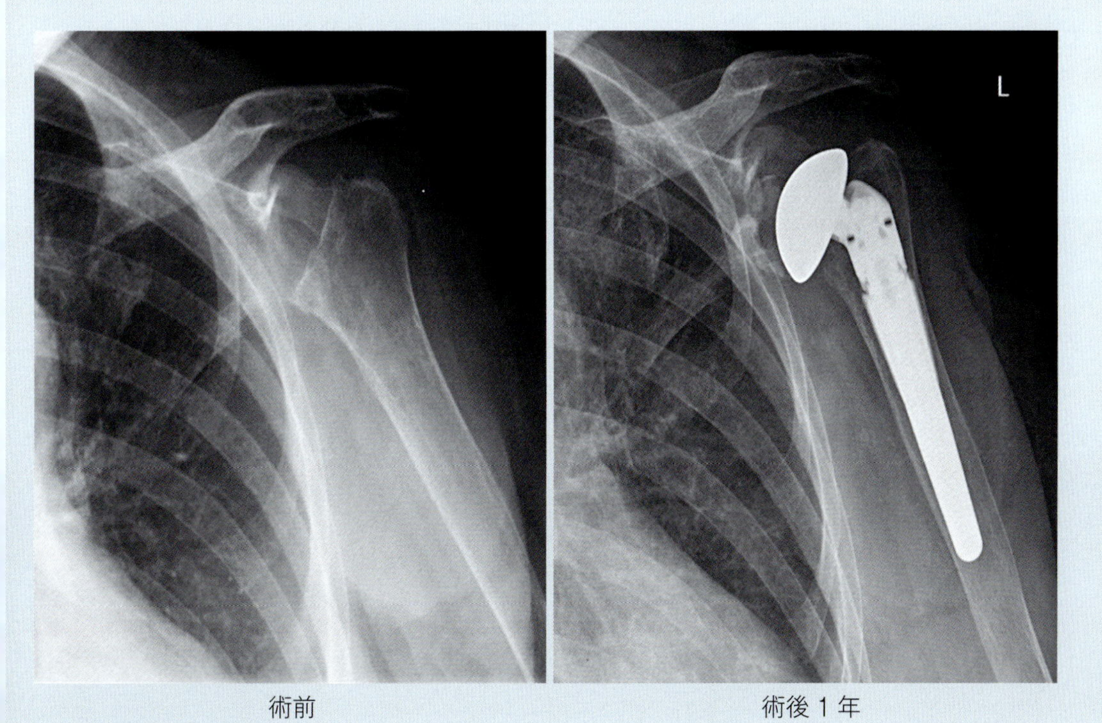

図 6 解剖学的人工肩関節置換術
63 歳，女性，stage Ⅳ，class 3，罹患期間 35 年，MTX（－），PSL 5 mg/d，TAC 1.0 mg/d，CRP 0.94 mg/dL，MMP-3 79.5 ng/mL，CCP 171，RF 414，TNF-α 158 pg/mL，IL-6 4.0 pg/mL，ETN 25 mg/w.

蓋（glenoid）を露出する．このときリバース型人工肩関節の場合，tension balance は術者の示指が 1 横指 glenoid と骨頭切除面に入る程度がよい．レトラクターは後上方に細いタイプを 1 本，前方に大きいタイプを 1 本，後下方にも細いタイプを 1 本かけると展開がしやすい．

次に，LHB の残存腱を glenoid から切離して，関節唇も可及的に切離して特に下方の glenoid の骨が充分触れるくらいまできれいに展開する 図7．リバース型人工肩関節の場合，機種により異なるが glenoid の central screw は中心の最も骨母床が厚い部分が好ましい．関節リウマチでは glenoid の骨破壊や菲薄化があるため下方設置は避けたほうが無難である．Base plate を設置するときに下方 glenoid の骨棘を充分切除して glenoid の底部分に base plate が当たるようにトリミングする．このとき臼状にえぐれている場合は骨頭からの骨移植が必要である[3]．術前の CT でどのくらい glenoid が掘れているかを計測し通常 10～15 mm の円形中空状の移植骨を作成する 図8．移植骨を base plate の下に当てたままハンマーでしっかりと打ち込み central screw をねじ込む．Central screw の刺入方向は base plate 下に移植骨を入れた場合を想定して本来の臼蓋底に平行になるように刺入する．やはり glenoid 下方の骨棘切除がこのとき正しい位置に入れるコツである．

次に base plate を固定できたら glenosphere を装着するが，トライアルの glenosphere がしっかりと入るかどうかが大切である．解剖学的人工肩関節の場合は，セントラルホールに peg hole のガイドを固定しセメントでポリエチレンのペグを固定する．このときも骨棘を充分切除して glenoid に密着するようにトリミングしてから固定する．ペグが glenoid から浮いていると loosening の原因になるので注意する．どうしても変形が強く浮いてしまう場合は骨頭からの骨移植（chip bone graft）にて臼蓋を埋めて平らにしペグを当ててセメント固定する 図9．

リバース型人工肩関節の場合は，次に曲がりのエレバを用いて骨頭を垂直に露出し，ラスプを用いて上腕骨インプラントを挿入する．後捻角度はガイドロッドを前腕に平行にして 20°つける．リバース型人工肩関節の場合，trial insert を装着して整復する．このときかなりきつければ上腕骨頸部を充分剝がすが，骨切りを数 mm 追加する．無理してレポすると脱臼できなくなりトライアルが外せないときがあるので注意する．無理すると上腕骨骨折や臼蓋骨折をきたすことがある．トライアルの脱臼のコツは充分な曲がりのあるエレバを用いてこの原理で無理なく脱臼させると容易にはずせる．上腕骨側インプラントはセメントを使用するインレイタイプとセメントレスのオンレイタイプがある．それぞれ特徴や利点があるが，インレイのほうが早期挙上がよい点と scapular notching が多い点である．オンレイが増加傾向だが外方化が強くなると挙上が悪くなる点である．どちらも挙上の改善はよいが内旋外旋は変わらないという報告がある．充分洗浄した後，小結節に 2.0 mm K-wire にて骨孔を開けエッチボンドなどの強い糸をかけておく．関節リウマチの場合は 0 バイクリルでも固定性がよければ充分である．SSC を修復するときに緊張が強ければ無理に縫縮せず切離したままでよい．上腕骨上方に骨孔を開けて設置すればほとんどが縫縮できる．ドレーンを留置して三角筋層間をよせて皮下縫合後，皮膚を縫合する．手術時間は平均 1.5 時間，出血量は平均 100 cc ほどである．消毒後ガーゼを当てて，肩外転装具を装着する．術後 X 線にてインプラントの設置位置を必ず確認する 図10．

④合併症

文献的には合併症に関して，腱板断裂関節症に発生した事象では，術後脱臼（2～2.8%），glenoid の緩み（0～4%），肩峰骨折（1.4～4%），神経麻痺（0～1.4%），肩甲骨ノッチング（49～70%）と報告されている[4]．関節

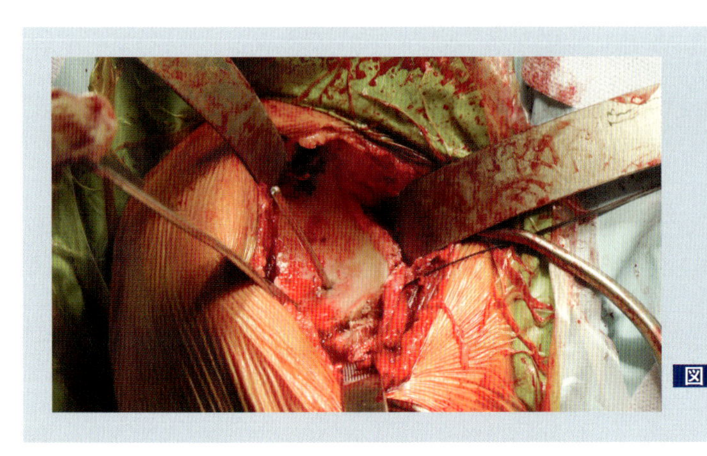

図7 ガイドピンの刺入方向は骨欠損が bone graft で充填された状態を想定する

JCOPY 498-02712

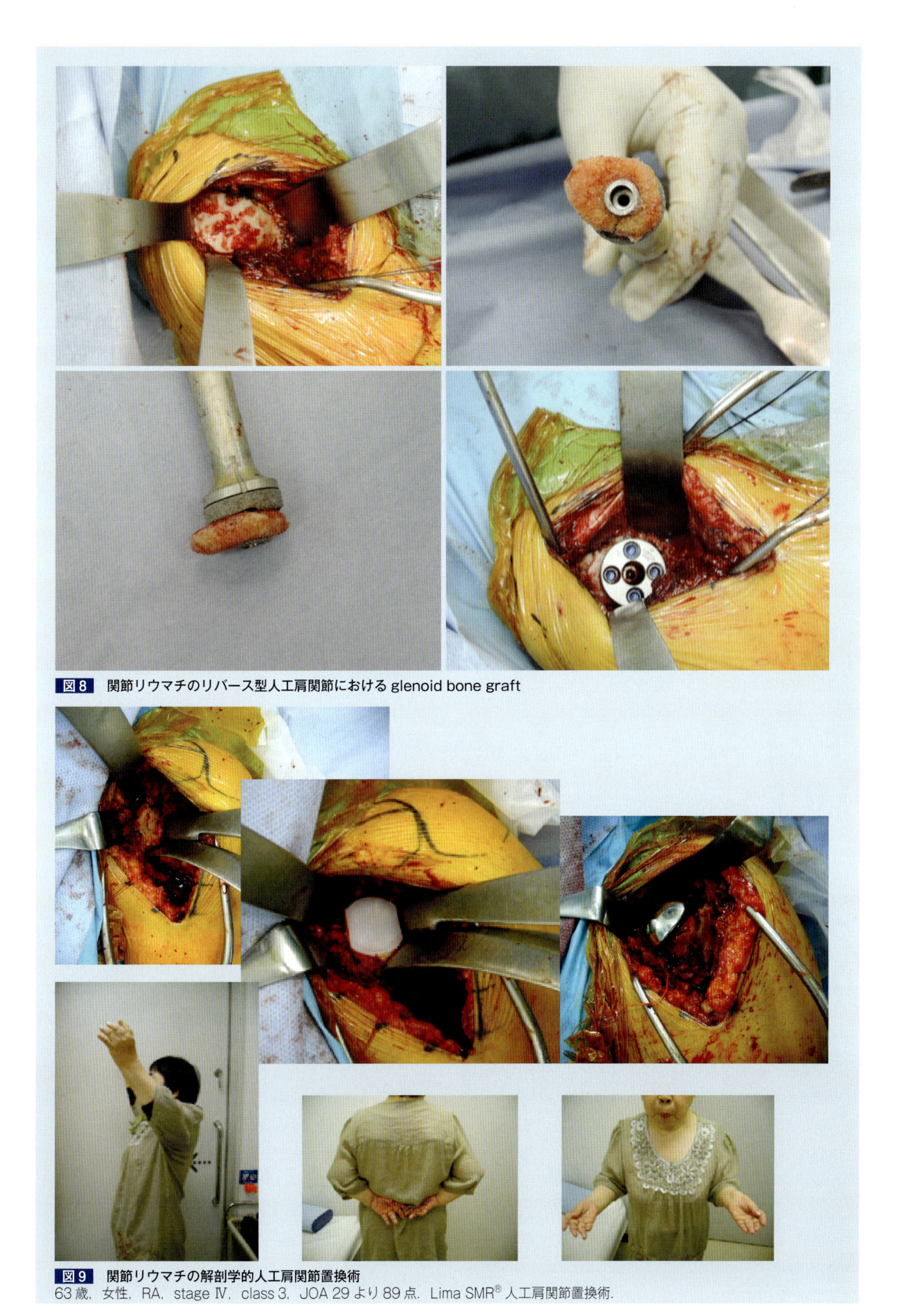

図8　関節リウマチのリバース型人工肩関節における glenoid bone graft

図9　関節リウマチの解剖学的人工肩関節置換術
63歳，女性，RA，stage Ⅳ，class 3，JOA 29 より 89 点．Lima SMR® 人工肩関節置換術．

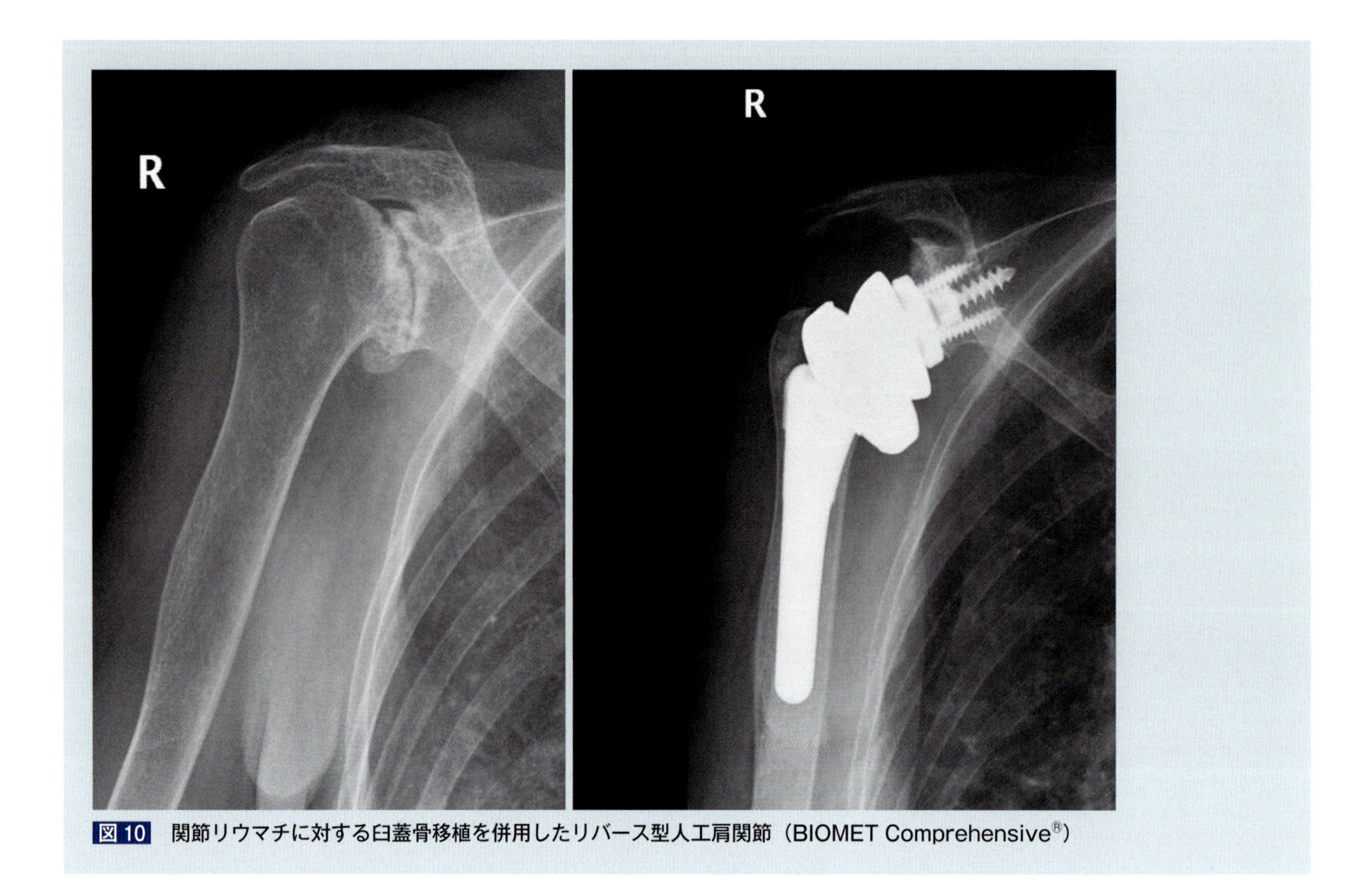

図 10 関節リウマチに対する臼蓋骨移植を併用したリバース型人工肩関節（BIOMET Comprehensive®）

リウマチにおいて合併症は比較的高く，他の適応よりも 60 歳未満の症例が多く感染症などの合併症（11～17%）であり，術後成績は術前の状態に依存していたとの報告がある[4]．

TIPS & PIT FALL

リバース型人工肩関節

- 機種選択: 関節リウマチでは臼蓋の破壊の程度で骨移植でも対応できない場合は base plate の形状に適した機種を選択する．
- 臼蓋セントラルガイドピンの刺入位置: 術前 CT にて骨移植した場合の骨母床の最も得やすい中心部から後方骨皮質を貫くまでの方向と長さを計測しておく．関節リウマチでは通常 2.5～3.5 mm 程度である．あまり長いと肩甲上神経を傷つける可能性があり注意を要する．
- Tension balance: 整復時に決してきつすぎなく，ゆるすぎなく入れるためには頸部の関節包を充分剥離し臼蓋と骨頭切除部に示指が 1 本入るぐらいにして入れるとうまくいく場合が多い．

後療法

手術終了時: ドレーン（血抜きの管）挿入，肩外転装具装着．

手術翌日: ドレーン抜去，軽い他動的 ROM 可能，肩外転装具は着替えるとき以外は寝るときも装着，食事で箸やスプーンなど使用可能．

手術後 10～14 日: 抜糸あるいは抜鈎．

手術後 14 日: 装具除去，振り子体操，他動的 ROM 訓練，痛くない範囲で軽い作業可能（机の上に手を置いて，書字，パソコンなど）．

手術後 21 日: 自動的 ROM 訓練，机の上のタオルふき動作，反対側の手で手術側の肘を支えて自分で挙上したまま 10 秒止める．3 セットずつ，朝，昼，晩．

手術後 8 週: 肩筋力訓練，軽い負荷をかけて前方挙上，椅子から立ち上がるときのプッシュアップ，お腹に手を当てて 10 秒お腹を押して止める（ベリープレス）．3 セットずつ，朝，昼，晩と施行する．

手術後 12 週: 肩の疼痛がまだある場合は痛くない範囲で自由に使用する．痛みがなければ以下の注意事項を守って日常生活上無理なく使用するよう話す．

1. 腕立て伏せ禁止．
2. 懸垂禁止．

3. 椅子や机などを強く引っ張る動作禁止.
4. 雨の日に傘を手術したほうの手でもって強風にあおられると肩が引っ張られて脱臼する可能性がある.

頻度の高い術後トラブルと対処法

脱臼

2 kg 以上の重いものは手術後3カ月間禁止とする. 腕立て伏せ, 懸垂, 椅子や机などを思いっきり引っ張る動作は手術後もずっとやらない. 雨の日に傘を手術したほうの手でもって, 強い風にあおられると肩が引っ張られて脱臼する可能性がある.

感染

術後早期感染に注意を要する. 特に生物学的製剤使用中には人工関節の感染は2倍になるという報告があり, 創部のケアを丁寧に行う. 関節リウマチで感染が危惧される場合は早期にミノサイクリン 100 mg/day×7 日分処方する. 浸出が続く場合には早期に関節内洗浄を行い菌培養後抗生物質の投与を行う. 生物学的製剤は半減期の約2倍以上の休薬期間をおいて投与する[5]. 術後はステロイドカバーにて関節リウマチの疾患活動性が増悪しないようにする.

文献

1) Grammont PM, Baulot E. Delta shoulder prosthesis for rotator cuff rupture. Orthopedics. 1993; 16: 65-8.
2) Kanbe K, Chiba J, Inoue Y, et al. Analysis of clinical factors related to the efficacy of shoulder arthroscopic synovectomy plus capsular release in patients with rheumatoid arthritis. Eur J Orthop Surg Traumatol. 2015; 25: 451-5.
3) 神戸克明, 千葉純司, 出口友彦, 他. 関節リウマチにおけるリバース型人工肩関節置換術の短期治療成績. 肩関節. 2017; 41: 787-91.
4) Gee EC, Hanson EK, Saithna A. Reverse shoulder arthroplasty in rheumatoid arthritis: a systematic review. Open Orthop J. 2015; 9: 237-45.
5) 神戸克明, 井上和彦. 関節リウマチにおける生物学的製剤と手術療法. 関節の外科. 2008; 35: 157-62.

〈神戸克明〉

滑膜切除術・関節形成術

手術適応

関節リウマチにより滑膜炎が肘関節に持続し，疾患修飾性抗リウマチ薬や生物学的製剤，ステロイドの関節内注射などを含む保存加療を継続しても腫脹・疼痛が持続して生活に支障をきたしており，かつ関節（主に腕尺関節）の変化が比較的軽度である場合（Larsen grade[1] 0～Ⅱ程度まで）を適応の基本としている．骨棘性の変形による屈曲・伸展における可動域制限も関節形成により改善が見込めるが，関節リウマチにおいてはその効果は限定的であり，また，可動域制限だけを愁訴に本術式を行う機会は関節リウマチにおいては少ない．腕橈関節の破壊・変形が原因による屈伸や回内外動作での肘部の疼痛・可動域制限をきたしている場合には橈骨頭切除が有効であるため，本術式の適応となり得る．ただし，回内外制限は遠位橈尺関節の障害でも発生し得るため，手関節の評価も必ず行っておく．画像上で腕尺関節の破壊が比較的進んでいる場合でも，前述のような腕橈関節の症状が中心である場合，あるいは若年であり年齢的に人工関節が早いと判断される場合も相対適応となる 図1 ．

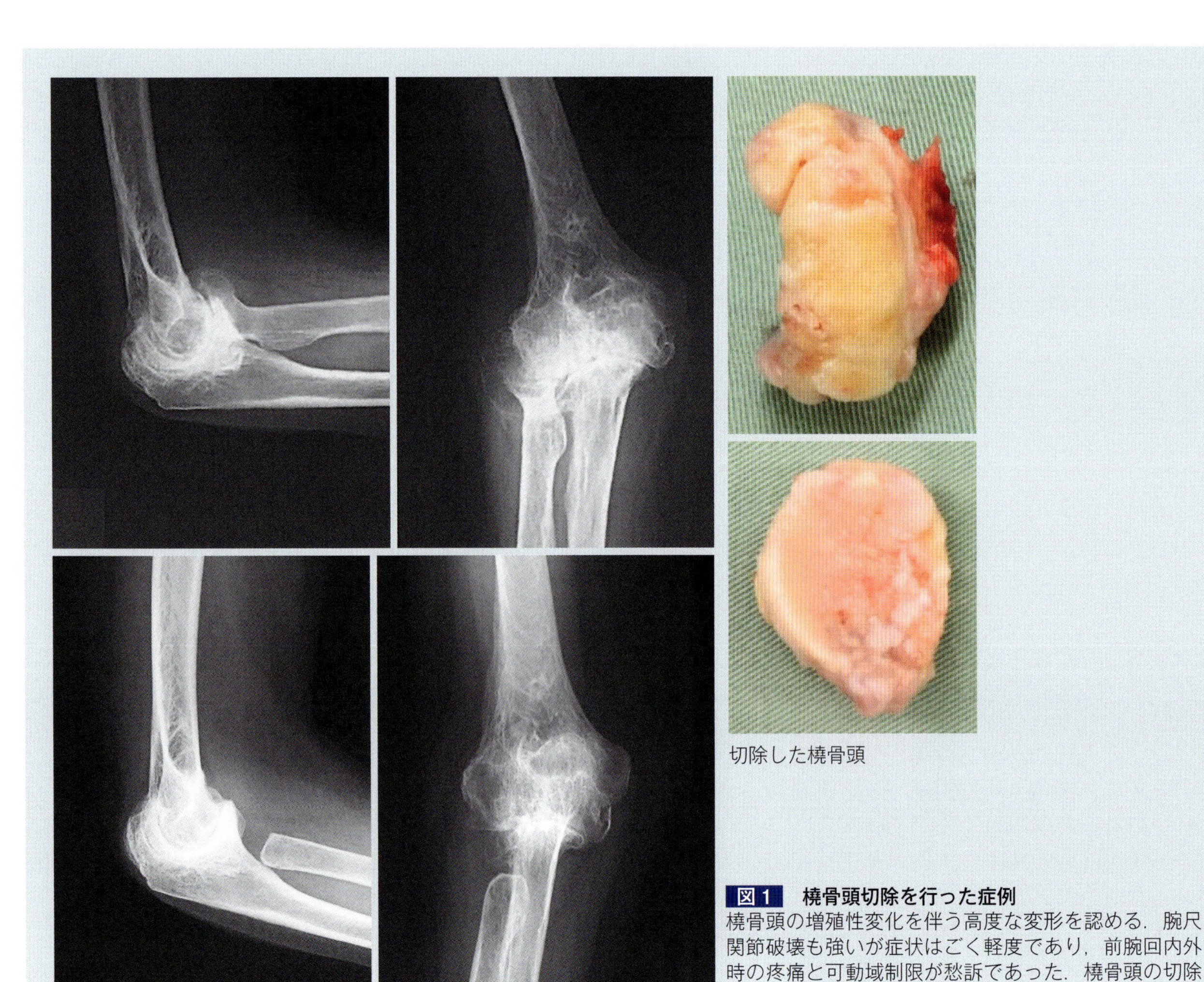

図1 橈骨頭切除を行った症例
橈骨頭の増殖性変化を伴う高度な変形を認める．腕尺関節破壊も強いが症状はごく軽度であり，前腕回内外時の疼痛と可動域制限が愁訴であった．橈骨頭の切除により症状の著明な改善が得られた．

画像所見のみではなく症状で判断することが重要である．滑膜切除術の意義は従来time savingという考え方が主流であったが[2]，近年は長期成績に関しても比較的良好とする報告[3,4]，また，Larsen gradeⅢ～Ⅴの進行例でも有効であったという報告もあり[5]，生物学的製剤を含む薬剤の進歩・普及がベースにある現在，滑膜切除術は従来とは違った意義・役割をもつ可能性があり，その適応は柔軟に考える必要がある．ただし，術後に滑膜炎が再燃する可能性は常にあるため，その点はよく説明して理解を得る必要がある．患者のバックグラウンド，希望などをよく勘案して判断することが重要である．

術前プランニング

関節破壊の程度と部位を2方向単純X線画像でよく検討する．腕尺関節の破壊が高度であり同部に起因する症状がみられる場合は通常滑膜切除術の適応にはならず，人工関節置換術を考慮するべきである．腕橈関節の破壊・変形が中等度～高度であり同関節由来の症状（回内外痛，可動域制限など）がみられる場合は橈骨頭の切除を計画するが，腕橈関節由来の症状が特に強くない場合は温存を図る．なお，橈骨頭を切除する場合，それによる橈骨の近位への偏位によって尺骨頭がplus variantとなり手関節症状をきたす可能性があるとされる[6]．またすでに，手関節において尺骨頭切除を施行されている場合，肘関節において橈骨頭の切除を行うことの影響は現時点でははっきりしておらず，これらの点は術前によく患者へ説明しておくべきである．造影MRIは滑膜増生の程度と範囲を確認するために有用であり，可能な限り行っておくようにする．

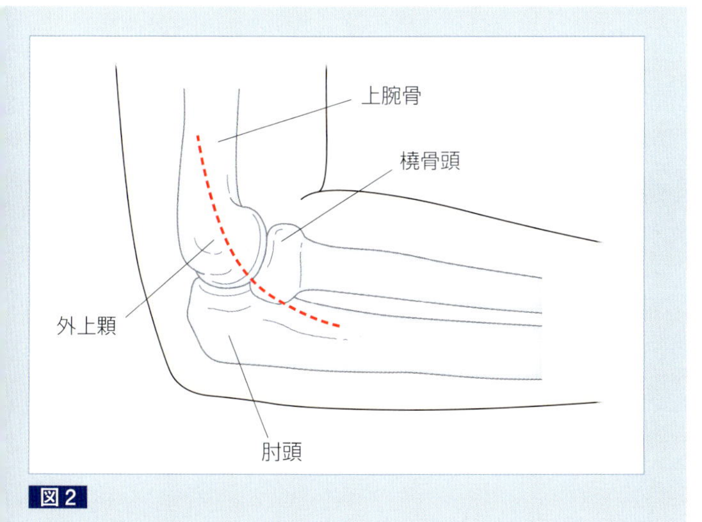

図2

術式

橈骨頭への処理が必要な場合が多いこと，また，三頭筋を温存できることから外側進入法を用いている．後外側進入法[7]は内側の骨棘切除が可能であるなどの利点があるが，後方筋線維の切離・剥離や三頭筋の肘頭付着部における部分的な剥離を必要とするため，手術侵襲と滑膜切除によるメリットを勘案して関節リウマチでは行っていない．鏡視下滑膜切除は橈骨頭や骨棘の十分な切除は難しく，また，特に比較的進行した例では高率に再発するという報告もあり[8]，関節リウマチでは適応が限られると考えている．

手術手順

体位は仰臥位，手台を用いて上腕を空気止血帯で駆血した状態で行う．術前に肩の可動域や症状を確認し，仰臥位で肘の内側にアプローチすることが難しい場合は側臥位などの体位も検討する．麻酔については鎖骨上窩腕神経叢ブロックで通常は十分であるが，前述のように肩関節に障害があり術中の肢位で疼痛をきたすような場合は全身麻酔を考慮する．

①皮切

上腕骨外上顆から，橈骨頭のやや後方にかけて遠位に約4cm，上腕骨に沿って近位に1～2cm程度を目安に皮切を置く 図2．筋膜上でなるだけ皮下脂肪を厚く付けて皮膚を剥離する．皮下脂肪の厚さや必要な展開の程度などに応じて適宜延長するが，その際は前腕外側皮神経の枝を損傷しないように注意する．

②展開と橈骨頭切除

尺側手根伸筋と肘筋の間を切開し，外上顆の近位まで延長する 図3．その下層にある関節包と回外筋の一部を長軸方向に切開して橈骨頭に至り 図4，輪状靱帯は必要な範囲での最小限の切開にとどめレトラクタで橈骨の前方・内側組織の損傷を防ぎながら橈骨頭を頸部付近で切離し，骨に沿って軟部組織を剥離して摘出する．なお，橈骨頭すぐ前方の回外筋を後骨間神経が通過しているので，一連の手技においては前腕を他動的に回内位に保ち神経を術野から遠ざけておく．

③滑膜切除

この段階で肘関節内へある程度アプローチできるようになる．助手に肘関節を内反させ，Luer鉗子やパンチを用いて滑膜切除を行うが，盲目的な操作を避けて組織の損傷には注意して行う．滑膜は通常，切除にそれほど力を必要としないことに注意する．橈骨頭の切除が主目的

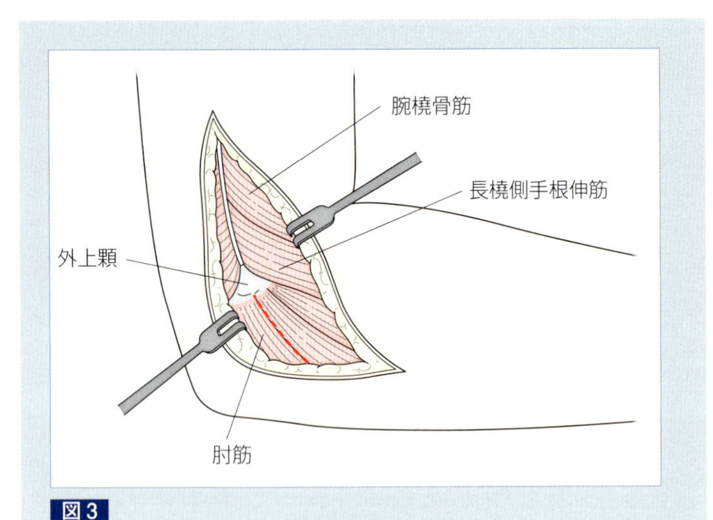

図3

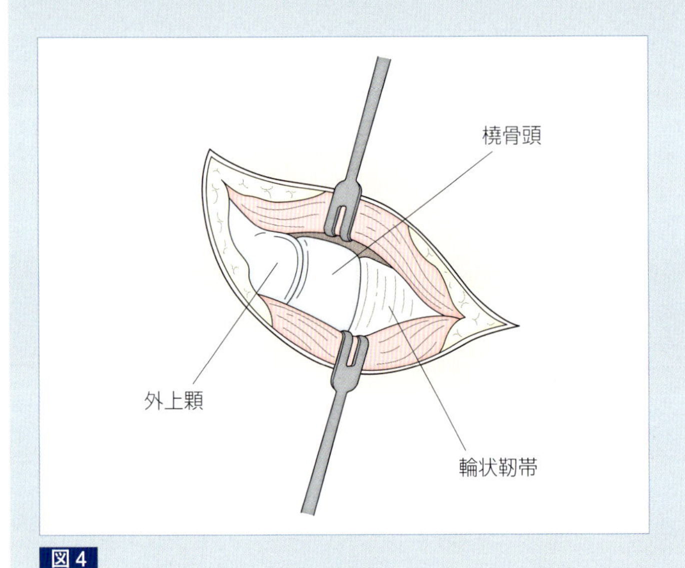

図4

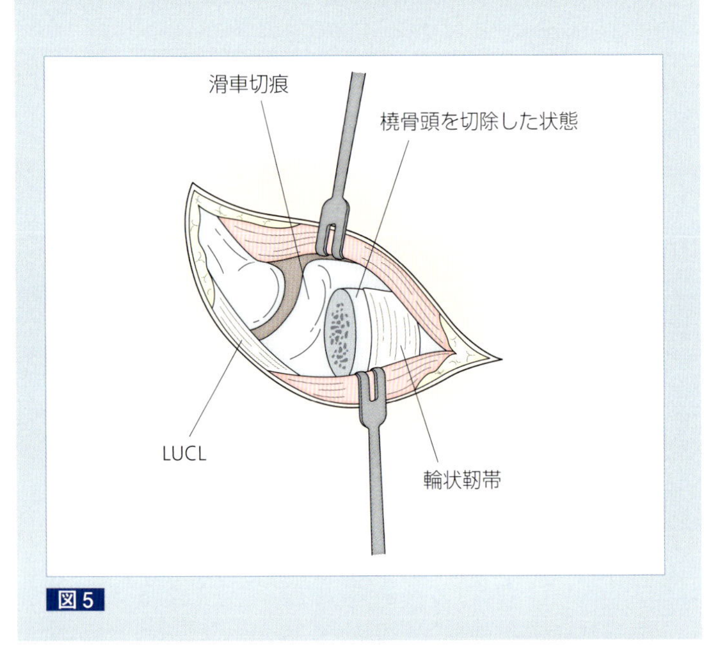

図5

の場合はここまでの展開で十分である．さらに展開を進める場合は肘筋を肘頭から注意深く近位後方に剝離していくと，橈側側副靱帯の線維の一部であり外顆から肘頭外側へ走行する外側尺側側副靱帯(lateral ulnar collateral ligament; LUCL）が現れるので 図4 ，これを切離する．靱帯線維はナイロン糸などでマーキングしておき，また，可能であれば step-cut すると後から縫合しやすい．さらに，後方は上腕三頭筋と肘筋を剝離しつつ LUCL の切開を後方関節包までつなげ，前方は長橈骨手根伸筋と common extensor origin を剝離する 図5 ．これらの操作を徐々に進めるにつれて，肘へ内反ストレスをかけた際の肘関節橈側の開きが大きくなり，より深く関節内にアプローチできるようになる．

④閉創

十分に洗浄した後，後方線維を含めた LUCL と関節包は強固に縫合する．展開が比較的大きくなった場合は J-VAC ドレンを留置する．筋膜を縫合した後，皮膚を縫合して終了とする．肘関節屈曲 90°，前腕中間位にて外固定をしておく．

TIPS & PIT FALL

関節の展開の際，上記の処理に加えて筋群の剝離をさらに進めると，肘関節の尺側を大きく開いた亜脱臼位にすることも可能となり，関節内全体の滑膜切除に加え鈎状突起や肘頭先端の骨棘切除も可能となるが，これらの展開は必要に応じて徐々に進めるようにし，過度の展開は避けるよう心がける．

後療法

ドレンは術翌日に抜去する．長期入院ができる場合は，可能であれば肘関節の continuous passive motion (CPM) 訓練などを早期に開始することが望ましいが[6]，それが難しい場合は術後 1 週程度から理学療法士の監視下で外固定を外しての可動域訓練を開始し，側副靱帯への負荷を注意しながら屈曲・伸展訓練および回内・回外訓練を特に制限なく行う．当センターでは短期入院で行う場合が多いため通常は外来通院でのリハビリテーションとなるが，その場合は最低でも週 2 回以上の通院が望ましい．術後 3 週からは完全にフリーとして積極的な可動域訓練を進めるようにする．

頻度の高い術後トラブルと対処法

当術式では骨関節への処置は高侵襲ではなく，一般的な術後感染，創癒合不全などに注意すれば十分と考えている．創癒合不全の対処は他項に譲る．

文献

1) Larsen A, Dale K, Eek M. Radiographic evaluation of rheumatoid arthritis and related conditions by standard reference films. Acta Radiol Diagn (Stockh). 1977; 18: 481-91.
2) Gendi NS, Axon JM, Carr AJ, et al. Synovectomy of the elbow and radial head excision in rheumatoid arthritis. Predictive factors and long-term outcome. J Bone Joint Surg Br. 1997; 79: 918-23.
3) Fuerst M, Fink B, Ruther W. Survival analysis and longterm results of elbow synovectomy in rheumatoid arthritis. J Rheumatol. 2006; 33: 892-6.
4) Nakagawa N, Abe S, Saegusa Y, et al. Long-term results of open elbow synovectomy for rheumatoid arthritis. Mod Rheumatol. 2007; 17: 106-9.
5) Ishii K, Inaba Y, Mochida Y, et al. Good long-term outcome of synovectomy in advanced stages of the rheumatoid elbow. Acta Orthopaedica. 2012; 83: 374-8.
6) 羽生忠正．肘関節 滑膜切除術．In: 松井宣夫，他編．図説関節リウマチの手術 基本手技の展開とポイント．1版．東京: メジカルビュー社; 2002．p.44-53.
7) Tsuge K, Murakami T, Yasunaga Y, et al. Arthroplasty of the elbow. Twenty years' experience of a new approach. J Bone Joint Surg Br. 1987; 69: 116-20.
8) Chalmers PN, Sherman SL, Raphael BS, et al. Rheumatoid synovectomy: does the surgical approach matter? Clin Orthop Relat Res. 2011; 469: 2062-71.

〈佐久間　悠〉

人工肘関節置換術

手術適応

肘関節の機能障害にはKudoの分類がよく知られている[1]．すなわち，painful stiffness(疼痛を伴う拘縮肘)，painful instability（疼痛を伴う不安定肘），ankylosis（強直肘）であり，関節リウマチのためこれらの症状が生じ，疾患修飾性抗リウマチ薬や生物学的製剤，ステロイドの関節内注射などを含む保存加療を継続しても疼痛・可動域制限がコントロールできず，また，関節破壊，特に腕尺関節破壊が高度である場合（Larsen grade[2]でⅢ～Ⅴ程度）を原則として人工肘関節置換術（total elbow arthroplasty; TEA）の適応としている．

ここで注意すべきは症状の有無であり，関節リウマチ患者では画像上の骨破壊が高度でも自覚症状がごく軽度である場合がしばしばあり，そのような場合は適応にはならない．逆に画像上の関節破壊が中等度であっても，腕尺関節に明確な軟骨摩耗や変形を伴っており保存的加療でコントロール困難な症状がある場合は相対適応となり得る．肘関節の屈曲・伸展可動域の中等度の制限のみが愁訴であるようなケースでは，破壊が比較的軽度であり腫脹や骨棘性変化が原因と考えられる場合，関節形成術を検討する．前述したように強直肘や可動域が高度に制限されている場合は，骨切りや広範な軟部組織の解離を要するためにTEAの適応となる．特に屈曲域が100°を下回るような伸展拘縮は日常生活動作上の障害が大きい．なお，TEA術後は屈曲域の改善に比べ伸展域の改善はやや小さくなることが多いため注意が必要であるが，中等度までの伸展制限は日常生活上で大きな障害となることは少ない．

インプラントのsurvival rateを考慮すると患者の年齢という点では中年～高齢が望ましいとされることが多いが，関節リウマチでは比較的若年であっても関節破壊が高度，あるいは愁訴が強い症例があるため，将来的な再置換術の可能性は否定できないにせよ，症状の改善が期待できるのであれば少しでも多くの期間においてquality of life（QOL）を高く維持することを目的にTEAを行う方針としている．インプラントのsurvival rateは向上しつつあることもそれをサポートする理由となる．

術前プランニング

人工肘関節に用いるインプラントは，上腕骨コンポーネントと尺骨コンポーネントに連結がない表面置換unlinked type（K-elbow［ジンマー・バイオメット社］，MNSK・JACE・CORE［京セラメディカル社］，DOH［帝人ナカシマメディカル社］）と，内外反にあそびをもたせた蝶番構造で連結しているlinked type（Coonrad-Morray・Nxcel elbow［ジンマー・バイオメット社］，Discovery［日本リマ社］，Solar elbow［Stryker社］，PROSNAP［京セラメディカル社］）に大別できる．FINE［帝人ナカシマメディカル社］はスナップイン構造を採用しており，K-NOW［帝人ナカシマメディカル社］はunlinked typeとSNAP-IN構造のいずれかの選択が可能である．Unlinked typeはより生理的な関節構造・運動が再現可能であり理論的にはloosen-ingが生じにくいと考えられ，bone stockが十分かつ靱帯機能が残存しており可動域制限も軽度な症例ではunlinked typeを用いるようにしている．Bone stockが少ない症例や靱帯機能不全をきたしている症例，また，拘縮が高度な症例では軟部組織の広範囲な解離が必要となるためlinked typeを選択しているが，最近のレビューではlinked typeのほうがaceptic looseningが少なかったという報告もあり[3]，術後脱臼のリスクがないという大きな利点があることから，最近ではlinked typeの適応をやや拡大して用いるようにしている．本邦で使用可能な人工肘関節インプラントには何種類もの製品があるが，開発コンセプトや特徴はそれぞれ異なるためそれらを十分に理解したうえで，最も術者および患者のニーズに沿った製品を選択することが望ましい．

当科では，linked-typeとしては上腕・尺骨コンポーネントを挿入後に連結操作が可能であるDiscovery 図1 を用いている．Unlinked-type としては，日本人の肘関節に合わせて開発され骨切り量が比較的少なく，ステムと関節面の組み合わせの自由度も高く，かつセメント・セメントレスも選択も可能であるK-NOW 図2 を主に用いている．画像的な評価としては，骨形状を単純X線画像およびCT画像でよく検討し，インプラント付属のテンプレートを用いてサイズと設置位置を検討しておくことが必要である．全体像は単純X線画像の方が把握しやすいが，可動域制限が強い場合は特に正面像での評価が難しくなることに注意する．

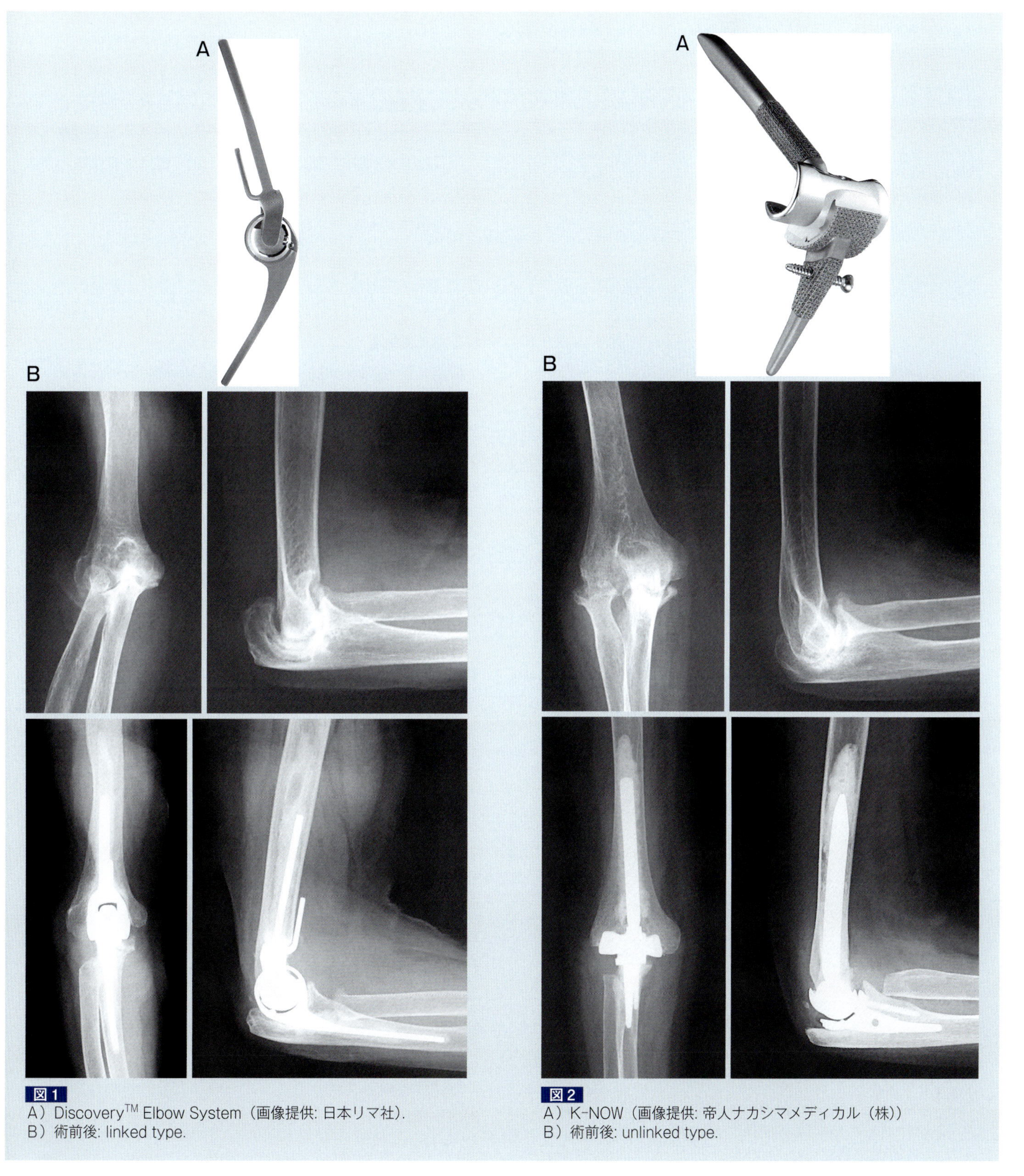

図1
A）Discovery™ Elbow System（画像提供: 日本リマ社）.
B）術前後: linked type.

図2
A）K-NOW（画像提供: 帝人ナカシマメディカル（株））
B）術前後: unlinked type.

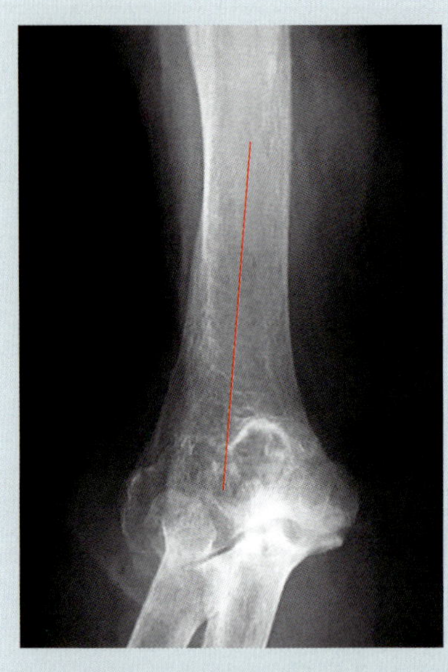

図3
この症例では肘頭窩のやや外側がエントリーポイントとなる．

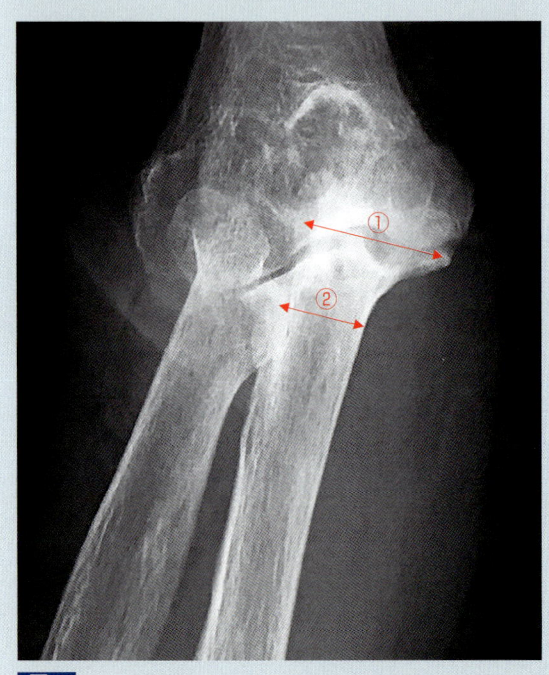

図4
①術野でみえる関節面の幅．②実際の髄腔．

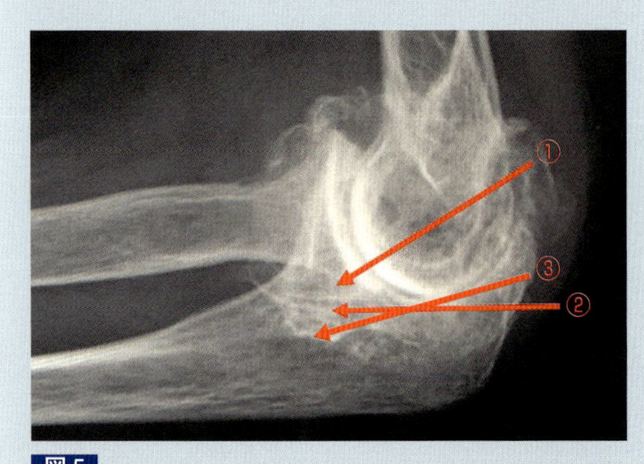

図5
①尻上がりの挿入となる．②この方向は骨折の危険がある．③適切なリーミングおよびインプラント挿入位置．

3次元画像を再構成するいわゆる3D-CT（three-dimensional computed tomography）は，上腕と尺骨の画像を別個に再構成することにより，術野における関節の実際の外観をシミュレートできるので有用である．術前に十分検討しておくべきなのは上腕と尺骨それぞれのラスピングを開始するエントリーポイントとその方向である．テンプレートを用いて骨軸中心にインプラントを挿入できる位置を十分に検討し，上腕は滑車の形状や肘頭窩，尺骨は滑車切痕の遠位関節面の形状を目印として位置を決定しておく．上腕では肘頭窩はやや内側にあること 図3，滑車切痕遠位部は多くのケースで骨棘による misleading が起こりやすいことに注意する 図4．尺骨はまた骨の前後方向におけるラスピングの位置と角度にも特に注意が必要であり，それを誤るとインプラントの尻上がりの挿入，尺骨の前方または後方へのインプラントによる皮質穿孔・骨折につながるため，側面画像上でエントリーポイントおよびインプラントの適切な設置に必要な滑車切痕の削り込みの量などを十分に検討しておく 図5．

術前に伸展制限が強い場合は関節部の骨切除量を多くする必要があるが，尺骨における滑車切痕部のリーミングはその深度に限度があるため，上腕遠位部の骨切除量を増やし，インプラントをより近位に設置することが必要になるが，その場合は切除部位の検討も画像上で行っておくべきである．逆に極端に骨量が減少しているムチランス型の場合は上腕顆部に骨移植が必要となる場合もあるので，これもプランニングの段階で移植骨の必要性やその大きさなどをよく検討しておく．

インプラントのサイズは術前に各製品のテンプレートを用いて検討しておくが，撮影条件によりX線画像の縮尺は容易に変化し得るためそれらはあくまで目安の1つであることを念頭に置くべきである．上腕・尺骨コンポーネント間のサイズ適合性やサイズを規定するコンポーネントの有無などは製品によって異なるため，それぞれの製品のシステムや特徴をよく把握しておくことが重要である．なお，骨脆弱性の強い関節リウマチでは，セメント固定を行うインプラントを用いる場合，術中の骨折や皮質穿孔を防ぐためにもステムの髄腔占拠率にこだわらず，やや小さめのサイズを選択することも許容されると考えている．

術式

肘関節へのアプローチには，三頭筋腱を肘頭から部分剥離する津下法[4]，三頭筋腱をsplitして剥離する方法[5]，

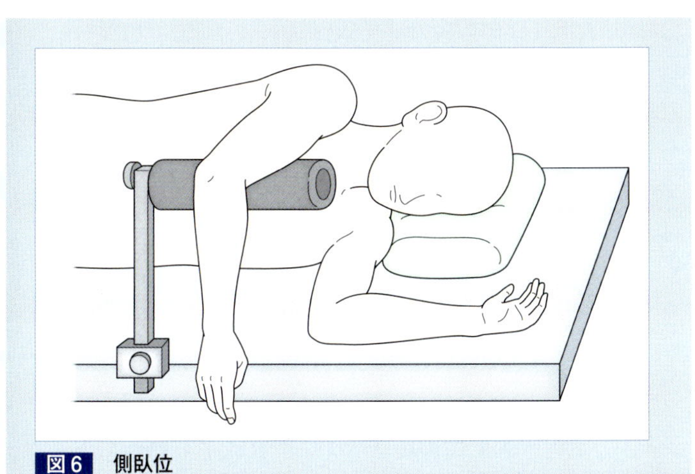
図6 側臥位

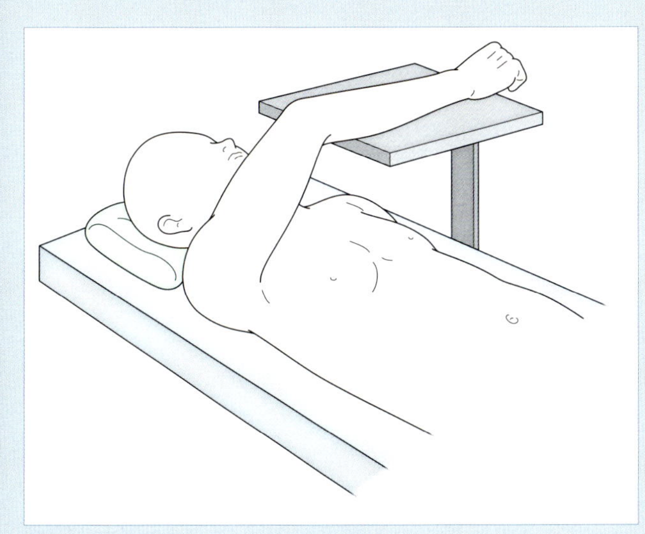
図7 仰臥位

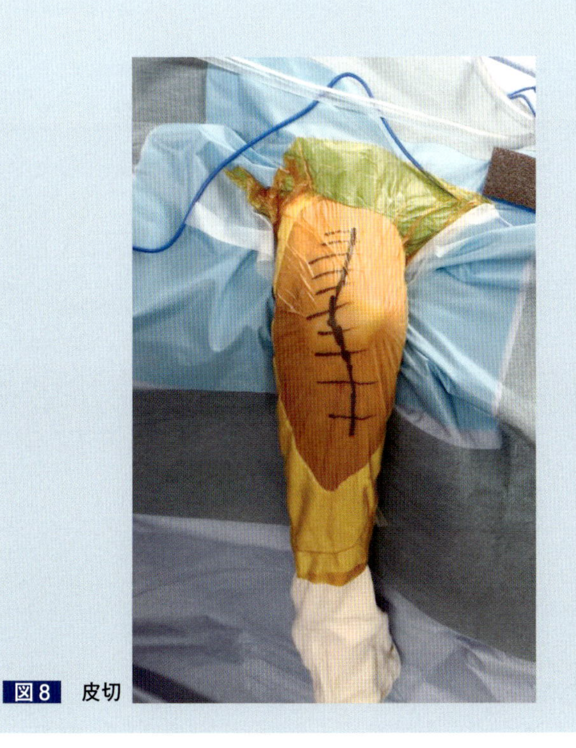
図8 皮切

三頭筋腱と付着部を完全に温存しその両側から進入する方法[6]などがある．当センターでは，広く展開され骨の処理やインプラント設置がしやすく，V-Y法などで三頭筋の延長が可能であり，インプラント挿入後に三頭筋腱の肘頭への縫着処理を必要としないCampbellの後方アプローチ[7]を主に用いている．なお，製品によっては特定の展開方法が推奨されている場合もあるので注意する．

手術手順

体位はマジックベッドと側板による側臥位とし，肘関節部掌側に細い手台あるいはポールを設置し，上腕を空気止血帯で駆血した状態で行う **図6**．対側の腋窩神経および腓骨神経麻痺をきたさないように十分に注意する．仰臥位で行う方法もあり，患側の肩関節に外旋制限が強い場合などに適している **図7**．

①皮切

上腕遠位部の正中から肘頭のやや橈側を通り尺骨稜に至る縦皮切を置く．肘頭は皮膚が薄く，特に関節リウマチ患者ではそれが顕著であるため肘頭直上ではなくやや橈側に肘頭を回避した皮切とする **図8**．

②展開

関節リウマチ患者は皮膚を含めた軟部組織が脆弱であるため，皮下組織と脂肪組織を一体として筋膜上でなるだけ厚く皮膚を剝離するように注意する．上腕部では三頭筋筋膜を十分に露出するが，顆部付近では尺骨神経が通過するため尺側の剝離はあまり広げないでおく．次にまず，上腕内側のやや近位尺側で尺骨神経を同定して剝離を開始する．剝離は遠位に進めていき，尺骨神経の深さの目処が付いたら注意深く内顆部の皮膚剝離を進める．これらを交互に行いOsborne arcadeから尺側手根伸筋の上腕頭および尺骨頭の二頭間まで十分に尺骨神経を露出させ，血管テープなどを神経に通してごく軽い力で持ち上げながらfloorからも剝離する．なるだけ伴走血管ごと剝離し，筋枝は枝の末梢方向に注意深く剝離して可及的に温存するが，関節枝は短く後に行う前方以降の妨げとなるので切離する．遠位部で尺骨神経は尺側手根屈筋の二頭間に入っていくが，筋線維を部分的に裂いて深部の被膜も切開し十分に剝離しておく．上腕近位部では指を近位の深くまで差し込み，いわゆるStruthers' arcade周囲を組織の張りが感じられなくなるまで鈍的に剝離するようにしている．手技中は助手に上腕を回内かつ肘を屈曲・内反位に保持してもらうと操作を進めやすい．剝離した尺骨神経にはテープをかけたままにし，術中操作中は常にその位置に注意して損傷を回避する．

三頭筋腱膜を，肘頭付着部を底辺とした二等辺三角形状のflapとして切開する．ここで注意すべきなのは，インプラント設置後に筋膜を強固に縫合できるよう，筋腹ではなく腱膜上を切開することである 図9．切開の際は腱膜の線維方向に流されやすく，特に内側部は筋膜が重層化して厚くなるため方向を定めた切開がしにくいので十分に注意して行う．外側はそのまま筋膜切開を尺骨稜に沿って遠位に進めておく．筋膜切開が終了したら，切開した三頭筋腱膜の三角形の頂点にあたる部分を保持して三頭筋線維から鋭的に剝離していき，肘頭付着部は温存したまま全体をdistal-baseのflapとして翻転する 図10．Flapは先端をナイロン糸で尺骨遠位部に縫合しておくと手術操作の障害にならず，また損傷させるリスクを軽減できる．上腕骨正中から両側に向かって三頭筋線維を剝離し，両顆部近くまで剝離を進め上腕骨遠位を露出させる 図10．関節部では肘頭滑車切痕の形状に沿って関節包と靱帯の切開を進める．先に行った尺骨稜の筋膜切開部から肘筋を骨膜下に剝離し，さらにその深部（前方）に展開を進めると橈骨頭に至る．滑膜増生が多くみられる部位でもあるため必要に応じて滑膜切除を行うと視野がよくなる場合が多い．輪状靱帯を必要な範囲切開して橈骨頭は頸部で切除する．その際はレトラクタで前方を保護し，かつ前腕は回内位を保持して橈骨頭の前方に位置する橈骨神経を遠ざけておくようにする．肘頭を後方へ脱臼させるが 図11，スムーズに脱臼できない場合は肘頭周囲と両顆部，鉤上突起部の剝離を追加する．この時点で十分に滑膜や瘢痕組織の切除を行う．

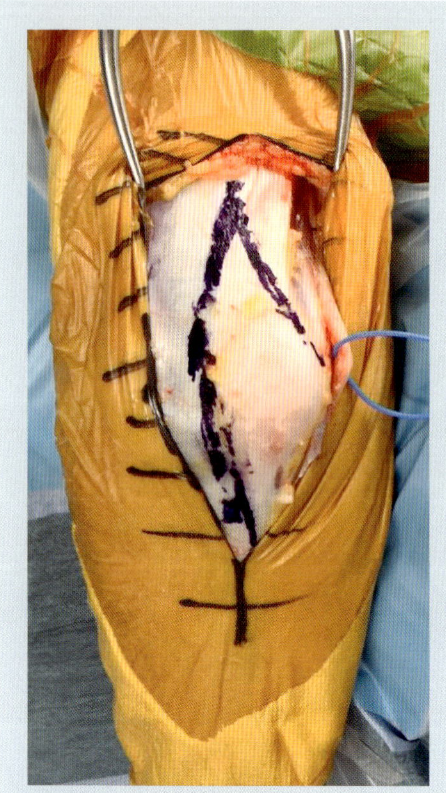

図9 三頭筋腱膜の切開

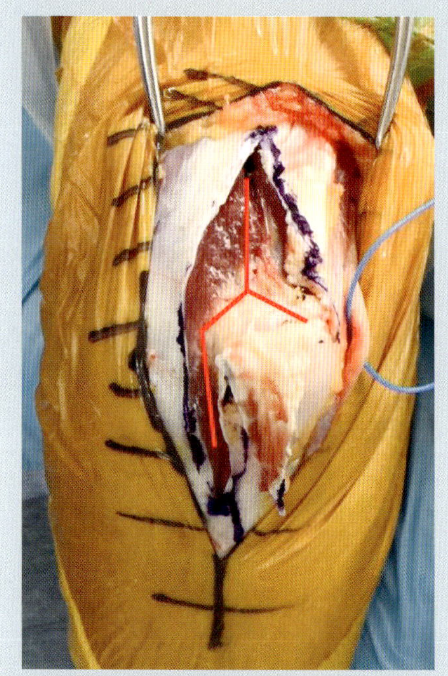

図10 三頭筋腱膜は肘頭をbaseとしたflapに起こして翻転する．筋線維と関節包は赤線のごとく切開して剝離する

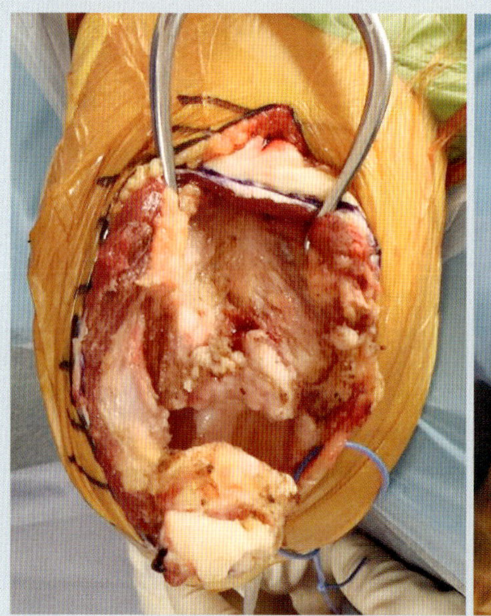

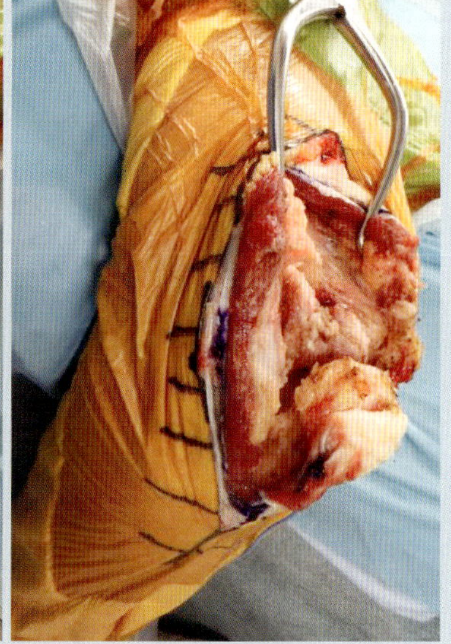

図11 筋線維を剝離して脱臼させた状態

JCOPY 498-02712

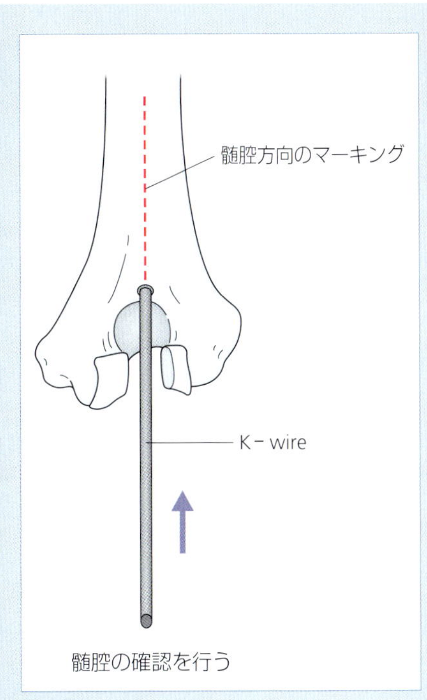

図12

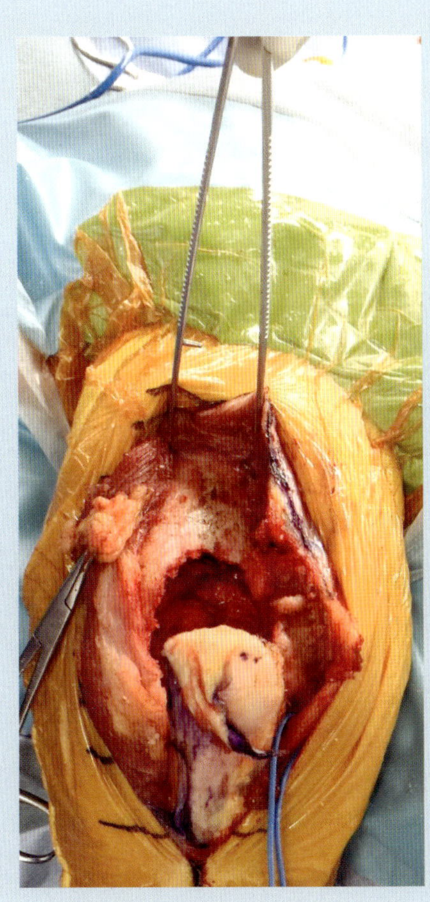

図13 止血ピンによる骨幹部の幅の確認

③上腕骨の処理

機種ごとに推奨される手技に従い髄腔の掘削を行う．上腕骨滑車はステムが通過することになる部位を bone saw で小範囲切除しておく（デバイスを用いて滑車を切除する製品もある）．術前計画に基づきインプラント挿入部となる部位を確認した後，位置の骨皮質をドリルバーで穿孔する．付属のプローブもしくは 1.8 mm 程度の先端を鈍にした Kirschner 鋼線（K-wire）を挿入し，その感触から髄腔の近位まで達していることとその方向を確認する 図12．止血ピンを開いてその先端を上腕骨幹部の両側皮質に沿って滑り込ませておくと上腕骨の径と骨軸中心を把握しやすい 図13．方向に十分に注意してラスピングを行う．通常はスターターラスプから予定サイズまで順に大きくしていくが，入りにくい場合は無理に挿入せず，皮質穿孔部をラスプの大きさに合わせて丁寧にドリルバーで拡大する．ラスプは回旋にも注意が必要である．滑車の解剖学的な回旋は横断面で内外顆の中心を結んだ線から 5～7° 内旋しているとされ，その位置に合わせるよう努める．上腕骨遠位端部は通常，インプラント形状に合わせて骨切除が必要である．製品ごとに推奨される方法で，通常は付属デバイスなどを用いて骨切除を行うが，上記の解剖学的回旋に注意して行う．術前計画に基づき必要に応じて顆部の切除や骨移植を施行する．前述したように屈曲拘縮が強い場合はある程度の上腕顆部の切り上げが必要になるが，過剰な切除は避け，トライアルで確認しながら慎重に進めるようにする．この際に顆部骨折をきたす場合があるがそれに関しては後述する．

④尺骨の処理

肘頭の近位端部は操作の障害となるため，三頭筋付着部の温存に注意しながらまずその部分の小範囲を切除する 図14．画像から検討した術前計画に基づき，滑車切痕部の遠位関節面の適切な位置をドリルバーで穿孔する．そこから髄腔を適切な角度でリーミングするために，滑車切痕の底面の一部を穿孔部の深さまでドリルバーで掘削して溝を作り，そこを通して上腕骨同様にプローブや K-wire を髄腔に挿入する．適切に髄腔内に進むことを確認したらその方向をよく確認してマーキングしておく 図14．尺骨は滑車切痕前方から遠位へやや橈側に彎曲していることを念頭におくようにする．また，前述のように滑車切痕周囲には特に骨棘ができやすく，正確な髄腔中心を把握する際に misleading であるため注意する 図4．切除しておくのも良い 図15．

尺骨コンポーネントの幅が広いインプラントでは，滑車切痕底面を術前のテンプレーティングに基づき必要な

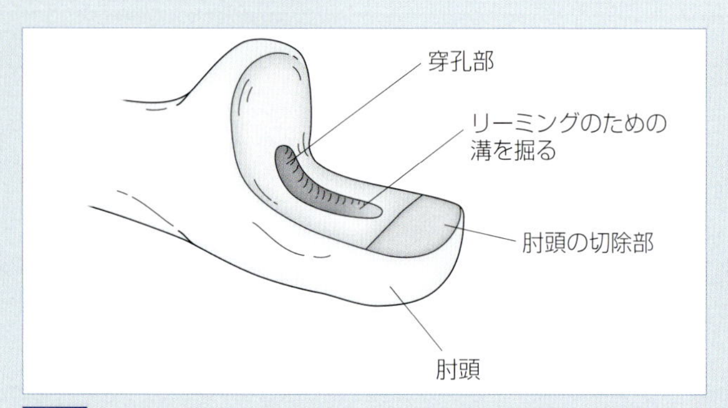

図14

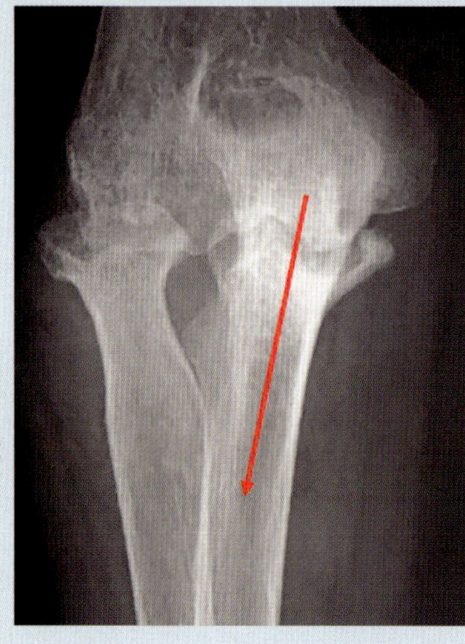

図15 尺骨近位部の形状と方向
この症例では，滑車切痕のnotchのやや尺側部からやや橈側方向へラスピングすることになる．

深さ・角度に幅広くドリルバーやドラムリーマで削っておく．この処理は尺骨ラスプの“尻上がり”の挿入や，その先端による骨皮質穿孔や骨折を避けるために重要である 図5．ラスプが進まない場合，その多くは挿入部の骨皮質穿孔部が十分に拡大されていないことによるため，ラスプと干渉している部分を丹念にドリルバーで削って拡大する．予定サイズまで順次ラスピングしていくが，挿入部を十分に拡大してもラスプが進まない場合は方向の誤りもしくはサイズオーバーの可能性が高いため，決して無理はせず術中X線で確認すべきである．なお，滑車切痕遠位部の形状が不整な場合，一方の側面からみるとラスプが十分に進んでいないようにみえるが逆側からみるとすでに骨と接触しているという場合があるため，常に全体的な骨形状を把握しながら操作を進める必要がある．

⑤トライアルと調整

上腕・尺骨コンポーネントのトライアルコンポーネントを挿入し，十分な可動域と安定性が得られることを確認する．伸展域が不足する場合は尺骨鉤上突起部の剝離や上腕前面の鈍的な剝離を十分に行い，それでも不足する場合は上腕骨コンポーネントをより深く近位まで挿入するよう骨切りおよびラスピングを追加し，必要に応じて顆部の切り上げも追加する．ここでは顆部骨折に注意が必要である．特に内顆近位部の骨皮質は急峻に彎曲する形状となっているため骨折をきたしやすい．顆部骨折をきたした場合は可及的に骨接合を行う．1.2～1.6 mm K-wireを用いたtension band wiringが簡便かつ効果が高い 図16．骨片が小さく骨接合が困難である場合は切除するのも1つの方法であり，それにより有意な筋力

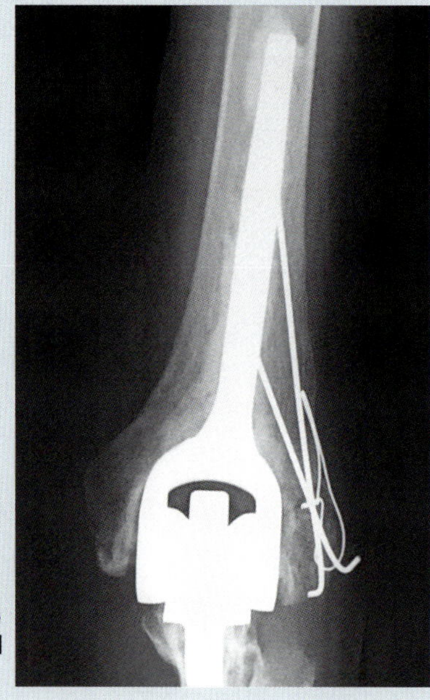

図16 外顆骨折に対する tension band wiring

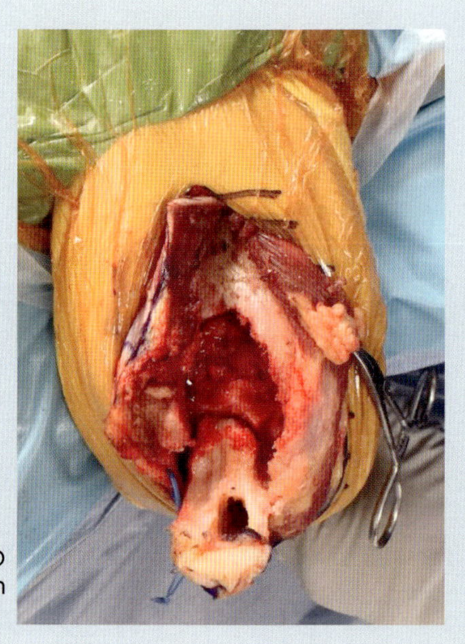

図17 上腕，尺骨の preparation を終えた状態

JCOPY 498-02712

低下は生じないとされる[8]．屈曲域が不足する場合，鉤状突起の骨棘は十分に切除を行う必要があり，また他に術前の画像検査で屈曲時にimpingeの原因となる可能性があると判断された部分は切除し整形しておく．この段階で術中X線もしくは透視にてインプラント位置の適切性や骨折の有無を確認することが望ましい．

⑥インプラント挿入

上腕・尺骨の処理を終えたのち 図17，パルス洗浄機を用いて十分に洗浄を行ってから製品ごとに推奨される方法で挿入する 図18．骨セメントを用いる場合，セメント粉末は冷却しておき，比較的柔らかい段階でカテチップ型のシリンジカテーテルを用いてセメントを注入する．挿入部から溢れてくるセメントを丹念に深く押し込むことを十分に繰り返すことが重要である．上腕骨にはセメントプラグを用いる．プラグの設定がない場合は切除した骨皮質を小片にトリミングしたうえで，トライアルコンポーネントを用いて髄腔に挿入するようにしている．セメンティング後，骨髄腔外に広がって硬化した骨セメントはよく確認して十分に除去しておく．特に上腕・尺骨の前方に残りやすく可動域制限の原因になる場合があるので注意する．

⑦閉創

さらに追加で洗浄した後に閉創を行う．J-VACドレンを関節内に留置して，まず可能であれば関節包を縫合した後に三頭筋腱膜とその周囲の筋膜を靱帯ごと縫合する 図19．両顆部周辺の強固な筋膜縫合は術後の安定性と脱臼防止に非常に重要である．筋膜縫合は原則として1号サージロンなどの太い非吸収糸で行うが，皮下脂肪が少ない場合は縫合糸が皮下に触れるという訴えが生じる場合があるため，要所以外の縫合には症例を選んで3-0吸収糸も併用するようにしている．

原則として切開した原位置での縫合としているが，術前に強い伸展拘縮がみられた場合はV-Y型に三頭筋腱膜を延長して縫合する．最適な延長の程度を決定する明確な指標はないが，他動的に十分屈曲可能であるがきつめのtensionとなる程度の延長としている．過度の延長は術後の三頭筋不全や表面置換型の脱臼につながるために注意する．尺骨神経は皮下前方移行する．内顆周囲の

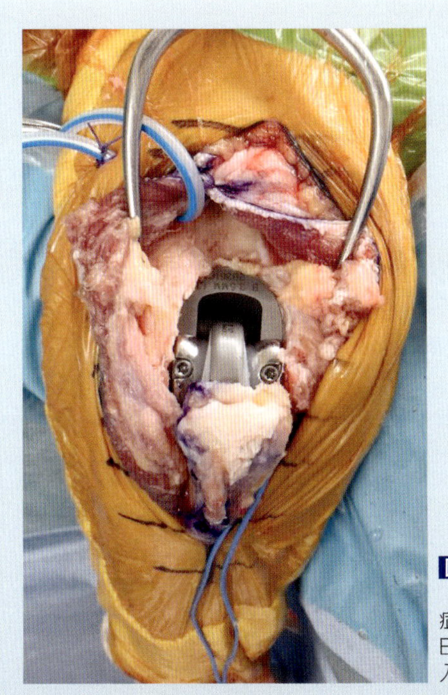

図18 インプラント挿入後
症例はDiscovery™ Elbow Systemの挿入・連結を終えた状態．

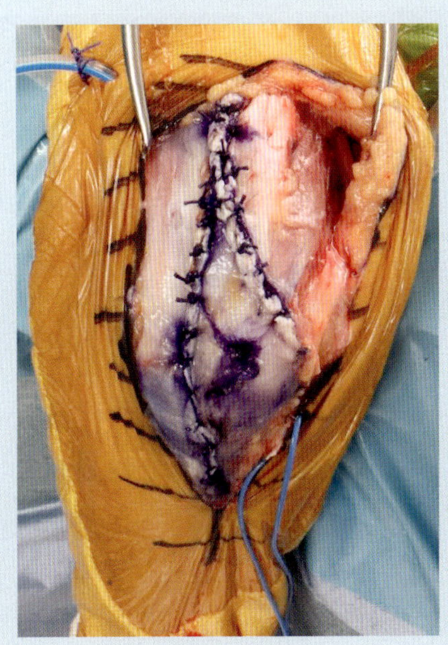

図19 筋膜縫合

TIPS & PIT FALL

表面置換型インプラントのトライアルを行う際は，三頭筋腱膜の flap をその頂点と両顆部の 3 カ所で rough に縫合し，スムーズな関節動作と十分な屈曲域，安定性があること，動作時の脱臼傾向がないかを十分に確認する．特に尺骨コンポーネントが伸展時に後方脱臼しやすい傾向がないか否かをよく確認すべきである．

Linked-type のうち，Coonrad-Morrey は上腕・尺骨コンポーネントの連結に横方向に挿入するピンを用いているが，ピン挿入部がインプラント挿入後に上腕骨顆部に埋め込まれるデザインであるため，両コンポーネントの挿入と連結を同時に，かつセメントが硬化する前に速やかに行う必要がある．Discovery™ Elbow System は両コンポーネントを完全に挿入した後に連結操作ができるというメリットがあるが，インプラントが不適切な回旋で設置されているなどの場合，セメント硬化後に連結すると関節動作により骨にストレスがかかり骨折につながる可能性がある．髄腔の処理を十分に注意して行うとともに，連結操作をセメント硬化前に行うことでインプラントが関節動作に対して自然な状態に設置されるようにすべきである．

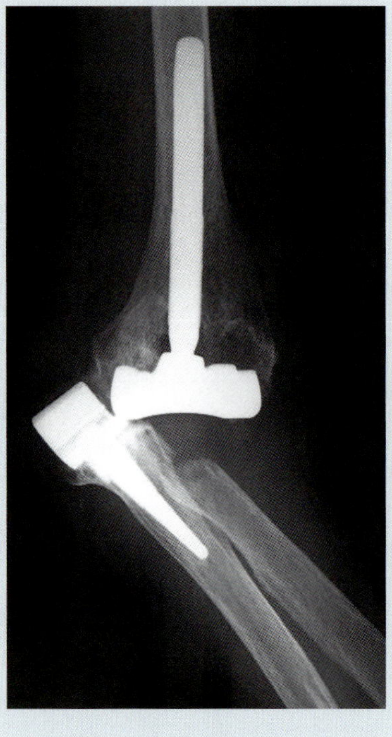

図 20　術後脱臼

屈筋・回内筋群の筋膜上を十分に剥離してそこに尺骨神経を移行させ，剥離した皮膚の脂肪組織と筋膜を神経の後方で数針縫合して神経を前方に留めるようにする．皮下組織は3-0 吸収糸で埋没縫合した後表皮はステープラで閉じて終了とする．肘関節屈曲 70～90° 程度で外固定しておくが，皮膚縫合部へのストレス軽減や術後の屈曲拘縮をなるだけ軽減することを目的として，症例を選んで伸展 −10° ～ −30° 程度で外固定する場合もある．多くの場合，術後の後療法により十分な屈曲域が得られる．

後療法

ドレンは術翌日に抜去する．三頭筋を温存したアプローチの場合は術翌日から内外反ストレスに注意して可動域訓練を開始する．上述の Campbell アプローチで行った場合は外固定を継続し手指・手関節・肩の運動に留めるが，術後 1 週後から理学療法士による監視下での可動域訓練を開始し，その際は伸展動作については passive のみ，屈曲動作は active のみとする．術後 2 週で抜糸し，linked-type はそのときから固定を外し，表面置換型は術後 3 週から固定を外していずれも夜間シーネを術後 4～6 週程度継続している．

頻度の高い術後トラブルと対処法

脱臼

Unlinked-type で発生しうる 図 20．術後早期の脱臼で軟部組織のみが原因と考えられる場合は，肘関節を 90° よりもやや深く屈曲した状態で 4～6 週固定することで安定性が得られる場合もあるのでまず試みてもよいが，インプラントの設置不良，すなわち，回旋設置や尺骨コンポーネントの “尻上がり” の設置が原因である場合は再置換が必要である．不適切な回旋のまま linked-type に再置換すると骨にストレスがかかり骨折につながるので注意すべきである．

創治癒遅延

術後の腫脹が原因の水疱はよくみられるが，創治癒遅延の頻度はそれほど高くない．しかし，関節リウマチにおいては注意すべき合併症である．部分的な創部離開や創部周囲の皮膚壊死は wet dressing による保存加療で上皮化が得られることが多い．広範囲な創離開は細菌感染や縫合糸膿瘍などを伴っていることが多く，抗菌薬の投与に加えて洗浄したうえで再縫合を行う．皮膚壊死が原因で VAC 療法（陰圧閉鎖療法）や皮弁，皮膚移植などの形成外科的処置を要する場合もある．

細菌感染

TEA 後の感染は 1～11%という報告がある[9]．免疫抑制薬による治療を受けていることが多い関節リウマチにおいては特に注意すべき合併症である．

1）表層感染

創部周囲の発赤・熱感があり，関節自体の腫脹や疼痛は乏しく，画像上インプラントの緩みがみられない場合に考える．外来通院で治療する場合は可能であればセフトリアキソンなどの半減期が長い広域スペクトル抗菌薬の点滴静注を連日行うが，連日の通院が困難であるような場合は入院加療とする．いずれも難しくやむを得ず外来での加療を続ける場合は，外来で単発の点滴静注の後に広域スペクトルの経口抗菌薬の投与を行い，頻回に観察する．創治癒遅延を伴っている場合は，抗菌薬投与前に同部のスワブ培養を提出することを忘れないようにする．

2）深部感染

関節全体に腫脹や発赤・熱感がある場合，全身症状がある場合，創部離開を繰り返す場合などに考える．原則として入院加療とする．血液培養，関節穿刺液培養を提出した後，広域抗菌薬の点滴静注を開始する．バンコマイシンに加え第 1 世代セフェム系の抗菌薬も併用し，培養の結果に併せて de-escalation する．画像上でインプラントの緩みがみられず，感染症状が 1 カ月程度以内の場合はまず open での洗浄と持続灌流留置を試みることも可能である[8]．S. aureus が起炎菌の場合は保存的に治療できる可能性がやや高く，S. epidermidis による感染の場合，菌それ自体は弱毒ながらも保存的治療ではしばしば治療困難という報告がある[10]．全身症状がある場合や画像上でインプラントの緩みが確認される場合はインプラントを抜去し，抗菌薬含有セメントビーズなどを留置する．インプラントの緩みが広範であれば抜去は容易であるが，尺骨コンポーネントなどは緩みが生じていない場合も多く，しばしば抜去に難渋する．必要に応じて側方からの骨皮質開窓などを行い，超音波により骨セメントを除去するジンマー・バイオメット社のウルトラドライブシステムを併用して抜去を試みるが，骨を破壊して抜去せざるを得ないことも多い **図21**．抗菌薬投与は 6 週間の経静脈的投与が推奨され，血液検査上で炎症所見が落ち着いても 3～6 カ月間は経口抗菌薬を継続することが一般的である．再置換時期の判断は難しいが，十分な期間の抗菌薬を投与後，血液検査上で炎症所見やプロカルシトニンの陰性化が得られていること，経口薬を中止しても再燃の徴候がみられない場合などに検討する．再置換時は術中組織の染色で白血球数が 1～5 個/HPF 以下であることを感染が沈静化していることの基準とすることが多いが，関節リウマチでは疾患そのものの影響により組織へのリンパ球浸潤の他に白血球浸潤も起こり得ることが判断を難しくする．人工関節周囲の病原菌に反応して放出される α-ディフェンジンを検出する Synovasure® α-ディフェンジン検出キットがジンマー・バイオメット社より発売されており，関節リウマチ症例などでは特に有用であるが，高額であり保険収載されていないことが問題となる．再置換時には抗菌薬含有セメントを用いることが望ましい．感染を繰り返すケースや慢性感染の持続が疑われる場合には，最終手段としてインプラントの再挿入を行わず，いわゆる肘関節の切除関節形成を行うという方法もある．上腕・尺骨の骨量が十分に保たれている場合はある程度の機能維持を期待できるが，骨破壊せざるを得なかった場合を含め，装具などのサポートを必要とすることが多い．

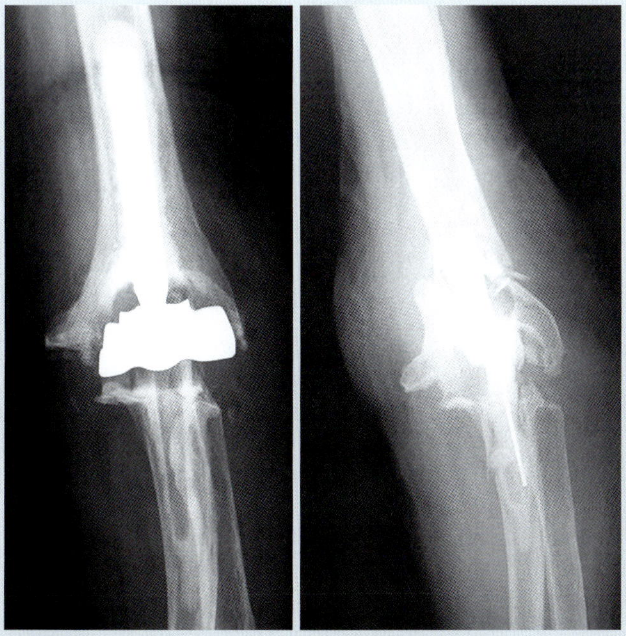

図21　セメント固定された人工肘関節の深部感染症例
抜去のために破壊せざるを得ず，抜去後は抗菌薬含有セメントを留置した．

人工関節周囲骨折

骨脆弱性が強い関節リウマチ症例では，後療法を進めているときに非外傷性の内顆骨折が生じるケースに遭遇することがあるが，保存加療でほとんどが治癒する．問題となるのは術後の転倒などによる人工関節周囲骨折であり，3～5%の割合で生じるという報告がある[11]．また前述したように，linked type のインプラントが不適切に設置されると応力がステム周囲に集中して骨折をきたす場合がある．転位が少ない安定型の骨折は保存加療で

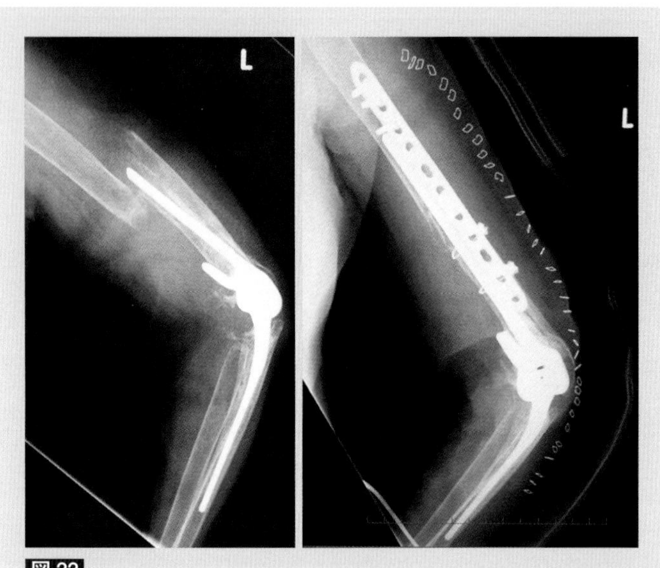

図22
上腕骨コンポーネントに元来緩みがみられていた．転倒して骨折を生じたため，ロングステムによる再置換にプレートおよびワイヤリングにて治療を行った．

も骨癒合が得られる場合があるが，不安定な骨折は観血的な固定が必要になる．術式はケースバイケースであるが，基本的には下肢の人工関節周囲骨折に準じた治療が行われ，モノコーティカルのスクリューによるプレート固定，ワイヤリング，ロングステムのインプラントへの再置換などを組み合わせて治療する **図22**．欧米では strut allograft を用いて治療した報告[12]があり有用と考えられるが本邦では入手が困難であるため，骨性の補強を要する場合は代替的に腸骨や腓骨の自家骨移植を用いる．

尺骨神経障害

術後に尺骨神経障害が発症する場合があり，25%で何らかの障害が生じるという報告もある[13,14]．術中操作や血腫，セメントによる発熱などが原因とされており，多くは感覚障害のみの一過性であるためVB12やプレガバリンの内服などで経過観察するが，基礎状態によっては完全に回復しない場合もある．症状が遷延する場合や運動障害が生じた場合は神経剥離などを考慮するが，過度の牽引などで障害をきたした場合は改善が難しい場合もある．

三頭筋腱不全

一般的に TEA 後は三頭筋の力はやや弱くなり，特に三頭筋腱の付着部を肘頭から剥離するアプローチで多いとされるが，日常生活動作上支障が出るほどの三頭筋不全をきたすことはまれである．当科では Campbell アプローチを中心に用いているためか重度の三頭筋不全の発生はほとんどない．三頭筋不全が生じる原因は明らかになっていないが，障害が強い場合は MRI などで筋腱の状態を評価し，三頭筋腱の断裂や縫合部離開・瘢痕化などの所見がみられた場合には，三頭筋腱の再縫合や肘筋による再建，アキレス腱の移植などによる治療が適応となる[15,16]．

無菌性の緩み（aseptic loosening）

インプラントの無菌性の緩みは再置換の原因として最多であり[3]，関節リウマチでは術後数年の比較的早期でも遭遇することがある．ただし相当な緩みをきたしていても症状がない場合もしばしばあり，そのようなケースでは肘関節に負担をかけないようよく指導したうえで注意深く経過を観察するようにしている．有症状である場合は再置換術の適応となる．緩みが強い症例の linked type インプラントでは金属疲労によるステムの折損が生じる場合があり，その頻度は 0.6～1.2%と報告されており[13,17]注意を要する．緩みの発生を抑えるためにはセメンティングテクニックが重要である[18]．

文献

1）森　俊仁，工藤　洋．RA 肘に対する工藤式人工肘関節．In: 金谷文則，他編．OS NOW Instruction No. 7 リウマチ上肢の再建手術 満足する ADL・QOL を獲得する手技のコツ．1 版．東京: メジカルビュー社; 2008．p.40–52.
2）Larsen A, Dale K, Eek M. Radiographic evaluation of rheumatoid arthritis and related conditions by standard reference films. Acta Radiol Diagn（Stockh）. 1977; 18: 481–91.
3）Prkic A, Welsink C, The B, et al. Why does total elbow arthroplasty fail today? A systematic review of recent literature. Arch Orthop Trauma Surg. 2017; 137: 761–9.
4）Tsuge K, Murakami T, Yasunaga Y, et al. Arthroplasty of the elbow. Twenty years' experience of a new approach. J Bone Joint Surg Br. 1987; 69: 116–20.
5）Venable CS. An elbow and an elbow prosthesis: case of complete loss of the lower third of the humerus. Am J Surg. 1952; 83: 271–5.
6）Prokopis PM, Weiland AJ. The triceps-preserving approach for semiconstrained total elbow arthroplasty. J Shoulder Elbow Surg. 2008; 17: 454–8.
7）Campbell WC. Arthroplasty of the elbow. Ann Surg. 1922; 76: 615–23.
8）Cheung E, Yamaguchi K, Morrey BF. Treatment of the infected total elbow arthroplasty. In: Morrey BF, Sanchez-Sotelo J, Morrey ME, editors. Morrey's elbow & its disorders. 5th ed. Philadelphia: WB Saunders; 2018. p.942–50.
9）Wolfe SW, Figgie MP, Inglis AE, et al. Management of infection about total elbow prostheses. J Bone Joint Surg Am. 1990; 72: 198–212.
10）Yamaguchi K, Adams RA, Morrey BF. Infection after total elbow arthroplasty. J Bone Joint Surg Am. 1998; 80: 481–91.
11）O'Driscoll SW, Morrey BF. Periprosthetic fractures

about the elbow. Orthop Clin North Am. 1999; 30: 319-25.
12) Sanchez-Sotelo J, O'Driscoll S, Morrey BF. Periprosthetic humeral fractures after total elbow arthroplasty: treatment with implant revision and strut allograft augmentation. J Bone Joint Surg Am. 2002; 84-a: 1642-50.
13) Gschwend N, Simmen BR, Matejovsky Z. Late complications in elbow arthroplasty. J Shoulder Elbow Surg. 1996; 5: 86-96.
14) Morrey BF, Bryan RS. Revision total elbow arthroplasty. J Bone Joint Surg Am. 1987; 69: 523-32.
15) Celli A, Arash A, Adams RA, et al. Triceps insufficiency following total elbow arthroplasty. J Bone Joint Surg Am. 2005; 87: 1957-64.
16) Bennett JB, Mehlhoff TL. Triceps tendon repair. J Hand Surg. 2015; 40: 1677-83.
17) Schneeberger AG, Adams R, Morrey BF. Semiconstrained total elbow replacement for the treatment of post-traumatic osteoarthrosis. J Bone Joint Surg Am. 1997; 79: 1211-22.
18) Faber KJ, Cordy ME, Milne AD, et al. Advanced cement technique improves fixation in elbow arthroplasty. Clin Orthop Relat Res. 1997; (334): 150-6.

〈佐久間　悠〉

伸筋腱断裂修復術

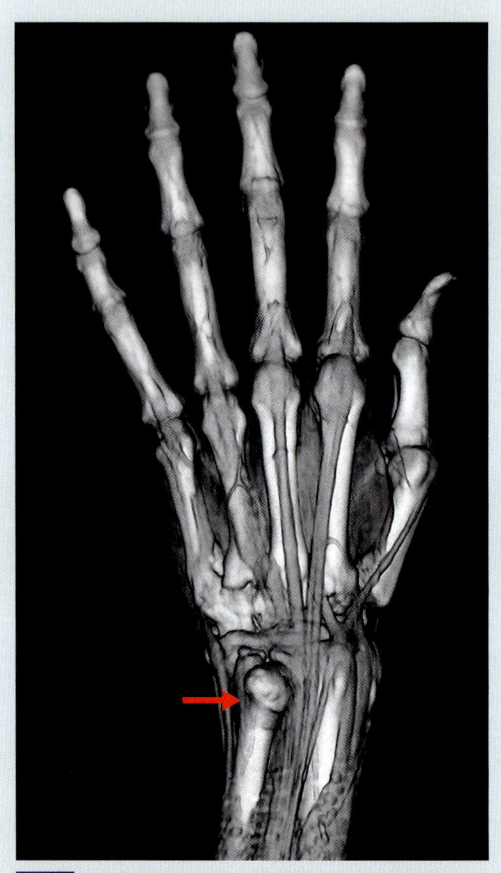

図1 尺骨頭の相対的な背側亜脱臼（矢印部）

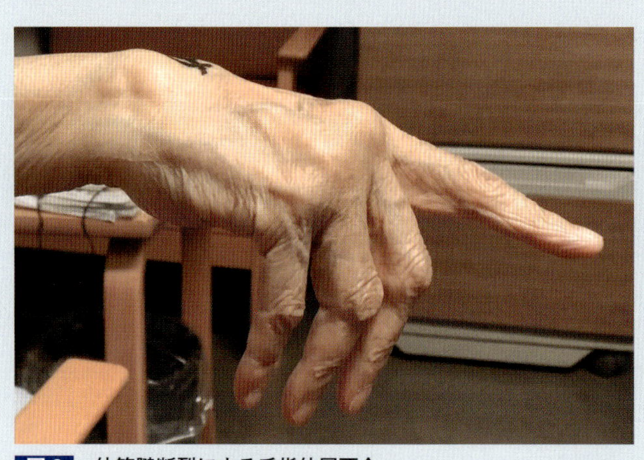

図2 伸筋腱断裂による手指伸展不全

手術適応

関節リウマチにおける腱鞘滑膜炎による直接的な損傷や伸筋支帯下での虚血，あるいはリウマチ性の手関節の変形により相対的な背側亜脱臼 図1 をきたした尺骨頭との機械的な摩擦などにより，手指伸筋腱（伸筋腱）が断裂し[1-3]手指の自動伸展障害が生じた場合 図2 に外科的な伸筋腱再建を検討することになる．その機序から尺側の伸筋腱から断裂する場合が多く，小指の伸展不全が初発し橈側指へ進行していくことが普通であるが，変形の状態により他指の伸筋腱断裂から初発することもある．

手指伸展不全をきたす鑑別疾患としては，MP関節障害（尺側偏位，掌側脱臼）や中手骨頭での伸筋腱脱臼，橈骨神経不全麻痺などがある．伸展伸筋腱の走行を3次元画像に再構成し直感的に評価可能にする3D-CT（three dimensional-computed tomography）は診断の補助と術前計画に有用である[4,5]．周囲のCT値との兼ね合いから画像上における伸筋腱の途絶は必ずしも断裂を意味しないが，断裂したことにより“張り”を失うことによって断裂の遠位部に生じる腱の winding は良好に描出可能である．また，エコーは動的な評価が可能であり，腱の損傷や断裂も描出できるが経験と技術を要する．これらの情報を補助として，皮下に確認できるはずの伸筋腱の relief の消失，手指伸展位を維持しているときの屈曲ストレスへの抵抗力の低下・消失，dynamic tenodesis 効果の有無などの身体所見と併せて診断する．また，腱断裂により生じる手指MP関節の伸展不全の程度はさまざまであることにも注意する．診断においては総指伸筋腱（EDC）は分枝・走行のバリエーションや腱間結合の存在によりその伸展力は複数の指に及ぶことがあるため，ある腱に断裂が生じても，手指においては過伸展が不能になるだけであったり，ごく軽度の伸展不全のみに留まる場合もある．また，腱の断裂後も脆弱な変性・瘢痕様組織として連続性は保たれるいわゆる“tendon callus”の状態となる場合があり 図3 それによっても手指の伸展はある程度可能となるが，健常な状

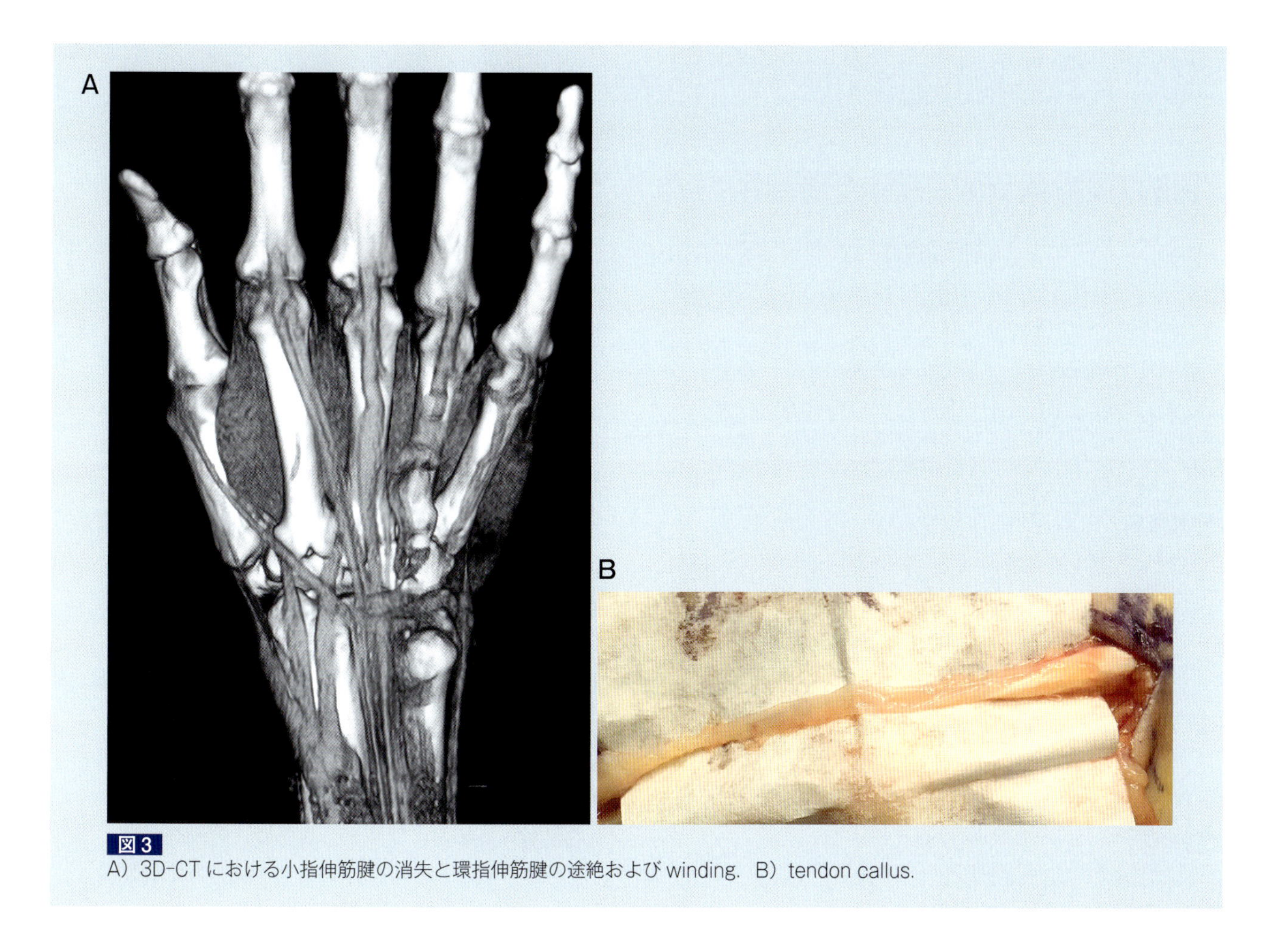

図3
A）3D-CT における小指伸筋腱の消失と環指伸筋腱の途絶および winding．B）tendon callus.

態の腱ではないために強度や機能は不十分であり，原則として再建の対象にすべきものである．なお，前述したMP関節障害に伸筋腱断裂が併発する場合があり，ときに診断が非常に難しい場合がある．いずれにしても，実際にどのような腱の損傷が生じているかは術中に直視下でしか判断できない場合もあることは常に念頭におくべきであり，術前計画時や患者への術前説明においては十分に注意する必要がある．

腱断裂で障害された指の伸展力を回復させる手段は伸筋腱の外科的修復以外になく，また，一般的に伸筋腱の断裂は他指にも進行していくため，手関節の形成術と併せて伸筋腱再建を行うことは腱断裂の進行予防という意義もある．断裂した腱が多いほど再建後の成績も不良となる傾向があり[6]，特に3指以上の腱断裂例では術後成績が悪くなるという報告もあるため[7]，1指でも腱断裂が生じた場合は早期に手術介入を行うことが望ましい．ただし断裂が小指固有伸筋腱（EDM）のみである場合，小指単独の伸展が障害されるだけで示指～小指の同時伸展は可能である場合が多く日常生活動作上での障害はごく少ないため，すぐに手術介入は行わず経過をみる場合もある．とはいえ，この段階で外科的介入を行う場合は腱断裂の進行予防を目的とした手関節に対する手術のみとなり，伸筋腱の再建を行う必要はなく後療法も簡便になるというメリットはあるため，患者とよく相談して方針を決定する必要がある．断裂の有無はEDMテストで判別できる[8]．示指～小指に分布するEDCは筋腹を同一とするため，それらのMP関節を屈曲位に保っている場合は単独指の自動伸展は困難であるが，EDMは異なる筋腹であるため小指単独の伸展は可能である．よって，小指MP関節を単独で自動伸展できない場合は小指固有伸筋腱の断裂が疑われる．ただし，EDMの伸展力が弱い場合や欠損している場合もあるため，健側とも比べて評価することが必要である．

長母指伸筋腱（EPL）の断裂も生じる場合がある．関節リウマチではEDC同様に腱鞘滑膜炎や虚血による断裂やLister結節の変形による機械的摩耗が原因となる．母指IP関節のみならず，短母指伸筋腱の発達が弱い場合にはMP関節の伸展も弱まる場合があり，自然回復は期待できないため患者が不便を感じている場合は伸展機構の再建術が必要となる．なお，MP関節の伸展は十分に維持されており症状がIP関節に限定している場合は，IP関節の固定術も適応として検討できる．

術前プランニング

関節リウマチにおける伸筋腱断裂は，新鮮外傷での鋭的な損傷と異なり断端部は摩耗と滑膜炎による変性が強く，端々縫合は困難である場合がほとんどである．よって陳旧性の腱断裂として再建する必要がある．断裂している腱の本数と種類やその部位により再建方法は異なってくる．以下にあげるような再建方法を単独あるいは組み合わせて行う[9]．

端側縫合

断裂した腱の遠位断端部を損傷のない健常な腱に縫合することにより，それを力源として障害された指を伸展させる方法である．簡便で腱のテンションを調整しやすい．一般に断裂した腱の本数が少なく，健常な腱が複数残っている場合に選択される．

腱移行

力源とする腱そのものを遠位で切離し，断裂腱の遠位断端と縫合する方法である．力源とする腱は当然ながら，それ自体が元来の部分から欠損しても他の腱で代償できるものが選択され，具体的には示指固有伸筋腱，手根伸筋腱，浅指屈筋腱などである．健常な腱が少ない場合や腱が走行する方向を保ちたい場合に選択される．

腱移植

長掌筋（PL）腱などを用いて，断裂した腱の断端同士を橋渡しする方法である．端側縫合，腱移行のいずれも困難である場合に選択されることが多い．

いずれの方法を用いるかは，術前の3D-CT，エコー，身体所見から推定される断裂腱および健常腱の種類と本数，部位からプランニングする．ただし，前述したように断裂・損傷している腱を実際に確認することは術中に直視下で初めて可能となるので，プランニングとは異なる再建方法が必要になる場合もある．端側縫合は1カ所の皮切で行うことが可能であるが，腱移行や腱移植では力源とする腱を採取する目的で手掌部や前腕部に小皮切を追加する必要があるため，それらの可能性も含めて患者にはよく説明し理解を得ておく必要がある．

縫合法

原則としてinterlace sutureを用いている 図4 ．一方の腱に加えた小切開にもう一方の腱断端を通しその部分を縫合する方法だが，縫合部は互いに健常な部分で行う．強固な縫合が得られ，また縫合部位を調整することにより適切な手指の伸展が得られるテンションで縫合することが可能である．腱移行鉗子を用いると切開部を小さく抑え簡便に行うことができる．縫合には4-0ナイロンを用い，越智らの方法[10] 図5 で行うことで縫合が過剰になることを避け，腱の負担を軽減するように努めている．Interlace sutureは可能であれば1つの腱につき3～4回行うことが理想であり，実際は腱断端の長さや縫合箇所の問題で困難な場合も多いものの，最低2回は行うようにする．

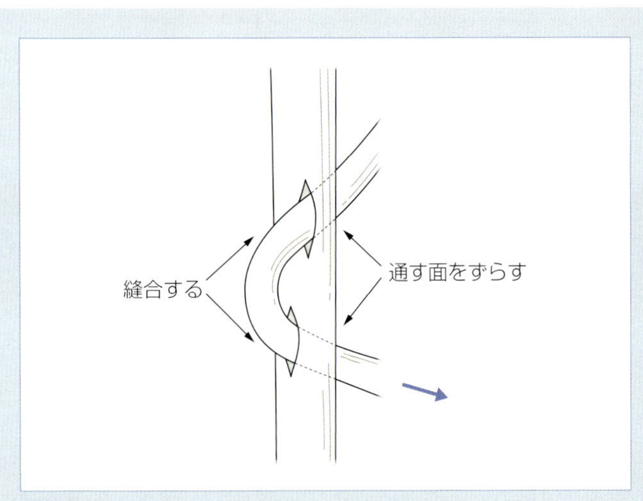

図4 Interlace suture
腱に小切開を置き，もう一方の腱を通して縫合する．通す面は縫合部ごとにずらしておくと牽引力に対してより強固になる．

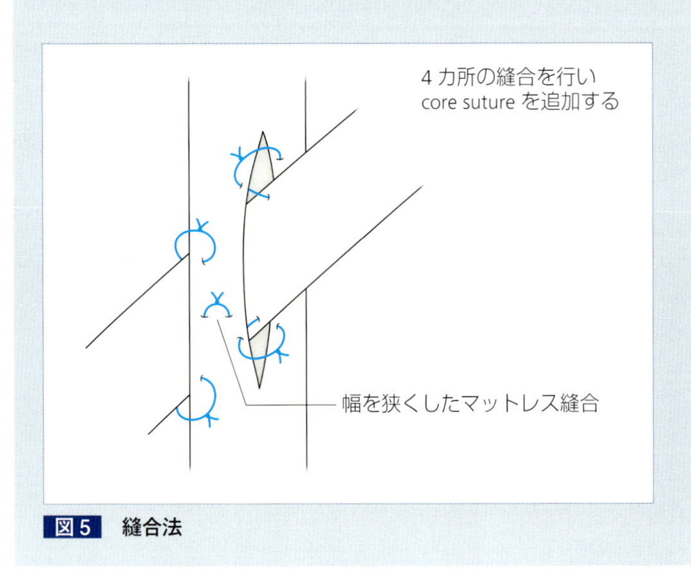

図5 縫合法

手術手順

体位は仰臥位，手台を用いて上腕を空気止血帯で駆血した状態で行う．麻酔は鎖骨上窩腕神経叢ブロックで通常は行っているが，屈筋腱を含め複数の腱を移行する可

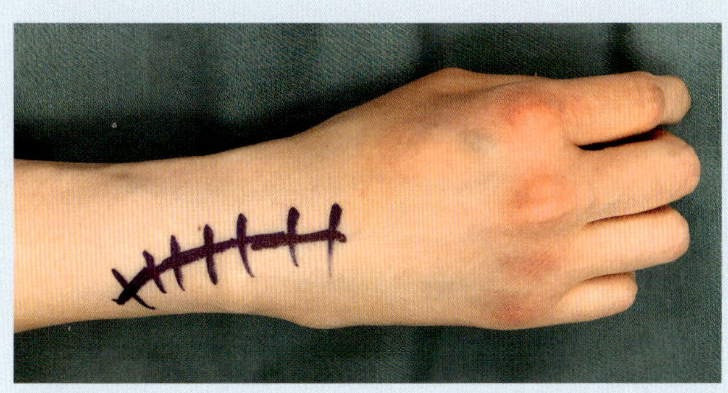

図6 皮切

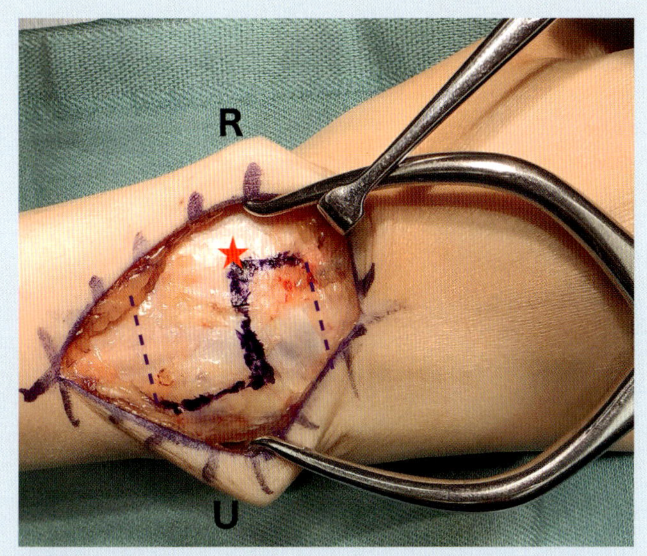

図7 伸筋支帯とその切開
R: 橈側，U: 尺側，星印: Lister 結節.

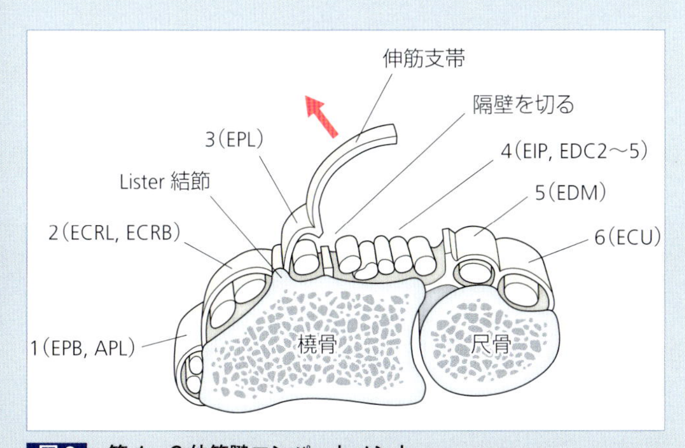

図8 第1～6伸筋腱コンパートメント
EPB: 短母指伸筋腱，APL: 長母指外転筋腱，ECRL: 長橈側手根伸筋腱，ECRB: 短橈側手根伸筋腱，EPL: 長母指伸筋腱，EDC: 総指伸筋腱，EIP: 示指固有伸筋腱，EDM: 小指固有伸筋腱，ECU: 尺側手根伸筋腱.

能性があり時間を要することが予想される場合は全身麻酔としている．なお，伸筋腱再建時には手関節への手術を併せて行うことがほとんどであるが，その手技については本書「手関節形成術（尺骨遠位端手術)」,「手関節固定術（部分固定，全固定)」の項を参照されたい．

EDC 断裂

①皮切

手関節中央から遠位は中手骨基部の周辺まで，近位は尺骨頭の処理を行う場合はやや尺側に彎曲させ尺骨頭から近位 3 cm 程度までの縦皮切としている **図6**．必要に応じて延長する．尺骨頭の処理を行わない場合，近位方向へはそれよりもやや短い縦皮切で十分である．

②伸筋支帯の露出

脂肪組織の深層に横方向の線維を有する組織が現れるが，これが伸筋腱を覆う伸筋支帯である．この伸筋支帯の直上で剝離を進め，皮膚は脂肪を含む皮下組織を付けたままなるだけ厚めに剝離することが関節リウマチでは望ましい．Lister 結節が触知できるまで剝離するが，それ以上進める場合は橈骨神経浅枝を損傷しないよう注意する．尺側は尺骨遠位部を触知できる部分まで剝離する．尺骨頭の処理を行う場合は尺骨の側面まで広く剝離するが，その際に同部周辺を走行する尺骨神経背側皮枝を必ず確認し，剝離して皮下組織側に移動させ保護しておく．なお，尺骨頭の背側亜脱臼が強い症例では，尺骨頭が関節包と伸筋支帯を破って部分的に露出している場合も多い．

③伸筋支帯の切開・剝離，断裂腱の確認

伸筋支帯を step-cut 型に切開翻転して伸筋腱を露出する **図7**．これは関節包が損傷されていることも多い関節リウマチにおいて，腱の処理後に良好な滑走床を再建する際，伸筋支帯の一部を用いることを可能にするためである．Lister 結節から伸筋支帯を剝離し，第 3・第 4・第 5 コンパートメント間の隔壁を切離して，健常な腱を損傷しないように注意深く切開翻転する **図8**．特に Lister 結節のすぐ尺側および遠位部には EPL が走行するため注意を要する．コンパートメント間の隔壁の切離時にはエレバラスパやモスキート鉗子をコンパートメントに差し込み，腱を保護しながら行う．伸筋支帯自体も損傷しないように注意が必要である．なお，EDM の断裂が明らかである場合はこの時点で第 5 コンパートメントまでは開放しておらず，EDM を再建する場合は伸筋支帯よりも遠位部から EDM を剝離するようにしている(後述)．伸筋支帯を翻転すると伸筋腱が直視できるようになる **図9**．腱鞘滑膜増生や断裂部周辺の瘢痕組織増生がみられる場合は可及的に鋭的に切除する．断裂腱

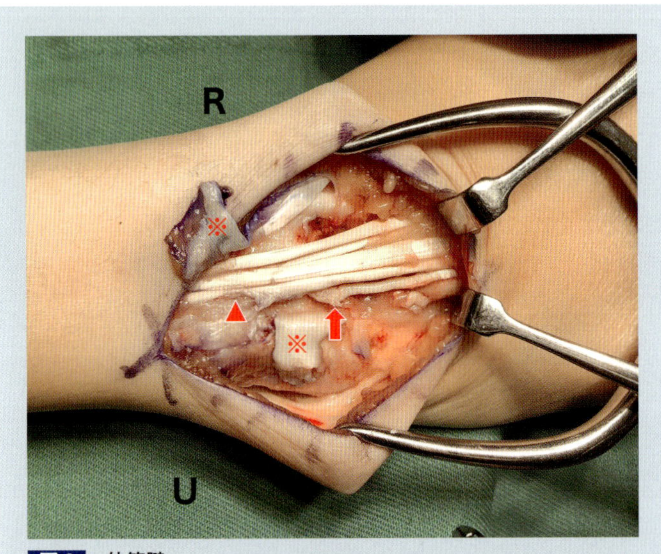

図9 伸筋腱
※: 翻転した伸筋支帯，矢印: 断裂した腱，矢頭: 損傷した腱．

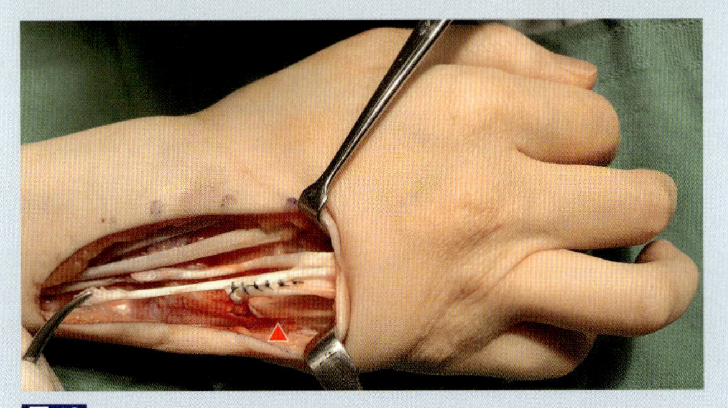

図10
断裂した2本の腱を側々に縫合して同一としたうえ中枢に牽引すると，主に環指が伸展するが小指も軽度伸展している．EDC4 から EDC5 が分枝しているが，EDC5 による小指の伸展への寄与は少ないケースであると考えられる．
矢頭は剝離した EDM.

の断端を牽引し，どの指が伸展するかをよく観察する 図10．断裂から時間が経過している場合は腱の遠位部が癒着している場合があるため，断端を十分に牽引すると同時に指を腱の下層に差し込み鈍的に癒着を剝離するようにしている．必要に応じて皮切は延長する．

④伸筋腱の再建

前述したように，断裂した腱やその部位によって適切な再建方法は変わってくる．以下に一般的なその適応を述べる．

端側縫合 図11

断裂腱が2指までで隣接した健常な腱がある場合は良い適応となる．3指の腱を1本の腱に縫合することも可能であるが，縫合された腱における滑走方向の変化の影響や力源となる筋腱の負担も考慮し，他の再建法が可能である場合は行っていない．縫合は前述した interlace suture で行う 図4．縫合した腱の伸展力は健常な腱との関係で決まるので，まず，隣接する健常な腱を指で中枢に牽引して指を伸展させ，そこに通した断裂腱の遠位断端をモスキート鉗子や腱把持鉗子で牽引し，伸展不全をきたしていた指の MP 関節が隣接腱の指と同程度の伸展になるように調整してその位置で縫合する．その後，interlace suture された力源となる腱のみを牽引して2指が同程度に伸展するかを確かめる 図12．この処理を繰り返すことになる．2指の断裂の場合，その伸筋腱断端が互いに付着しており同部を牽引することで2指に同程度の伸展が得られるような場合は，その断端をまとめて隣接腱へ縫合してもよい 図13．同程度の伸展が得られない場合は断裂腱の断端を分離して，まず尺側指の断端を隣接橈側指の腱へ端側縫合し，さらにその腱を力源とする腱へ端側縫合する．なお，腱を牽引したときは EDC の分枝や腱間結合の存在により特定の1指のみが伸展するケースは少なく，隣接した指にも多少の伸展を認めることが多い．縫合時に伸展の状態を厳密に揃えるためには特定の断端を牽引した際に特定の1指のみが伸展することが望ましく，そのためには EDC の分枝や腱間結合の切離を要することになるが，ルーチンには行っておらず手指の伸展を揃えにくい場合に必要に応じて行っている．

腱移行

2本以上の腱断裂や隣接腱が健常でない場合，また断裂腱が短く端側縫合が難しい場合などに主に用いている．頻用されるのは示指固有伸筋腱（EIP）である．示指 MP 関節部に小縦皮切を加え，2本ある示指伸筋腱のうち尺側にある腱をフックで挙上し手関節部の EIP と動きが連続していることを確認した後に expansion hood のすぐ近位で切離し，その断端を断裂腱の断端へ前述のように interlace suture する 図14．縫合する際のバランスは，EIP 断端を原位置と同じ高位に位置するまで遠位に牽引し，そこに断端を通した断裂腱による指の伸展が resting position にある健常指よりわずかに強めの伸展になるようなテンションで縫合する．なお，EIP を移行後にも示指の伸展力・独立伸展には大きな影響が通常出ないが，過伸展は不能になることが多いためその点は十分に術前説明が必要である．EIP の他に長橈側手根伸筋腱[11]，中指や環指の浅指屈筋腱[12]などを用いる場合もある．ただし，長橈側手根伸筋は滑走距離が短くその遠位端も中手骨基部に付着するまでの長さしかないため，断裂腱に十分な長さがある場合に限られる．長橈側手根屈筋は Lister 結節の遠位部かつ EPL の下層に位置する

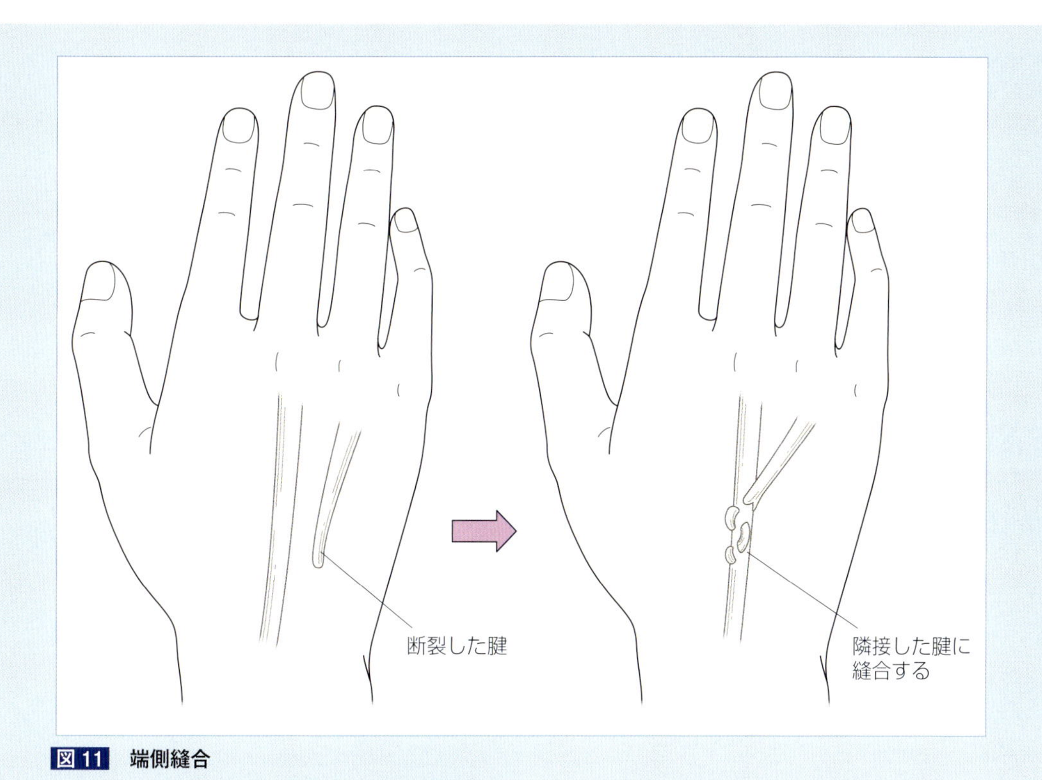

図 11 端側縫合

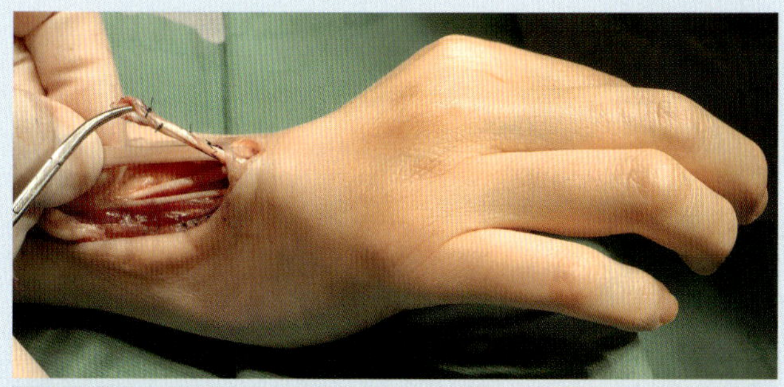

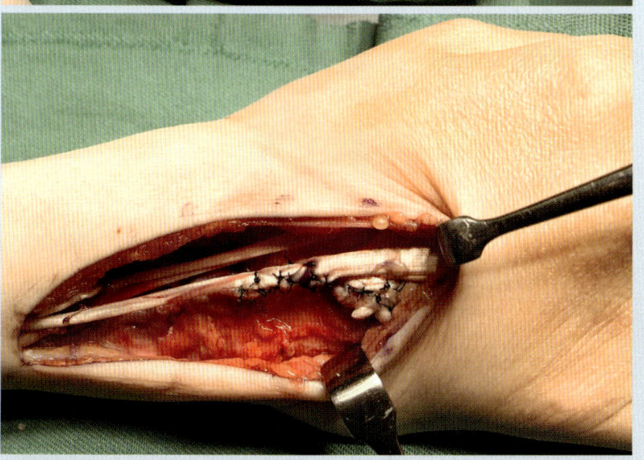

図 12
上）EDM を interlace suture した EDC4 をモスキート鉗子で牽引し，環指・小指が同程度の伸展になることを確認する．また，同時に EDC3 を指で牽引して中指と環指・小指が同程度に伸展するようにし，この位置で EDC4→EDC3 へ interlace suture を行う．
下）端側縫合を終えた状態．EDM→EDC4→EDC3 へと縫合している．

が，その遠位の第 1 中手骨付着部まで展開して同部から剥離して用いる．浅指屈筋は手掌指節皮線上に加えた横切開からアプローチする．皮下脂肪を除けて pulley に横方向の小切開を加え，浅指屈筋腱の 2 本の slip を分離する．フックで牽引し，PIP 関節のみが屈曲し DIP 関節は屈曲しないことで浅指屈筋腱であることを同定し，同部で保持しておく．血管神経束を損傷しないように注意して行う．次いで，前腕掌側の遠位端中央に小皮切を置き，正中神経を保護しながら展開し屈筋腱に至り，個々の線維に分離して中枢に牽引することで先に手掌部で同定保持している腱と同一の浅指屈筋腱を同定する．この段階で手掌部の浅指屈筋腱を切離し前腕の皮切部へ引き抜く．さらに，深部を展開し遠位橈尺間の骨間膜を縦切開し，同部を通して浅指屈筋腱の断端を背側へ誘導して腱移行に用いる **図 15**．

腱移植による橋渡し

端側縫合や移行する力源となる腱が十分に残っていない場合に選択する．移植する腱は PL が残存していればそれを用いるが[13]，欠損している場合やすでに採取されている場合などは橈側手根屈筋腱などを採取して用いる．PL は前腕掌側遠位端部に加えた小皮切から同定して挙上牽引し，皮下の relief をたどり 1～2 カ所の小皮切もしくは tendon stripper を用いて筋腱移行部まで追跡し，同部で切離して遠位部皮切から引き抜くことで採

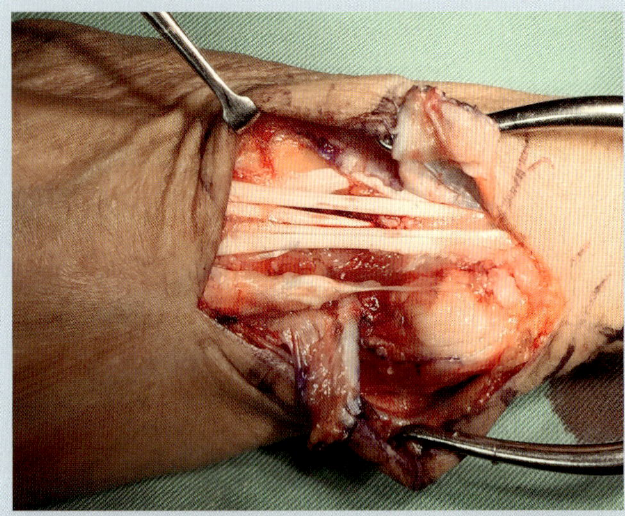

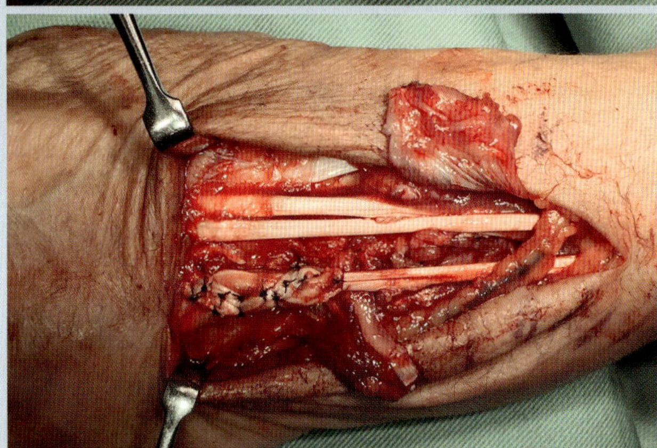

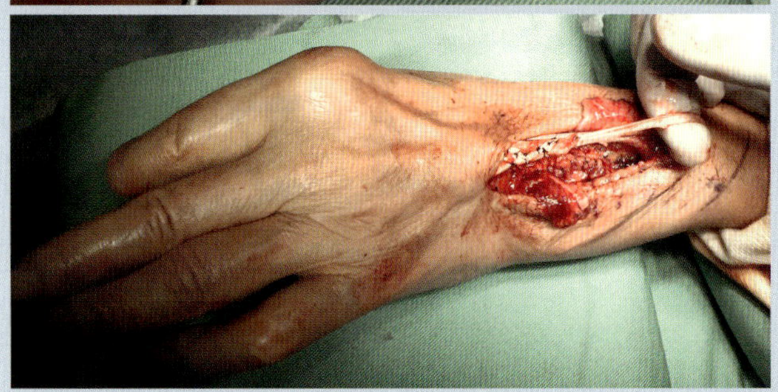

図 13
上）環指・小指の伸筋腱断裂．EDC4 と EDC5 が一塊となって断裂している．
中）この症例は一塊となった断端を中枢に牽引することで環指・小指に同程度の十分な伸展が得られたため，断端はそのまま EDC3 へ縫合した．
下）力源となる EDC3 の牽引によって中指～小指の伸展が得られている．

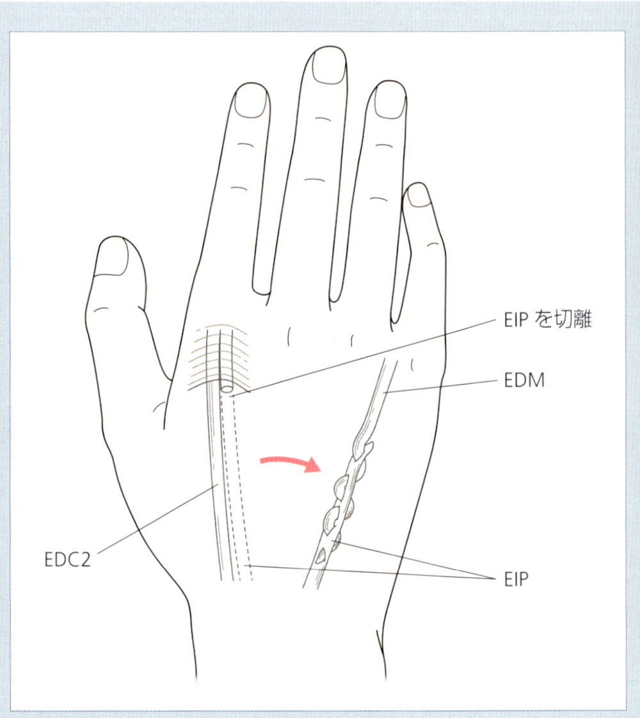

図 14 （例）EIP を EDM へ移行する方法

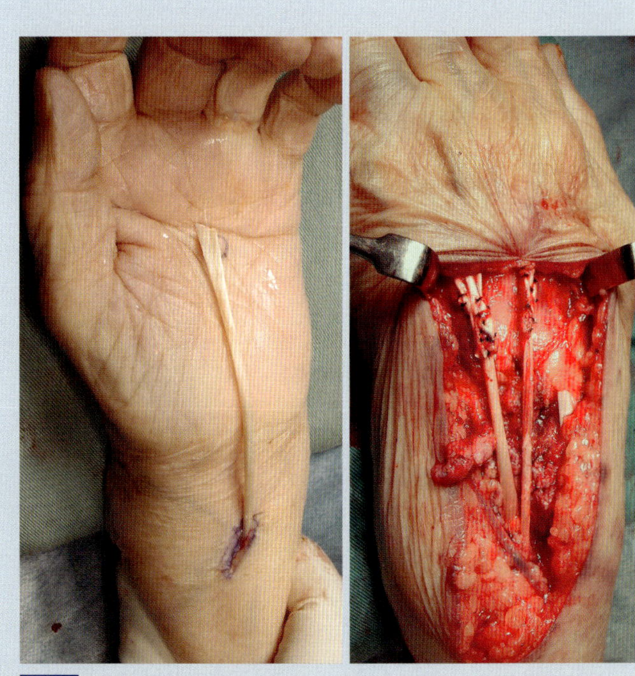

図 15
左）手掌指節皮線上の皮切で環指 FDS を切離して前腕掌側の皮切から引き抜く．
右）骨間膜を通して背側に誘導し，腱移行を行う．

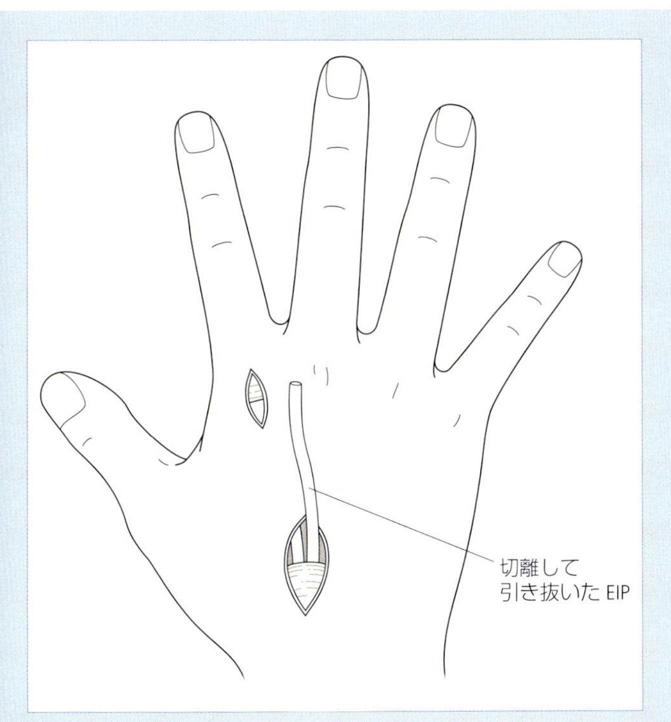

図16 EIP の引き抜き

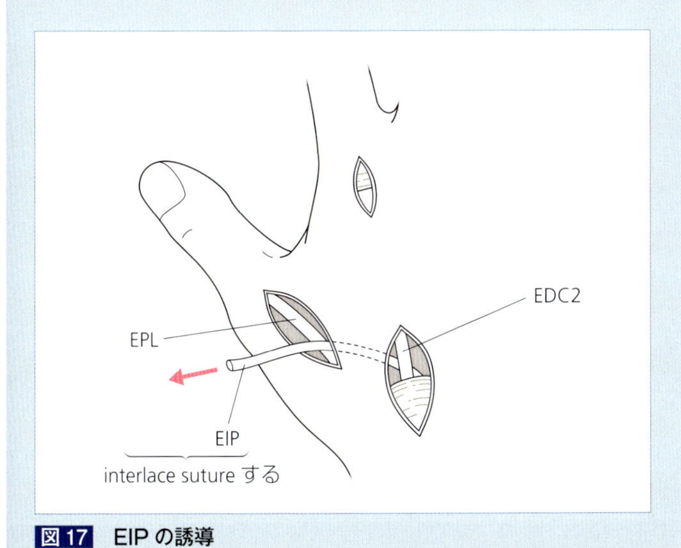

図17 EIP の誘導

取する．断裂腱の近位断端を特に十分に牽引して癒着をとり滑走距離を回復させたのち，その近位および遠位断端に採取した移植腱を interlace suture する．この再建法は腱のテンションを決定することが難しいが，resting position で健常指と同程度からやや強い伸展となるようにしている．

いずれの方法でも手関節の他動時における dynamic tenodesis が他指と同程度であることを十分に確認しておくことが有用だが，関節リウマチでは手関節の可動域が十分に保たれていないこともしばしばであるため，縫合の段階で可能な限り注意深くテンションを決定する．

⑤縫合・閉創

「手関節形成術（尺骨遠位端手術）」の項「手術手順 ⑥関節包・伸筋支帯の再建，縫合・閉創」を参照．

EPL 断裂

EIP の移行術を行う．EIP の欠損例や何らかの理由で用いることができない場合は，EDM の移行，あるいは短橈側手根伸筋の PL による橋渡し縫合などを検討する．

①皮切と展開

まず，示指中手骨頭頸部の背側に短い縦皮切を置き，expansion hood のすぐ近位部で伸筋腱を確認する．通常は尺側にある腱が EIP であり，フックで保持しておく．次に，示指 EDC を近位にたどり，伸筋支帯に入る周辺に縦皮切を置いて展開し伸筋腱を確認する．示指 EDC の尺側にある腱を挙上して示指のみが強く伸展することで EIP であることを確認し，また，腱の動きから中手骨頭部で保持した腱も EIP であることを確認して同部で切離し，手背の皮切に引き抜く **図16**．続いて，母指中手骨背部尺側に小縦皮切を置いて展開し皮下の腱に至り，それを中枢に牽引して母指 IP 関節が伸展することで EPL であることを確認する．EPL は引き抜いたりする必要はなく，また，断裂部を確認する必要もない．橈骨神経浅枝を損傷しないよう注意して行う．手背の皮切部に引き抜いておいた EIP 断端を示指 EDC の下層に通し，モスキート鉗子などで皮下を通して母指中手骨部の皮切部に誘導する **図17**．

②腱移行

EIP を EPL へ 2～4 回 interlace suture を行う．皮切は十分な縫合が可能になる大きさまで必要に応じて徐々に拡大するとよい．EIP のテンション原位置にあったときよりも若干強めとし，EPL のテンションは手関節中間位で手掌を手台に置いた状態で母指爪甲の指尖中央部が 20 mm 挙上される強さとしている[14]．IP 関節の屈曲不全を防ぐために母指を握り込んだ状態での最大テンションで縫合する方法もあるが，自験例ではやや伸展が弱くなる傾向があった．縫合後は dynamic tenodesis，すなわち，IP 関節は手関節の他動屈曲時に完全伸展し，手関節の他動伸展時には中等度屈曲し，かつ他動的に無理なく完全屈曲できることを確認する．

③皮膚縫合

5-0 ナイロン糸でそれぞれの皮切部を縫合して終了とする．

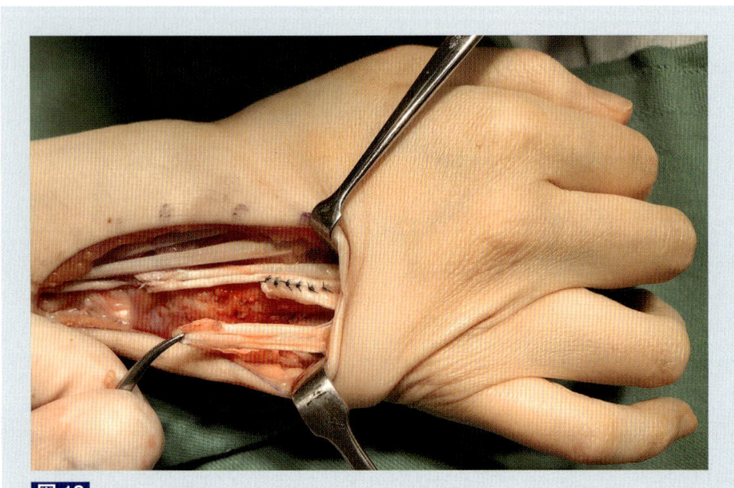

図 18
図 10 と同一の症例．EDM を中枢に牽引すると小指の伸展が得られる．この場合は，まず EDM を EDC4 へ interlace suture する．

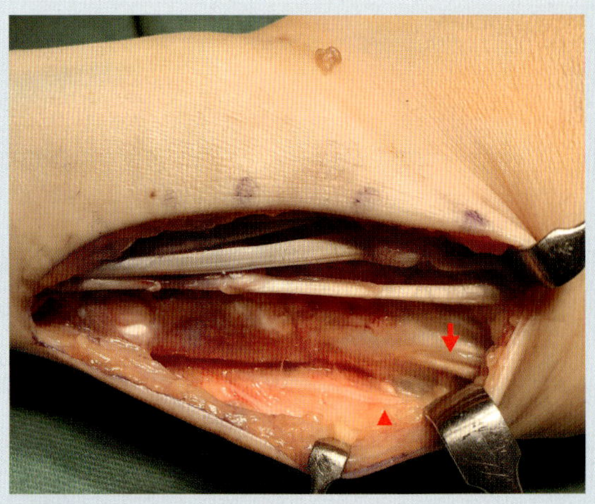

図 19
矢印: 伸筋支帯より遠位に EDM 線維が確認できる．矢頭は尺骨神経背側皮枝．

TIPS & PIT FALL

伸筋支帯は後の再建時に伸筋腱の floor として用いる可能性も考慮し，可能であれば横方向の線維が明確なしっかりした部分を二等分するように step-cut する．また伸筋支帯は徐々に薄くなり浅筋膜に移行するが，ある程度の厚みがある部分はなるだけ広く含めて cut し，再建時に用いることができる部分が多くなるようにしておく．

小指へ分布する EDC の分枝・走行はバリエーションが多く，その伸展に EDC がどれだけ寄与しているかは個人差が大きい．また欠損している例もあるとされる．小指を含めた伸展不全例で EDC の断端のみを牽引しても小指の十分な伸展が得られない場合は，EDM を再建する必要がある 図 18 ．

EDM は断裂部で薄く瘢痕化し伸筋支帯に癒着している場合が多いため，再建に用いる場合は伸筋支帯を剥離せず，それよりも遠位の損傷のない部位から同定すると良い．手背尺側の伸筋支帯よりも遠位部を展開すると，第 5 中手骨上にへばりつくように EDM の線維が確認できることが多い 図 19 ．通常，線維は 2 本あるいはそれ以上認められる．損傷しないように注意深く剥離し，その遠位部も指で鈍的に剥離しておく．

後療法

EDC 断裂

端側縫合の場合は石黒法[15]に基づいた減張位テーピングを行ったうえで早期から MP 関節の自他動運動を開始する．ただし外来通院で後療法を行う場合，テープが汚れたり剝がれたりした際に患者やその家族による再テーピングは難しくなるため，interlace suture は強固な縫合であることを考慮すると，テーピングは必ずしも減張位である必要はなく，指が同一の動作となるような単純なテーピングでも許容されると考えている．テーピングは術後 6 週で除去してフリーとする．腱移行・腱移植の場合は dynamic splint を用いることが望ましいが，患者の基礎状態やキャラクターから装着の継続が難しい場合は，4 週間の MP 関節伸展位での外固定後に可動域訓練を開始する．移行を受けた腱の指は術後 6 週までテーピングで動きをまとめるようにしておく．

EPL 断裂

術後は母指 MP および IP 関節を完全伸展させ対立位で掌側外固定する．3 週後から夜間固定のみとし，他動伸展，自動屈曲を中心とした可動域訓練を開始する．夜間固定は術後 6 週継続する．

頻度の高い術後トラブルと対処法

術後感染や創癒合不全に関しては他の術式と同様である．腱の縫合不全による再断裂の頻度は低いが，身体所見と上述した各種検査で再断裂が強く疑われる場合は再手術が必要となる．なお，MP 関節の伸展は回復に時間を要する場合があり，回復不良な場合は少なくとも術後24週までは後療法を継続すべきである．関節形成術後における腱の再断裂に関しては，本書「手関節形成術（尺骨遠位端手術）」の項を参照されたい．

文献

1） Vaughan-Jackson OJ. Rupture of extensor tendons by attrition at the inferior radio-ulnar joint; report of two cases. J Bone Joint Surg Br. 1948; 30b: 528-30.
2） Sivakumar B, Akhavani MA, Winlove CP, et al. Synovial hypoxia as a cause of tendon rupture in rheumatoid arthritis. J Hand Surg. 2008; 33: 49-58.
3） Ishikawa H, Abe A, Murasawa A, et al. Rheumatoid wrist deformity and risk of extensor tendon rupture evaluated by 3DCT imaging. Skeletal Radiol. 2010; 39: 467-72.
4） Sunagawa T, Ishida O, Ishiburo M, et al. Three-dimensional computed tomography imaging: its applicability in the evaluation of extensor tendons in the hand and wrist. J Comput Assist Tomogr. 2005; 29: 94-8.
5） Abe A, Ishikawa H, Murasawa A, et al. Extensor tendon rupture and three-dimensional computed tomography imaging of the rheumatoid wrist. Skeletal Radiol. 2010; 39: 325-31.
6） Sakuma Y, Ochi K, Iwamoto T, et al. Number of ruptured tendons and surgical delay as prognostic factors for the surgical repair of extensor tendon ruptures in the rheumatoid wrist. J Rheumatol. 2014; 41: 265-9.
7） Gong HS, Lee JO, Baek GH, et al. Extensor tendon rupture in rheumatoid arthritis: a survey of patients between 2005 and 2010 at five Korean hospitals. Hand Surg. 2012; 17: 43-7.
8） Williamson L, Mowat A, Burge P. Screening for extensor tendon rupture in rheumatoid arthritis. Rheumatology（Oxford）. 2001; 40: 420-3.
9） Williamson SC, Feldon P. Extensor tendon ruptures in rheumatoid arthritis. Hand Clin. 1995; 11: 449-59.
10） 越智健介，堀内行雄．陳旧性屈筋腱損傷に対する機能再建術．In: 金谷文則，他編．OS NOW Instruction No.23 整形外科手術の新標準　手の外傷 早期機能回復をめざして．東京: メジカルビュー社; 2012．p.110-24.
11） Boyce T, Youm Y, Sprague BL, et al. Clinical and experimental studies on the effect of extensor carpi radialis longus transfer in the rheumatoid hand. J Hand Surg Am. 1978; 3: 390-4.
12） Nalebuff EA, Patel MR. Flexor digitorum sublimis transfer for multiple extensor tendon ruptures in rheumatoid arthritis. Plast Reconstr Surg. 1973; 52: 530-3.
13） Mountney J, Blundell CM, McArthur P, et al. Free tendon interposition grafting for the repair of ruptured extensor tendons in the rheumatoid hand. A clinical and biomechanical assessment. J Hand Surg Br. 1998; 23: 662-5.
14） 森谷浩治，吉津孝衛，他．長母指伸筋腱皮下断裂に対し局所麻酔下に施行した固有示指伸筋腱移行から得た新知見．日手会誌．2010; 26: 275-8.
15） 石黒　隆，池上博泰，伊藤恵康，他．手指伸筋腱皮下断裂に対する再建法―減張位超早期運動について．日手会誌．1989; 6: 509-12.

〈佐久間　悠〉

手関節形成術（尺骨遠位端手術）

手術適応

関節リウマチにおける手関節形成術は，遠位橈尺関節や尺骨頭に起因する症状がみられる場合に適応を考慮する．具体的には遠位橈尺関節破壊による回内外動作時の疼痛，尺骨頭の背側亜脱臼や不安定性とそれに伴う可動域制限や疼痛などの症状を認め，内科的な抗リウマチ治療，装具や理学・作業療法により改善が得られない場合である．背側亜脱臼した尺骨頭との物理的摩擦により手指伸筋腱断裂をきたした場合は保存的治療での改善は見込めず，伸筋腱再建術と同時に関節形成術を行うことが必要となり，このケースの頻度が最も高い．伸筋腱再建に関する具体的な手技は「伸筋腱断裂修復術」の項に解説する．なお，本手術は橈骨手根関節に対する術式ではないため，同関節の変形疼痛や可動域制限それ自体は適応にはならない．しかし，術中には同関節にもアプローチして背側の骨棘切除や滑膜切除を行うことが可能であり，限定的ではあるが効果が見込める場合もある．

術前プランニング

術式は大きく 2 種類に分けられる．尺骨頭の切除のみを行う Darrach 法[1]と，遠位橈尺関節固定と尺骨遠位端部の切離を行う Sauvé-Kapandji 法（S-K 法）[2]である．それぞれの一般的な適応は以下の通りとなるが，術前評価のためには単純 X 線写真のみならず，変形が高度な場合には CT 画像での評価が有用である．

Darrach 法

遠位橈尺関節における切除関節形成術であり，尺骨頭の切除のみを行う．この手技により手関節尺側の支持がなくなるが，関節リウマチではそれにより手根骨の尺側移動や偏位をきたす可能性があるため，本法は炎症の結果橈骨と手根骨が癒合している症例や，橈骨の骨棘などにより手根骨の尺側安定性が保たれている症例に対して行っている 図1．

S-K 法

前述のような手根骨の尺側移動や偏位の術後発生を防ぐため，橈骨遠位端に尺骨頭を固定して尺側に棚を作り

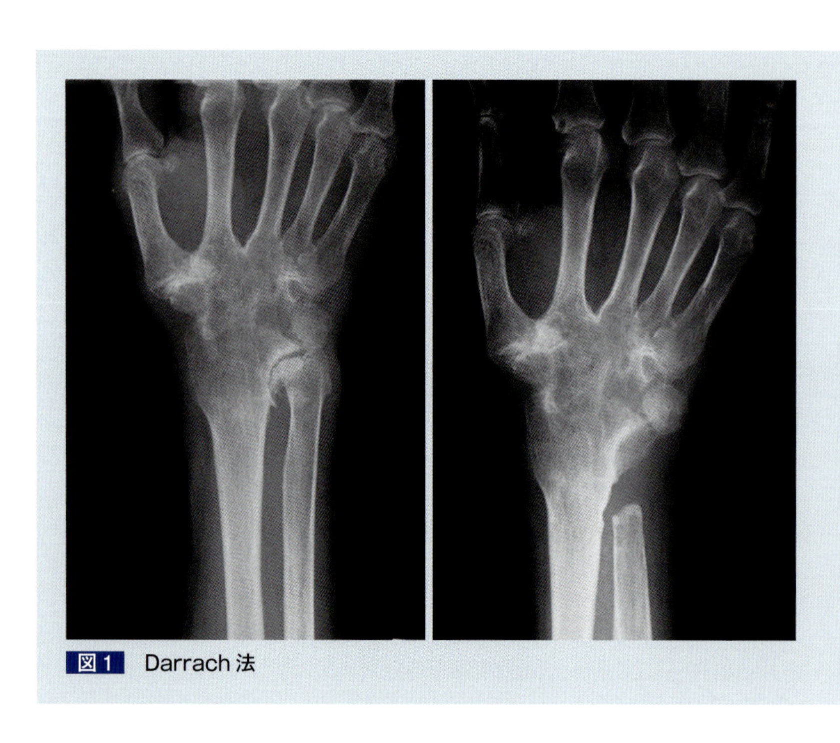

図1 Darrach 法

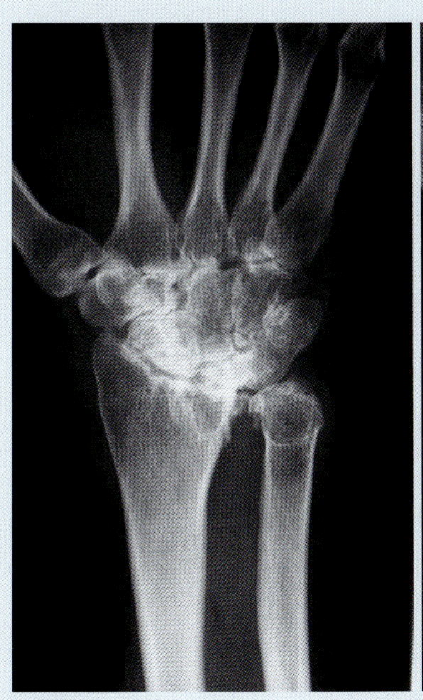
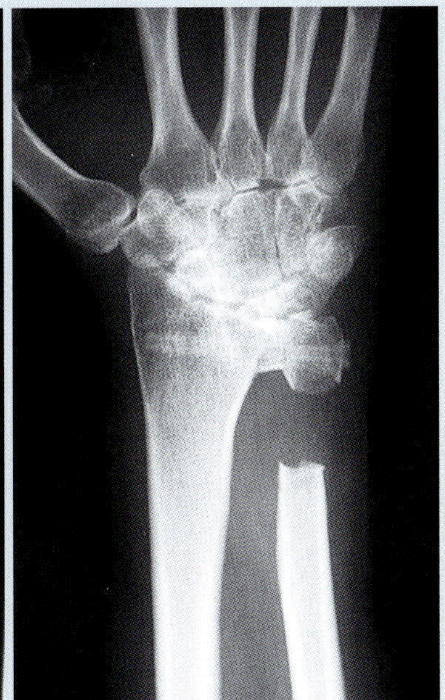

図2 Sauvé-Kapandji（S-K）法

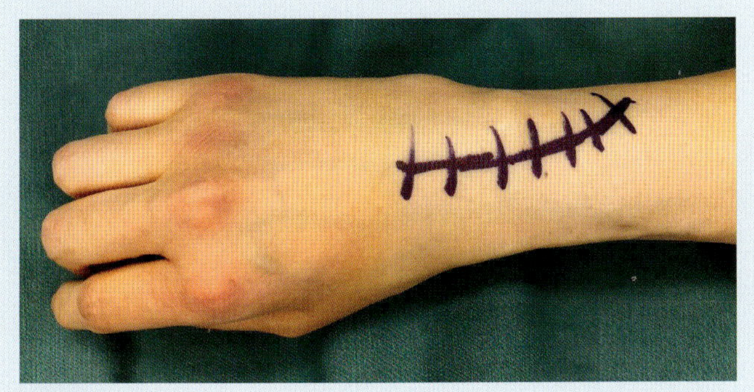

図3 皮切

骨性の支えとし[3]，また，回内外動作を可能とするために尺骨骨幹部と尺骨頭の間を切り離す処置を行うものである 図2．Darrach 法が適応とならない場合には原則としてS-K法を行っている．また手根骨の尺側安定性が保たれている場合でも，整容的な理由で尺骨頭による手関節外背側の隆起を患者が希望する場合もあるため，その点は事前によく相談しておくべきである．固定には骨吸収性スクリューであるジンマー・バイオメット社のオステオトランス・プラス® を用いている．

手術手順

体位は仰臥位，手台を用いて上腕を空気止血帯で駆血した状態で行う．手関節の回内制限が強い場合は，肩を内旋かつ肘を軽度屈曲するとともに手～肘の下に畳んだ覆布を置くなどして手関節背側が真上になるように調整する．肩・肘の可動域制限が非常に強い場合，手台や器械台を患者の腹部上に設置してその位置で手術を行う方法を検討する．麻酔は通常，鎖骨上窩腕神経叢ブロックで行っている．手指伸筋腱断裂に対する再建術を同時に行う場合も多いが，その手技に関しては「伸筋腱断裂修復術」の項を参考にされたい．

①皮切

手関節中央から遠位は中手骨基部の周辺まで，近位はやや尺側に彎曲させ尺骨頭から近位 3 cm 程度までの縦皮切を置く．皮膚壊死を防ぐためになるだけ厚く皮下脂肪を付けて剥離する 図3．

②展開

伸筋支帯の露出，伸筋支帯の切開・剥離を行う．「伸筋腱断裂修復術」の項を参照．

③関節包の切開，滑膜切除

伸筋腱をGelpi 鉗子で除けて背側の関節包靱帯を露出させる．後骨間神経の終末枝が関節包上を走行しているため，伴走血管とともに剥離して切除する．背側の関節包靱帯が保たれており十分に厚い flap が作れる場合は Berger による方法[4]で切開し，尺骨上に縦切開を追加する．関節包靱帯が脆弱な場合や手根骨のアライメントがすでに崩れている場合は，手根中央関節部から正中切開を近位へ加え，やや彎曲させて尺骨の骨膜へとつなげる 図4．関節包靱帯を骨から剥離し，尺骨では骨膜も剥離する．ここで他動的に手関節を牽引・屈曲させ，手根中央関節と橈骨手根関節および遠位橈尺関節の状態を観

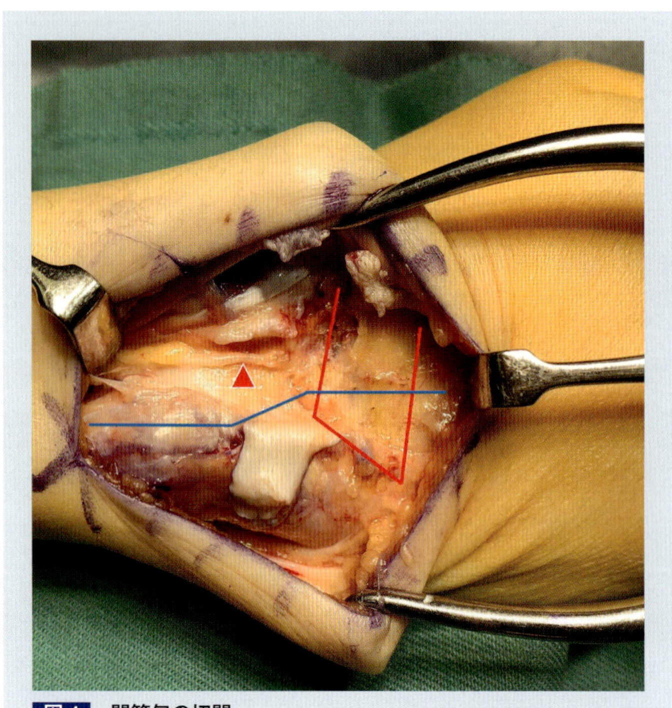

図4 関節包の切開
赤線: Berger の切開，青線: 正中切開，矢頭: 後骨間神経終末枝．

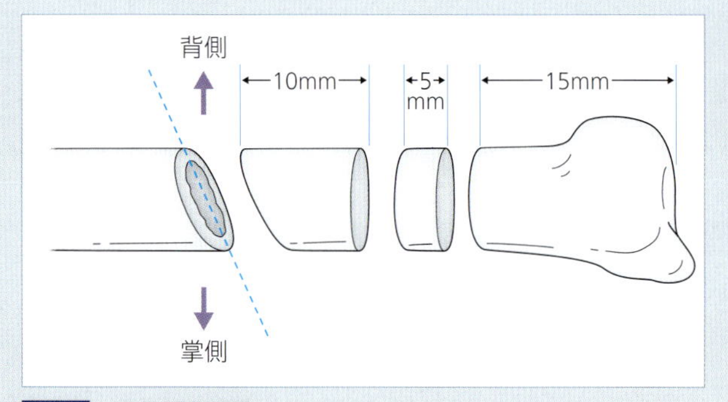

図5 尺骨頭の切除
背側に鋭な部分がこないように傾けて骨切りする．

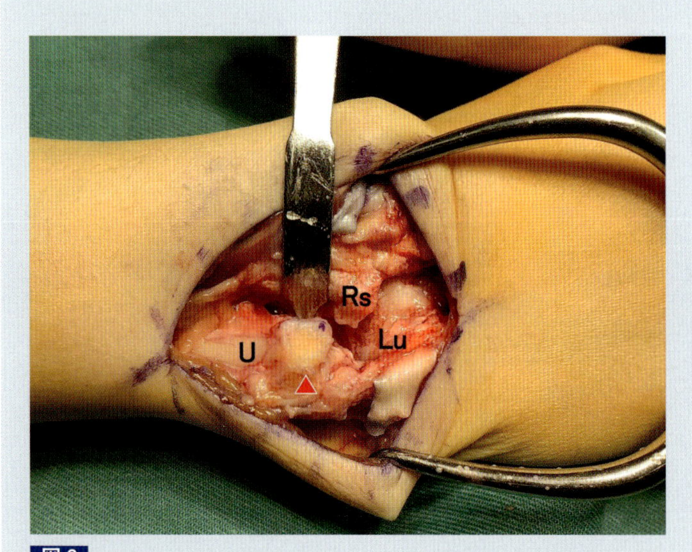

図6
矢頭: 尺骨頭の新鮮化，U: 尺骨，Rs: 橈骨の骨棘，Lu: 月状骨．

察するとともに，可及的に滑膜切除を行う．手根骨の安定性をよく評価する．橈骨-手根骨間の骨癒合や橈骨遠位部の骨棘性変化などにより手根骨が尺側ストレスに対して安定している場合は Darrach 法を選択する．

④尺骨の骨切りと尺骨頭の固定

1）Darrach 法

骨膜を剥離後，レトラクタを挿入して尺骨遠位端から3 cm の部分で骨切りし，尺骨頭を切除する．断端は前後方向にやや角度をつけ掌側がわずかに長くなるようにすることで，鋭的な断端が背側に位置しないようにする 図5．尺骨の断端は方形回内筋に縫着することで制動を図る（後述）．

2）S-K 法

他動的に手関節を中間位とした状態で尺骨頭が橈骨に接する関節面をマーキングする．仰臥位で手術を行う場合，手背を上にして手術台に患肢を置くと手関節は回内位になり前述のマーキング面は上方向を向くようになることに注意し 図6，bone saw で同部の海綿骨を露出させる．新鮮化を行う際は生理食塩水をかけながら行い，熱による骨細胞の損傷を防ぐ．次に，尺骨遠位端から 15 mm，そこから 5 mm，さらにそこから 10 mm になる部位で骨切りを行う 図7．すなわち，尺骨遠位端は 15 mm 残り，骨幹部とは 15 mm 離れることになる 図5．最も近位部の骨切りの際には Darrach 法と同様にやや角度を付け，背側に骨切り部の尖った部分が位置

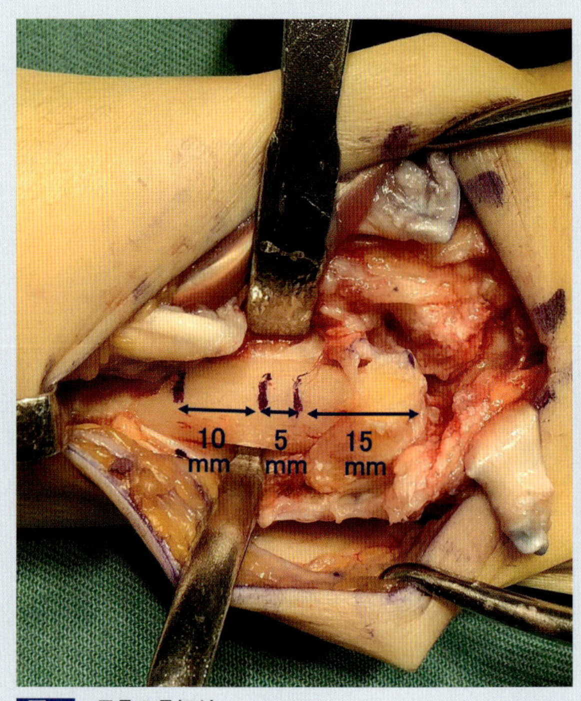

図7 尺骨の骨切り

JCOPY 498-02712

しないようにする．尺骨頭を残して骨切り部を切除し，それにより得られるスペースから必要に応じて深部の滑膜切除を行う．橈骨の遠位橈尺関節面において尺骨を固定する部位をドリルバーで削り，新鮮化かつ平坦化して海綿骨を露出させるが，背側寄りに尺骨頭を固定すると手根骨を掌側に押し出すように作用してしまう可能性が考えられるため，橈骨の掌側寄りを新鮮化するように注意している 図8．尺骨の骨切りで作成した長さ 5 mm の尺骨遠位部骨片を間に挟み，尺骨頭を尺側からガイドピンで橈骨に固定する 図9．Variance は 0 として尺骨頭を固定するが，尺側の棚を作成するという目的を鑑み，全体をわずかに遠位側に傾けて固定するようにしている[5] 図10．尺側手根伸筋（ECU）を損傷しないよう注意して行う．支帯に小切開を置いて ECU を除けてピンを刺入してもよい．橈骨の対側皮質を貫通した時点でデプスにてガイドピンの長さを計測した後さらにピンを進め，皮下にピン先端が触れる位置に小切開を置き，橈骨神経浅枝に気を付けながら皮膚の外までガイドピン先端を出して鉗子で把持しておき，中空ドリルによるドリリング後にピンが抜けないようにしておく．用いる吸収性スクリューは圧着効果を高めるためにハーフスレッドタイプとし，長さは実測値より 5 mm 短いものを用いることで対側に突き出ない monocortical な固定になるようにしている．尺骨頭のガイドピン刺入部のやや近位に，尺側から 1.2 mm の Kirschner 鋼線（K-wire）を橈骨まで bicortical に刺入し，スクリュー挿入時の回旋防止とする 図11．ガイドピン刺入部を中空ドリルでドリリングしたのちにタッピングを行い，スクリューを挿入する．スクリューは十分な圧着と固定力が得られるまで挿入するが，固定力が破綻しないように回しすぎには

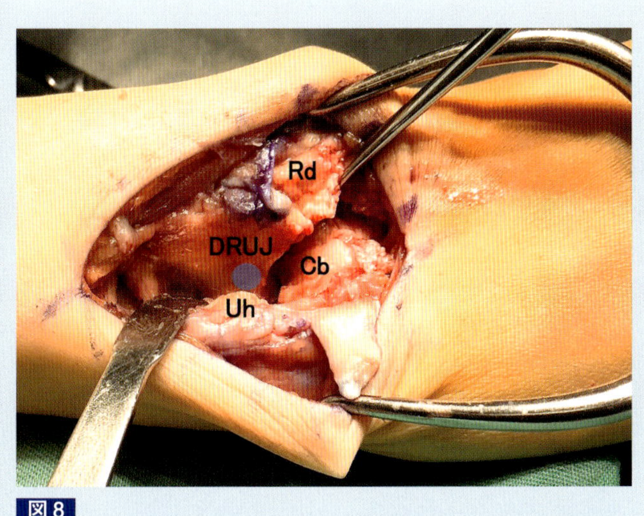

図8
橈骨の掌側寄りである図中の円の周辺を新鮮化し，尺骨頭を固定する．Rd: 橈骨背側面，DRUJ: 遠位橈尺関節面，Uh: 尺骨頭，Cb: 手根骨．

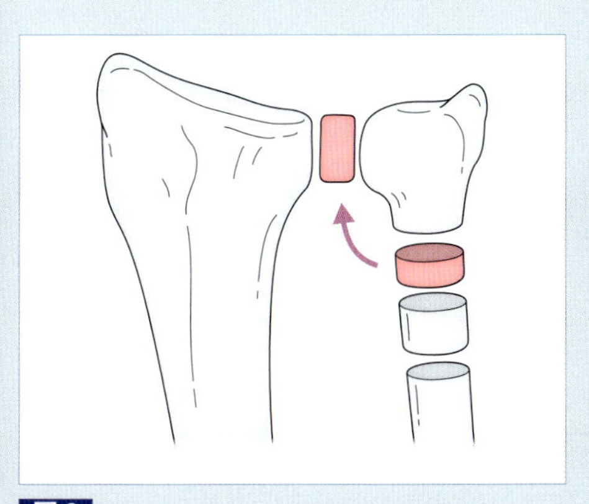

図9
5 mm の骨片を間に挟んで橈骨に尺骨頭を固定する．

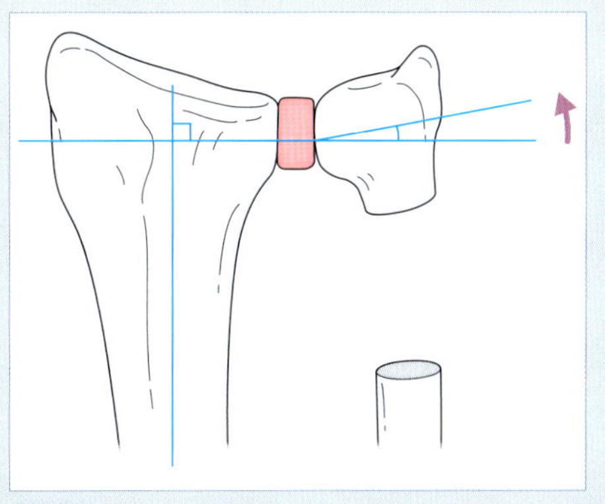

図10
尺骨頭をわずかに遠位に傾けて固定する．

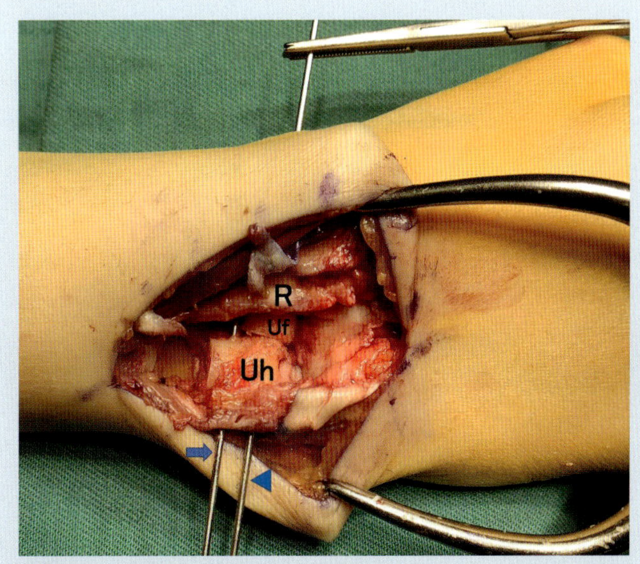

図11 尺骨頭のガイドピンによる固定
R: 橈骨，Uf: 挟み込んだ尺骨骨片，Uh: 尺骨頭，矢頭: オステオトランス・プラス® スクリューのガイドピン，矢印: 回旋防止のために刺入した 1.2 mm K-wire．

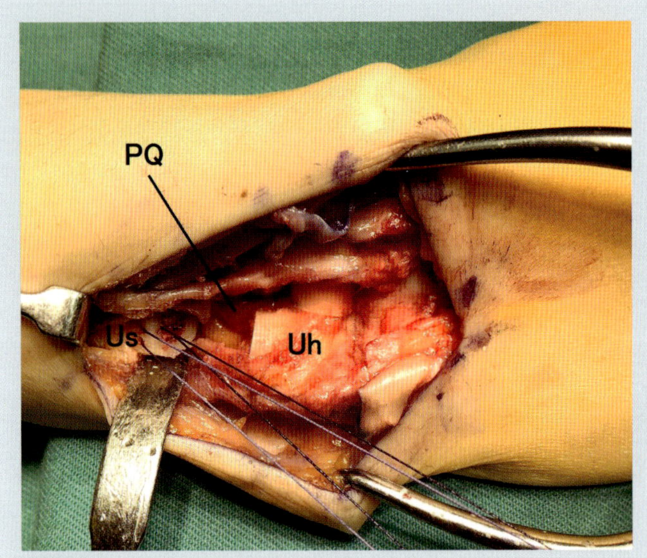

図 12
尺骨断端に開けた骨孔に吸収糸を通した状態．PQ に縫着する．
Us: 尺骨断端，PQ: 方形回内筋，Uh: 尺骨頭．

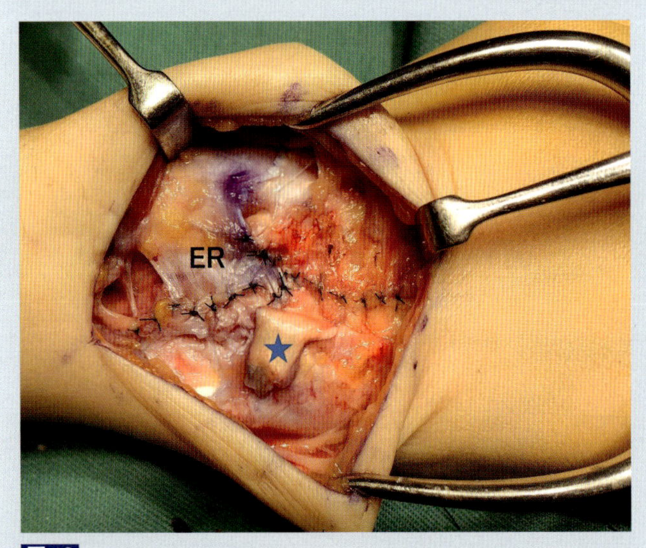

図 13
ER: 腱の滑走床として用いた橈側 base の伸筋支帯，星印: 翻転している尺側 base の伸筋支帯 flap.

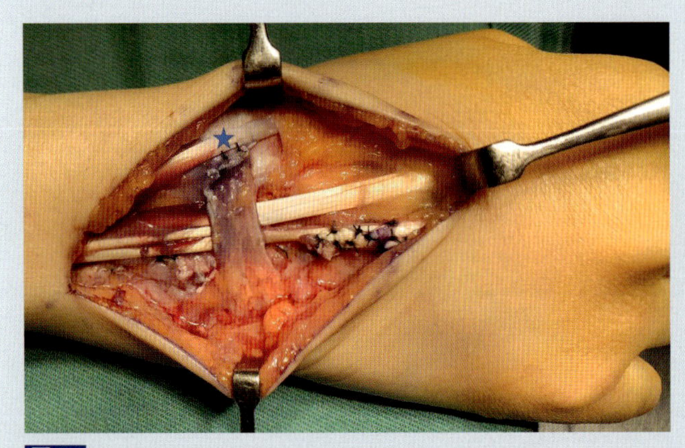

図 14
残存した尺側 base の伸筋支帯を再建する．長母指伸筋腱（星印）は外に出しておく．

十分気を付ける．スクリュー挿入後に回旋予防の K-wire を抜去するが，まず，橈骨だけから抜くことで尺骨の固定性を確かめ，固定力に不安がある場合は再度挿入して留置する．その場合，wire の刺入部断端は慎重に bend したのち 2 mm 程度を残して切断して軽く打ち込み，なるだけ皮下に触れないようにしておく．

⑤尺骨頭の断端動

尺骨の近位断端に骨孔を 2 カ所あけて 3-0 の吸収糸 2 本を通し，方形回内筋（PQ）に深く糸をかけて縫合することで制動を図る **図 12**．

⑥関節包・伸筋支帯の再建，縫合・閉創

充分に洗浄した後，関節包靱帯を 4-0 ナイロン糸で強固に縫合する．比較的組織がしっかりしていることの多い遠位部から縫合していく．橈骨遠位端部は縫合できる関節包が残存していないことも多く，その場合は step-cut した伸筋支帯の半分を用いて骨を覆い，伸筋腱のための滑らかな滑走床を作成する **図 13**．背側にみられる骨棘などは切除し，Lister 結節も鋭く変形している場合は切除しておく．伸筋支帯の縫合時には長母指伸筋腱を支帯の外に出しておくことが一般的である．残存した伸筋支帯の flap を 4-0 ナイロン糸で縫合して再建する **図 14**（関節包として用いなかった場合は全て原位置で縫合する）．伸筋支帯の長さが不足する場合はさらに半裁・反転し延長して用いる．皮膚を 5-0 ナイロン糸で縫合して終了とする．

TIPS & PITFALL

S-K において，橈骨掌側の sigmoid notch から比較的大きい骨棘性の変化がみられることがあるが，それにより手根骨に対する尺側支持性が付与されている場合は必ずしもその部分を切除する必要はない．

また尺骨頭を設置してタッピングする際，全長にわたってタップを行うと骨脆弱性が強い場合は海綿骨とスクリューの間に十分な固定力が生じない場合がある．よって，ドリリングした全長にわたるタッピングは行わず，橈骨の遠位橈尺関節面をやや超える程度の位置までに留めておく．比較的若年で海綿骨の状態が良好である場合も，同様の目的でタッピングはスクリュー長より 5 mm 程度短い位置までに留めておくようにしている．

後療法

術後３週間の前腕掌側外固定後に手関節の屈伸可動域訓練を開始する．早期からの手指運動を励行するが，伸筋腱再建を行った場合はその後療法に準じる．荷重運動を許可するのは術後２カ月からとしている．

頻度の高い術後トラブルと対処法

S-K 術後に偽関節やスクリュー折損が発生することがある．画像上で骨癒合像が得られていなくても局所が安定していれば無症状のことが多く，経過観察とする．スクリューが折損することで尺骨頭がやや転位することはあるが，固定期間をやや延長することで問題なく経過することが多く，大きな転位や尺骨頭の遊離などはほぼ起こらないと言ってよい．尺骨断端が橈側に転位してくる傾向はしばしばみられ，時間の経過とともに改善あるいは転位が止まって安定することが普通であるが，まれに回内外動作で橈骨と impingement を生じ不快感や疼痛などの症状を呈して外科的治療が必要となる場合がある．尺骨断端の背側転位による伸筋腱の摩耗性断裂はときにみられ[6-8]尺骨の切り過ぎがリスクの１つとされるが，断端を PQ に縫着するようにしてから自験例はない．この病態が生じた場合は伸筋腱の再建とともに尺骨断端の確実な制動が必要になる．尺骨断端の制動には ECU を distal base あるいは proximal base として半裁し，尺骨断端に作成した骨孔に通したうえで ECU 自身に縫合する方法[9]がよく用いられる．ただし，高度な背側転位を制動する場合は ECU による制動は弱い印象があり，また，ECU 縫合時のテンションを強め過ぎると手根骨が尺屈する可能性があるため，尺側手根屈筋などによる制動を考慮したほうが良い場合もある．

文献

1）Nolan WB 3rd, Eaton RG. A Darrach procedure for distal ulnar pathology derangements. Clin Orthop Relat Res. 1992; (275): 85-9.
2）Taleisnik J. The Sauve-Kapandji procedure. Clin Orthop Relat Res. 1992; (275): 110-23.
3）Papp M, Papp L, Lenkei B, et al. Long-term results of the Sauvé-Kapandji procedure in the rheumatoid wrist. Acta Orthopaedica Belgica. 2013; 79: 655-9.
4）Berger RA. A method of defining palpable landmarks for the ligament-splitting dorsal wrist capsulotomy. J Hand Surg. 2007; 32: 1291-5.
5）Sakuma Y, Ochi K, Yano K, et al. Association between position of the fixed ulnar head and carpal translocation after the Sauvé-Kapandji procedure in patients with rheumatoid arthritis. Mod Rheumatol. 2016; 26: 702-7.
6）Newmeyer WL, Green DP. Rupture of digital extensor tendons following distal ulnar resection. J Bone Joint Surg Am. 1982; 64: 178-82.
7）Pring DJ, Williams DJ. Closed rupture of extensor digitorum communis tendon following excision of distal ulna. J Hand Surg Br. 1986; 11: 451-2.
8）Wada T, Ogino T, Ishii S. Closed rupture of a finger extensor following the Sauvé-Kapandji procedure: a case report. J Hand Surg. 1997; 22: 705-7.
9）O'Donovan TM, Ruby LK. The distal radioulnar joint in rheumatoid arthritis. Hand Clin. 1989; 5: 249-56.

〈佐久間　悠〉

手関節固定術（部分固定，全固定）

手術適応

関節リウマチにおいて，主に橈骨手根関節の破壊による疼痛や変形がある場合に適応を考慮する[1]．

部分固定術

橈骨手根関節に Larsen grade[2] Ⅱ～Ⅳ程度の破壊による疼痛や変形・不安定性症状があり，保存加療の効果が少なく，手根中央関節の破壊がみられないかあるいは軽度である場合に適応となる．近位手根列と橈骨を固定するため術後も手根中央関節の可動性は維持可能であり，また中等度までの手根骨の転位・偏位や不安定性を矯正もしくは予防するためにも有効である 図1．そのため，手指伸筋腱断裂に対する手術時に尺骨頭切除と併せて部分固定術を行う場合もあるが[3]，当センターではルーチンには行っていない．手根中央関節の破壊が強くその症状がある場合は適応とならない．また手根中央関節が強直している場合，部分固定術により全固定の状態になってしまうことに注意が必要である．術後の手関節の可動域はある程度保たれるものの概ね正常の25～50％に留まるとされており[4]，術前の状態による個人差もあるため，その点を十分に患者に説明して理解を得ておく必要がある．

全固定術

橈骨手根関節に高度な破壊（Larsen grade Ⅳ～Ⅴ）をきたしており手根中央関節にも破壊がみられる場合や，橈骨手根関節の脱臼・亜脱臼を含めた著しい変形や不安定性がみられる場合に適応となる 図2．関節由来の疼痛に関しては確実な除痛が得られ機能予後も比較的良好

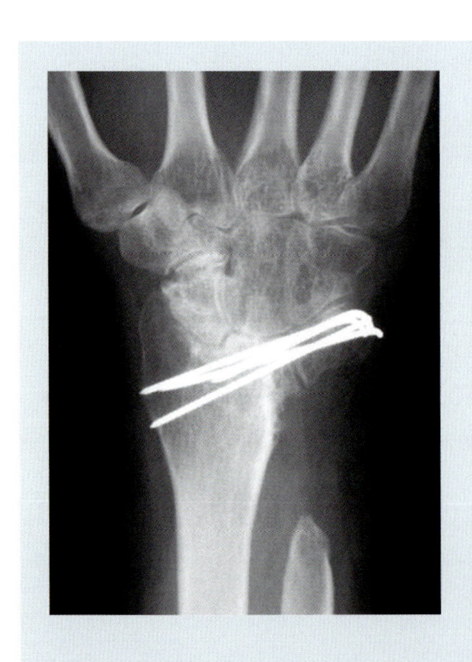

図1 部分固定術
この症例では三角骨-月状骨-橈骨を固定している．

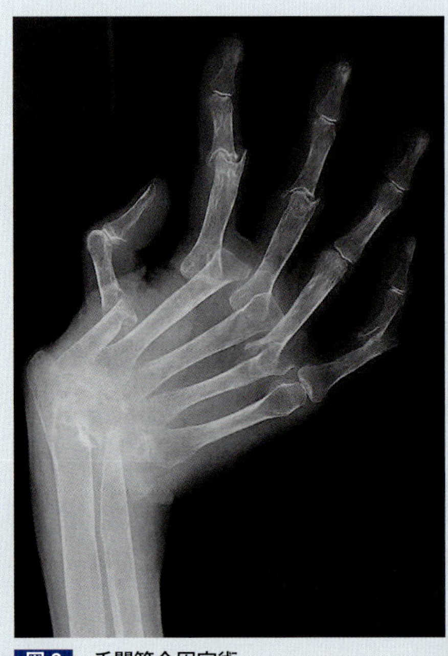

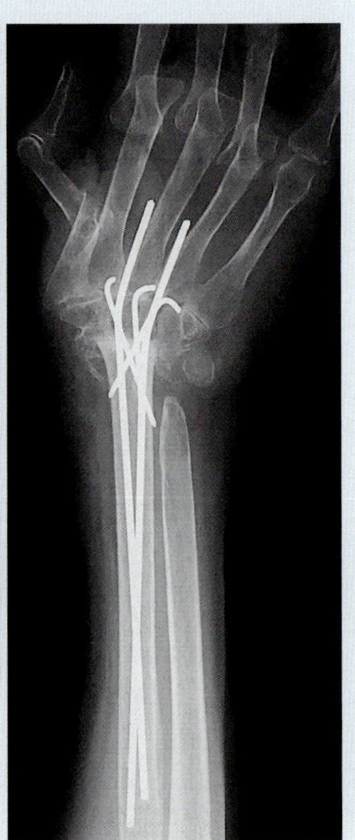

図2 手関節全固定術

JCOPY 498-02712

であるため患者満足度は高いとされるが[5]，手関節の可動性は失われるため，術前に患者によくその点を説明し適応を見極めることが必要である．

術前プランニング

部分固定は近位手根列と橈骨間で行うことが一般的であるが，どこを固定するかは近位手根列内での関節破壊の程度で決定される．通常は橈骨-月状骨間の固定で十分であるが，月状骨の破壊が強い場合，あるいは月状三角骨関節に破壊がある場合には三角骨も含めて固定を行う．舟状月状骨関節の破壊もみられる場合は同部の固定も行う．ステープルや Acutrak® スクリューを用いた固定を行うため，十分な bone stock があるかどうかを単純 X 線画像で検討しておく．また前述のように手根中央関節の状態と機能性も評価しておく．全固定は Kirschner 鋼線（K-wire）や髄内ロッド，プレートなどを用いて行う．手背の皮膚を含めた軟部組織が脆弱な症例ではプレートは望ましくない．太い髄内ロッドで中手骨～橈骨を固定する方法もあるが，骨脆弱性が強く中手骨の強度に不安がある場合は避ける．ムチランス変形で骨吸収が著しい場合は腸骨などからの骨移植も検討する．

手術手順

体位は仰臥位，手台を用いて上腕を空気止血帯で駆血した状態で行う．麻酔は鎖骨上窩腕神経叢ブロックで行っているが，変形が強く時間を要する症例や腸骨採取が必要な症例では全身麻酔で行う．手指伸筋腱断裂に対する再建術を同時に行う場合もあるが，その手技に関しては「伸筋腱断裂修復術」の項を参考にされたい．

①皮切

手関節中央から遠位は中手骨基部の周辺まで，近位はやや尺側に彎曲させ尺骨頭から近位 3 cm 程度までの縦皮切を置く．

②展開

(1) 伸筋支帯の露出および伸筋支帯の切開・剥離
　「伸筋腱断裂修復術」の項を参照．

(2) 関節包の切開，滑膜切除
　「手関節形成術（尺骨遠位端手術）」の項を参照．

(3) 尺骨頭の切除
　同項の「Darrach 法」を参照．

(4) 尺骨断端の制動
　同項の「S-K 法」を参照．

③固定

1）部分固定

手関節牽引・屈曲させることで橈骨手根関節および手根中央関節の間隙を開きつつ，掌側まで滑膜切除を十分に行う．月状骨-橈骨間を固定する場合はステープルもしくは Acutrak® mini スクリューを用いる．三角骨-月状骨-橈骨間を固定する場合は 1.2 mm K-wire で可能であるがステープルを併用するとより確実である．ステープルは幅 10～15 mm，脚長 13～16 mm 程度の製品が一般的に適するが，実際の骨のサイズに合わせて選択する．手根骨が掌側脱臼や尺側移動している場合は用手的に仮整復し本来の橈骨月状骨窩に月状骨を位置させ，その状態での両骨の接触面を確認してドリルバーで皮質を削り海綿骨を露出し，fitting が良好になるよう整形を行う．三角骨-月状骨間も固定する場合は両骨が接する関節面も展開し，同様にドリルバーで接触面を新鮮化する．ドリルバーの使用中は生理食塩水をかけながら行い，海綿骨組織を熱によるダメージから保護するようにする．固定の際には切除した尺骨頭から摘出した海綿骨の充填を行う．ステープルを用いる場合は，三角骨の尺側を切開して尺骨神経背側皮枝の損傷に注意しながら展開して三角骨を露出させ，用手的に整復位を保持して 1.2 mm の K-wire を 1 本または複数，三角骨から月状骨を通して橈骨に刺入することで仮固定する．脱臼・変形が高度であり整復位がとれない場合や，完全な整復位をとると骨の密着性が不良になるような場合は，完全に整復できなくとも骨が十分接触を保ち安定する至適部位で固定を行うようにする．用いるデバイスごとの推奨される方法に従って橈骨-月状骨をステープルで固定するが，骨脆弱性が強い場合は K-wire にて骨孔を作成し，用手的かつ愛護的に打ち込むようにする 図3．月状骨-三角骨間を固定する場合は同様にステープルで固定するか，もしくは固定性が良好であれば仮固定のために刺入した K-wire を留置する．Acutrak® スクリューを用いる場合は，骨の大きさに応じて mini または micro を用いる．橈骨手根関節を用手的に整復した状態で手根中央関節を屈曲させレトラクタで十分開き，ガイドピンを月状骨遠位部から橈骨遠位部へ長軸方向に刺入して，術中透視にて至適位置にあることを確認する．デプスで計測後，中空ドリルでドリリングした後，用手的に圧着しながらスクリューを挿入する．

2）全固定術

固定法としては，bone stock が乏しく骨脆弱性が比較的強い場合も施行可能であり，術後の皮膚や軟部組織への影響も少ない Feldon の方法に基づいて全固定術を

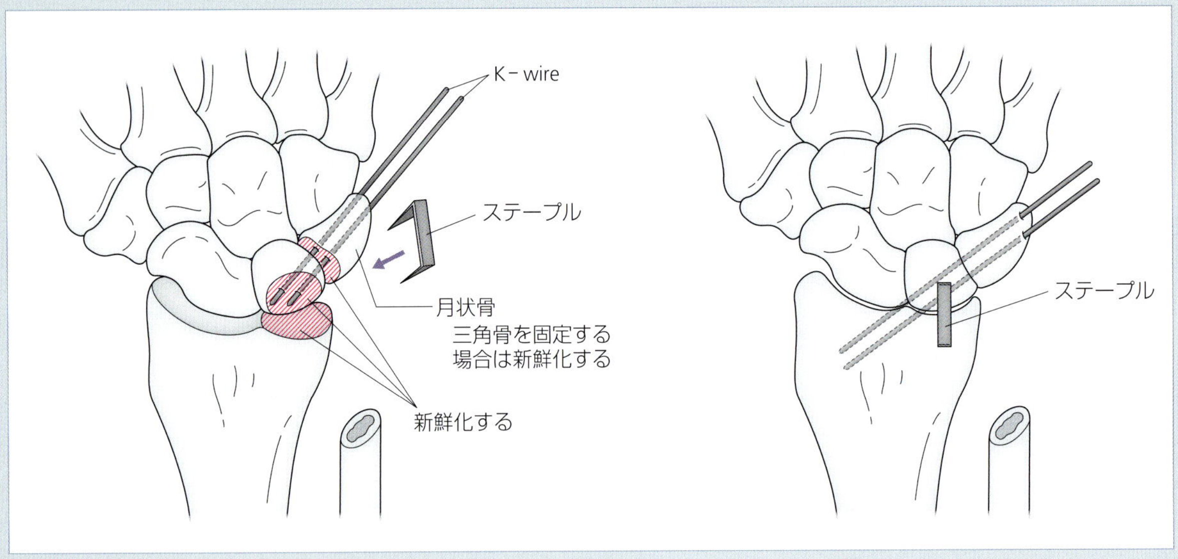

図3 仮固定

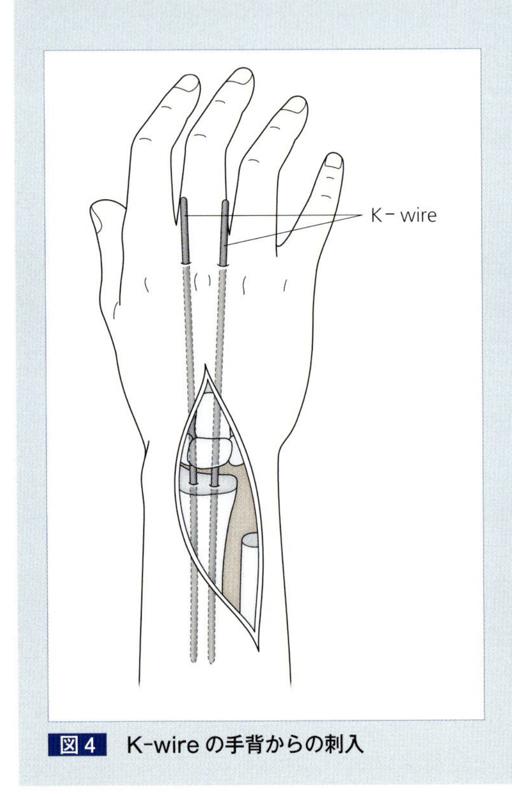

図4 K-wireの手背からの刺入

行っている[4]．全固定が適応となる場合は手関節の変形が著しい場合も多い．固定肢位は軽度の背屈・尺屈とするが，その肢位で安定した骨の接触面を最小限の骨切りで得るべく，少しずつ橈骨と手根骨を整形していく．骨の接触部位をマーキングしておき，ドリルバーでよく新鮮化する．固定には2.0～2.5 mmのK-wireを用いる．第2～3および3～4中手骨頭間の背側皮膚に小切開を置き，そこからパワーを用いて手根骨へK-wireを刺入し，手根骨の近位関節面に先端を出した後，用手的に橈骨手根関節を整復位に保持しながらK-wireを打ち込むことで橈骨の髄腔まで進める **図4** ．K-wireの先端が橈骨骨幹部1/2程度に位置するまで進めるが，この際に切除した尺骨頭から採取した海綿骨を固定部に充填しておく．なお，手部におけるK-wireの通過部分が掌側になりすぎると中手骨間の神経血管束を損傷する可能性が生じるので注意する．K-wire先端を手根骨の至適位置に進めることが困難である場合は，手根骨近位部から逆行性にK-wireを刺入して手背に出し，整復位をとりながら順行性に橈骨髄腔内へ進めるようにする．橈骨の骨軸とK-wireが完全に一致していない場合でも，wireはしなりながら髄腔を進んでいく．K-wireを刺入後にも関節をbendingして肢位を最適化することが可能である．橈骨と手根部をしっかりと保持し，用手的に慎重に曲げるようにする．骨強度に不安がある場合は，手根骨-橈骨間の小範囲を開いて2本のペンチでK-wireを把持し，手根骨部を把持してゆっくりと曲げていく．2本のK-wireを用いることで回旋不安定性もほとんどの場合で回避できるが，安定性の状態に応じて1.2 mm程度の短いK-wireを手根骨-橈骨間へ追加することやステープルなどの併用も考慮する．

④縫合・閉創

「手関節形成術（尺骨遠位端手術）」の項の「手術手順⑥関節包・伸筋支帯の再建，縫合・閉創」を参照．

TIPS & PIT FALL

全固定術を行う際，手根骨〜橈骨アライメントの個人差により，固定のためのK-wireが手根骨内ではなくその背側を通過して橈骨に入る場合があるが，その場合も固定性には特に問題はないとされる[4]．ただし，可能な限り手根骨内を通過するように調整している．

後療法

術後3週間の前腕掌側シーネ後とし，肩・肘・手指の可動域訓練を早期に開始する．定期的にK-wireの安定性と骨の状態を確認し，荷重は少なくとも術後2カ月以降とする．

頻度の高い術後トラブルと対処法

創部感染や創癒合不全は他の術式に比べて特に多いということはない．固定部の偽関節の頻度は少ないが，画像上で偽関節像が認められたとしても線維性の癒合により安定性は保たれ無症状であることが多いため，不安定性がなければ経過観察とする．K-wireのある程度のmigrationは生じても問題ないことが多いが，皮膚障害や疼痛などが生じたら外科的に抜去する．

文献

1）Nalebuff EA, Garrod KJ. Present approach to the severely involved rheumatoid wrist. Orthop Clin North Am. 1984; 15: 369-80.
2）Larsen A, Dale K, Eek M. Radiographic evaluation of rheumatoid arthritis and related conditions by standard reference films. Acta Radiol Diagn (Stockh). 1977; 18: 481-91.
3）Ishikawa H, Murasawa A, Nakazono K. Long-term follow-up study of radiocarpal arthrodesis for the rheumatoid wrist. J Hand Surg. 2005; 30: 658-66.
4）Feldon P, Terrono AL, Nalebuff EA, et al. Rheumatoid arthritis and other connective tissue diseases. In: Wolfe SW, Hotchkiss RN, Pederson WC, et al, editors. Green's operative hand surgery. 6th ed. Philadelphia: Elsvier Churchill Livingstone; 2010. p.2027-8.
5）Wei DH, Feldon P. Total wrist arthrodesis: indications and clinical outcomes. J Am Acad Orthop Surg. 2017; 25: 3-11.

〈佐久間　悠〉

軟部組織再建術

手術適応

軟部組織再建の対象となる上肢の関節は，一般的には中手指節（MP）関節，近位指節（PIP）関節である．関節リウマチにおけるMP関節の典型的な変形は尺側偏位，PIP関節ではボタン穴変形，スワンネック変形がある 図1 ．これらの変形において関節適合性およびある程度のflexibilityが保たれている段階で，関節の摺動面に起因する疼痛がなく，投薬治療やステロイドの関節注射および装具療法などで改善が得られず患者が外科的治療を望んだ場合に適応となる．各論的には以下のようになるが，母指の変形は機序や治療が異なる部分もあるため別に解説する．なお，文中で触れた術式に関しては後に具体的な手技を解説する．

尺側偏位

関節リウマチにおけるMP関節に炎症が持続すると，中手骨頭の形状[1]や側副靱帯の長さ，握り動作時の第4・5中手骨の沈下（metacarpal descent）といった解剖学的な特徴，手根骨の橈側回転などの変形様式[2]，日常生活動作上での力学的ストレスなどから，指節骨の尺側への偏位が生じやすい．矢状索の弛緩により，まず伸筋腱が中手骨頭高位で尺側への脱臼をきたしてくる．伸筋腱の異常は（1）軽度の尺側への偏位から始まる．やがて，（2）屈曲時に尺側の中手骨頭間へ腱が脱臼するが，自動伸展動作にて自然整復される状態となる．腱の整復時に弾発感が生じることがあり，いわゆるばね指と混同される場合もある．進行すると，（3）MP関節の自動伸展は困難となるが，他動的に伸展されればその維持は可能という段階となり，いずれは，（4）伸展の維持も不可能な状態 図2 となる．この段階では他動的な変形の矯正は可能であるが，徐々に掌側脱臼の合併も生じて，最終的には（5）尺側偏位および掌側脱臼の状態で拘縮 図3 をきたす．MP関節における軟部再建は上記（4）の段階までにおいて可能であるが，掌側脱臼の併発がないかわずかであること，他動的には完全に矯正が可能であることが条件であり，最もよい適応となるのは（3）の段階までである．

ボタン穴変形（boutonnière deformity）

PIP関節の滑膜炎によりcentral slip付着部が弛緩してPIP関節の伸展不全と両側lateral bandの掌側への

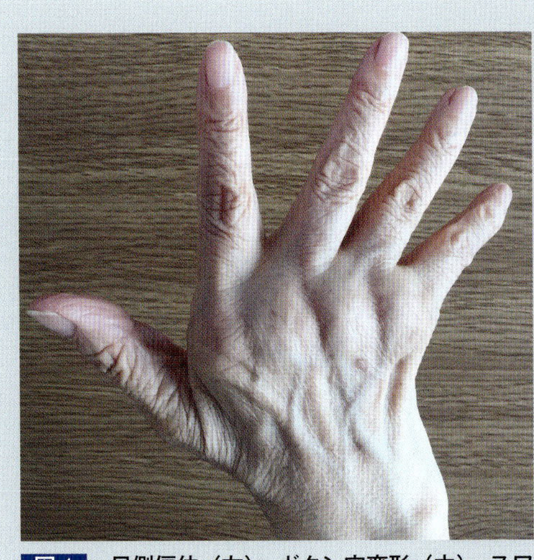
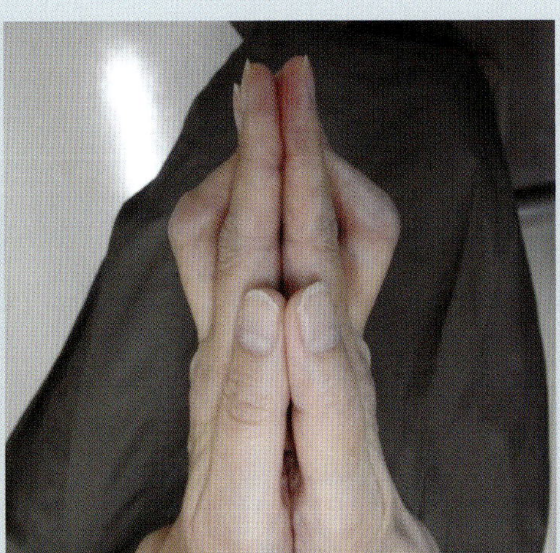
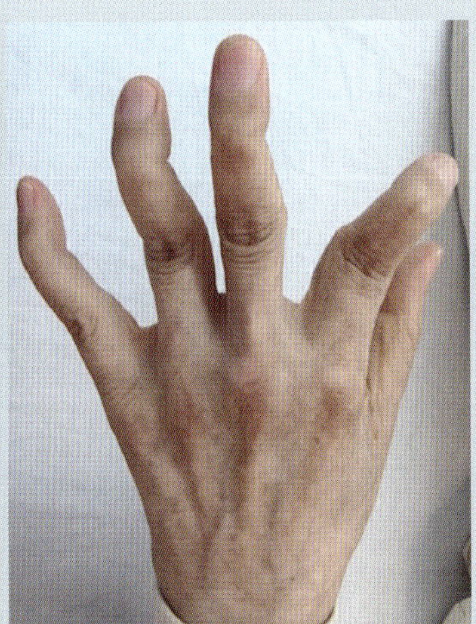

図1 尺側偏位（左），ボタン穴変形（中），スワンネック変形（右）

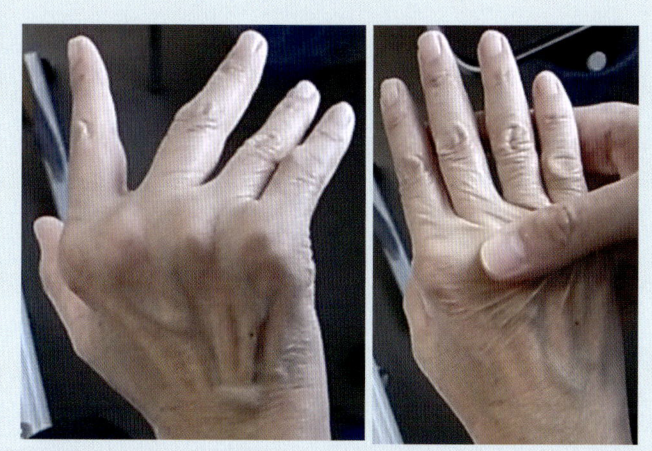

図2　尺側偏位
他動矯正が可能だが自動矯正はできない段階.

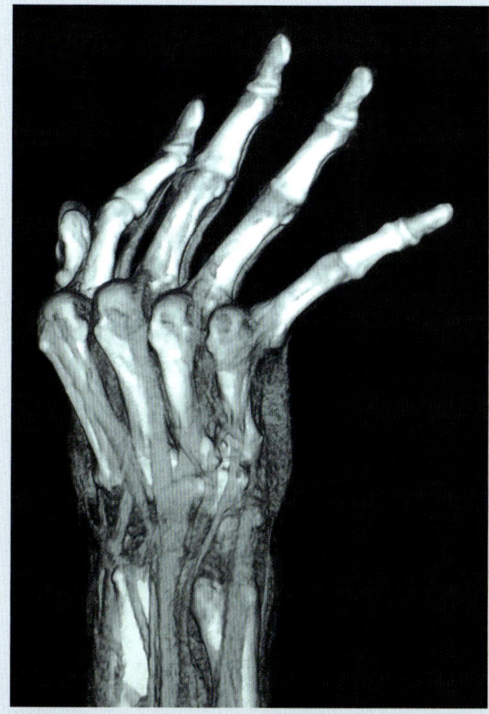

図3　拘縮をきたした尺側偏位

表1　NalebuffとZancolliのボタン穴変形Stage分類

Stage Ⅰ	PIP関節の伸展不全が15°前後
Stage Ⅱ	PIP関節の伸展不全が30°以上
Stage Ⅲ	PIP関節の高度な破壊，屈曲拘縮，陳旧例

偏位が生じるため，lateral bandはPIP関節を屈曲するように働くとともにDIP関節へ伸展力が集中し，ADL上での力学的ストレスと相まって過伸展を併発してくる病態がボタン穴変形である．その程度はさまざまであり，PIP関節の伸展不全だけが症状の場合もある．ボタン穴変形の分類はNalebuffとZancolliのStage分類[3]がよく知られており，有用である 表1．Stage Ⅰまでの変形は滑膜炎による腫脹・疼痛が強いような場合を除き手術適応にはならないことが多く装具がよい適応になるが，手術する場合は滑膜切除とcentral slipの縫縮などを行う．Stage Ⅱではしばしば手術適応となり，PIP関節が他動的に伸展可能であることが必要であるが，軽度～中等度の屈曲拘縮までであれば軟部組織の解離で矯正可能な場合もある．変形の矯正にはまずPIP関節の伸展を獲得することが必要であり，V-Y法[4]やcentral slipの菲薄化が強い場合にはMatev法[5]を改変して行っている．Stage Ⅲの段階になると関節固定術もしくは人工関節置換術の適応となる．DIP関節に関しては，他動的にある程度の屈曲が可能であれば上記の手術手技において終止腱の延長を行うことで矯正できる可能性があるが，強い過伸展拘縮をきたしている場合は矯正困難であるためDIP関節の固定術が適応となる．

スワンネック変形

この変形の原因には種々のものがあり，Zancolliは以下のように分類している[6]．

1）伸筋腱（外在筋）または骨間筋・虫様筋腱（内在筋）による過伸展

手指伸筋腱または内在筋腱の拘縮や相対的な短縮によりPIP関節の過伸展をきたすタイプ．関節リウマチではMP関節の尺側偏位・掌側脱臼により生じる場合が多い．

2）PIP関節における安定性の破綻

PIP関節の滑膜炎などによる掌側板の弛緩やlateral bandを安定化させる横支靱帯の弛緩により過伸展をきたすタイプ．

3）槌指によるもの

槌指変形，すなわち末節骨に付着する終始腱の断裂や剝離，あるいはDIP関節の滑膜炎により終止腱が破綻・弛緩しDIP関節に伸展不全を呈し，それにより伸展力がPIP関節周囲の伸展機構に集中して過伸展をきたすタイプ．

4）混合型

上記の要素が混合しているもの．

いずれの場合も，PIP関節の過伸展，lateral bandの背側への偏位，それによる伸展ベクトルの異常や代償動作（槌指に続発するものを除く）によってDIP関節の伸展不全を生じる変化は共通している．関節リウマチにおいてはこれらの原因がover lapしている場合も多いが，やはりMP関節の炎症から尺側偏位・掌側脱臼が生じ，それによる外在筋・内在筋腱の拘縮・短縮が生じてスワンネック変形を呈する（1）のタイプが多い．外科的治療に関してはNalebuffの分類 表2 に基づいて術式を検討するとわかりやすい[7]．この分類はスワンネックの状態をタイプ分けしたものであるが，自ずとその発症原因も反映されたものとなっている．

1）Type Ⅰ

あらゆる肢位でPIP関節の屈曲が可能なタイプで，PIP関節もしくはDIP関節が原因で発症したものと考えることができる．肢位異常をきたした関節自体を制動する必要があり，PIP関節には浅指屈筋腱による腱固定[8]がよい適応になる．PIP関節の掌側板を再建する方法もあるが，特に関節リウマチでは再発が懸念される．Lateral bandによる斜支靱帯再建は，DIP関節における終止腱の断裂いわゆる槌指が原因で生じたスワンネック変形には不適である．関節炎による終止腱の弛緩が原因である場合は相対適応にはなるものの，優先度は低いと考える．DIP関節自体に対してはterminal tendonの再縫着や短縮などを試みる場合もあるが，関節リウマチ症例では再発の可能性が比較的高いため，屈曲変形が強い場合は関節固定を行っている．

2）Type Ⅱ

特定の肢位でPIP関節の屈曲が制限されるもので，これは内在筋腱の拘縮があることを意味する．すなわち，MP関節を他動的に伸展させた状態にすると，内在筋腱の拘縮・短縮がある場合はMP関節を屈曲させた状態のときに比べてPIP関節の屈曲がより制限される（intrinsic tightness test）．他動伸展の際にやや橈屈させると尺側内在筋腱の影響をより評価できる．このようなケースではPIP関節の過伸展は拘縮した内在筋腱による影響が大きいため，治療に際しては尺側内在筋腱の解離が必要である．また，MP関節の尺側偏位を伴っている場合は尺側内在筋腱の拘縮が尺側偏位とスワンネック変形の両者の原因になっていると言えるため，尺側偏位の治療のために尺側内在筋腱を切離することにより，既存のスワンネック変形が少なからず矯正される場合がある．尺側偏位の治療時にPIP関節を屈曲させるマニピュレーションやlateral band mobilizationを同時に行うことを考慮しても良い．後療法の複雑化を避けるために尺側lateral bandによる斜支靱帯再建などを先行して行い，尺側変位の治療は二期的に行う場合もある．

3）Type Ⅲ

あらゆる肢位でPIP関節が制限される状態でありタイプⅠおよびⅡが進行したもので，拘縮に近い場合もある．MP関節の変形がなければタイプⅠから，MP関節に尺側偏位などがみられる場合はタイプⅡから進行したものと考えられる．関節面が保たれていれば，lateral band mobilizationとマニピュレーション，central slipのZ延長，側副靱帯の部分解離を段階的に施行することで屈曲が得られる場合が多い．タイプⅡから進行した症例については同時にタイプⅡの治療に準ずる処置も行う．

4）Type Ⅳ

PIP関節に破壊を伴って伸展拘縮をきたしている状態である．この場合は関節固定術もしくは人工関節置換術が適応となる．

母指の変形

母指の変形はNalebuffによりタイプ分けされているが[9] 表3 ，実臨床上で頻度が高く重要なのはボタン穴変形（Type Ⅰ），スワンネック変形（Type Ⅲ），ゲームキーパー変形（Type Ⅳ）である．

表2 スワンネック変形のNalebuff分類

Type Ⅰ	いかなる肢位でもPIP関節の屈曲が可能
Type Ⅱ	ある肢位でPIP関節に屈曲制限がある
Type Ⅲ	すべての肢位でPIP関節に屈曲制限がある
Type Ⅳ	関節破壊を伴うPIP関節の伸展拘縮がある

表3 関節リウマチ母指変形のNalebuffによるタイプ分類

Type	名称	CM関節	MP関節	IP関節
Ⅰ	ボタン穴変形		屈曲	過伸展
Ⅱ		屈曲・内転	屈曲	過伸展
Ⅲ	スワンネック変形	亜脱臼・屈曲・内転	過伸展	屈曲
Ⅳ	ゲームキーパー変形	亜脱臼なし・屈曲・内転	橈屈・尺側側副靱帯の弛緩	
Ⅴ			過伸展・掌側板の弛緩	
Ⅵ	ムチランス変形	骨欠損	骨欠損	骨欠損

1）母指ボタン穴変形

MP 関節の滑膜炎により短母指伸筋腱（EPB）付着部が弛緩して屈曲傾向をきたすようになり，それに伴い長母指伸筋腱（EPL）の走行は尺側へ short cut するように偏位し，つまみ動作の力学的ストレスと相まって IP 関節を伸展させることで変形を生じる．他指と同様，MP 関節の関節が保たれておりある程度の他動伸展が可能な段階であれば軟部組織再建が可能であるが，高度な屈曲拘縮を伴う場合や関節破壊がみられる場合は関節固定術もしくは人工関節置換術の適応となる．

2）母指スワンネック変形

CM 関節の滑膜炎が主な原因である．それにより長母指外転筋腱(APL)付着部や中手骨間靱帯の弛緩が生じ，母指内転筋による牽引と合わせて中手骨が内転変形をきたして，日常生活動作上の必要性と力学的ストレスにより MP 関節は過伸展，IP 関節は屈曲する．手術としては，CM 関節炎による中手骨内転変形に起因するという性質上，その矯正が主体となる．職業上の動作などで母指にかかる負荷が強い場合などには CM 関節固定が検討される場合もあるが，術後の可動域制限や将来的な MP 関節障害の可能性を考慮し，ほとんどのケースで切除関節形成術を行っている．すなわち大菱形骨を摘出して橈側手根靱帯腱（FCR）や長母指外転筋腱（APL）を用いて手根骨間靱帯を再建することで中手骨の内転を矯正し，大菱形骨があった空隙には腱球を挿入する ligament reconstruction with tendon interposition (LRTI) である．合併している MP 関節の過伸展は中手骨の内転変形が矯正されることで acceptable なレベルまで改善することがほとんどだが，なお高度な過伸展が残存する場合は同部の関節固定も検討する．また，MP 関節の関節適合性が崩れている場合も関節固定の適応となる．

3）ゲームキーパー変形

MP 関節の炎症により EPB 付着部の弛緩が生じ屈曲傾向をきたすようになり，同時につまみ動作のストレスも加わることで尺側側副靱帯の弛緩による尺屈もきたすが，それゆえつまみ動作時における母指内転筋の筋緊張により中手骨は軽度内転する．MP 関節における EBP や EPL の再縫着および尺側側副靱帯の再建により矯正可能なことが多いが，関節適合性が崩れている場合は MP 関節の関節固定術が適応となる．

術前プランニング

ほとんどの内容は前項目と重なるため割愛する．なお，骨脆弱性が非常に強い場合は suture anchor などが十分に機能しない可能性があることに注意が必要であり，その場合は pull-out などを行える準備をしておく．

手術手順

体位は仰臥位，手台を用いて上腕を空気止血帯で駆血した状態で行う．麻酔は原則として手術箇所が少ない場合は鎖骨上窩腕神経叢ブロック，手術箇所が多く手術時間が 2 時間 30 分以上かかることが想定される場合は全身麻酔で行っている．

MP 関節尺側偏位に対する軟部組織再建術

①皮切

第 2～3MP 関節間，および第 4～5MP 関節における中手骨頭間から指間部に至る縦皮切で行っている．高度な尺側偏位例では，指間部の皮切が矯正後に縦方向になるよう注意してデザインしておく 図4．

図4 皮切

②展開

基節骨背側を含めて expansion hood を広く露出させる．皮弁はなるだけ厚く皮下組織を付けるように注意する．示指の場合，特に橈側の皮膚は広く剝離しておく．神経血管束は指間の脂肪組織内におさめ，鈍的な剝離を併用して損傷しないように注意する．多くのケースで中手骨頭部の伸筋腱は尺側に脱臼し偏位している 図5．

③尺側内在筋腱の切離と腱間結合の切離

伸展機構の基節骨基部尺側にある内在筋腱を切離する．フックで引き出し，モスキート鉗子で把持して周囲

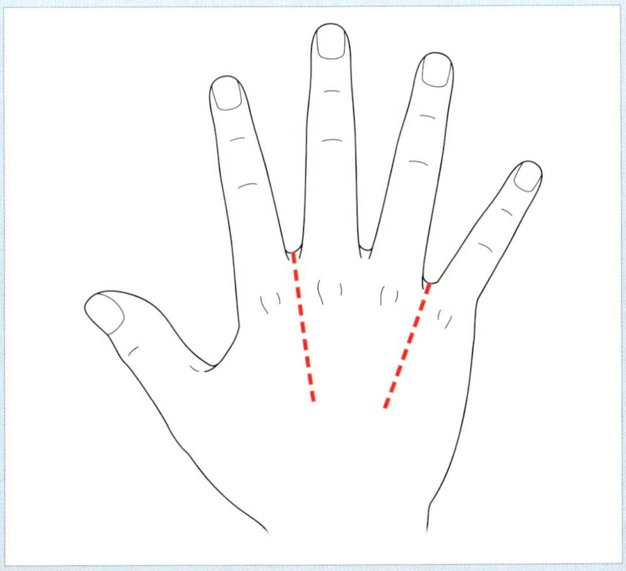

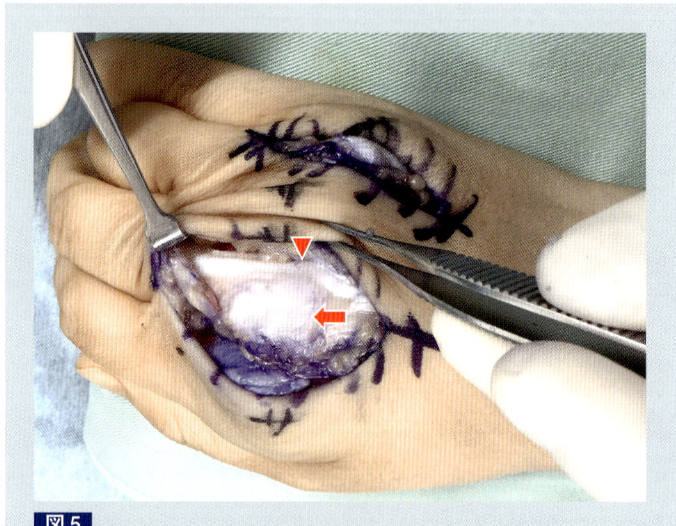

図5
矢頭: 尺側脱臼した伸筋腱，矢印: 弛緩した expansion hood．その下層に中手骨頭がある．

を含めて切離・切除を行う[10] **図6**．フックを用いる際は掌側の血管神経束を巻き込まないように十分に注意する．なお，示指の尺側内在筋腱は示指の回外安定性に重要でありピンチ動作に寄与するため，変形が軽度である場合は十分な矯正ができない場合に限り切離することを推奨する意見もある[11]．しかし，関節リウマチでは変形の再発のリスクを低減させ，また指ごとで差を生じさせないためにも，示指の内在筋腱はほぼ全例で切離している．これによりピンチ動作における障害や不満がみられた例は現在のところはない．腱間結合は前述した metacarpal descent に伴う伸筋腱の尺側への移動により，手背の伸筋腱全体を尺側へ偏位させる原因となり得るため切離しておく．腱間結合は伸筋腱との間に横走する薄い

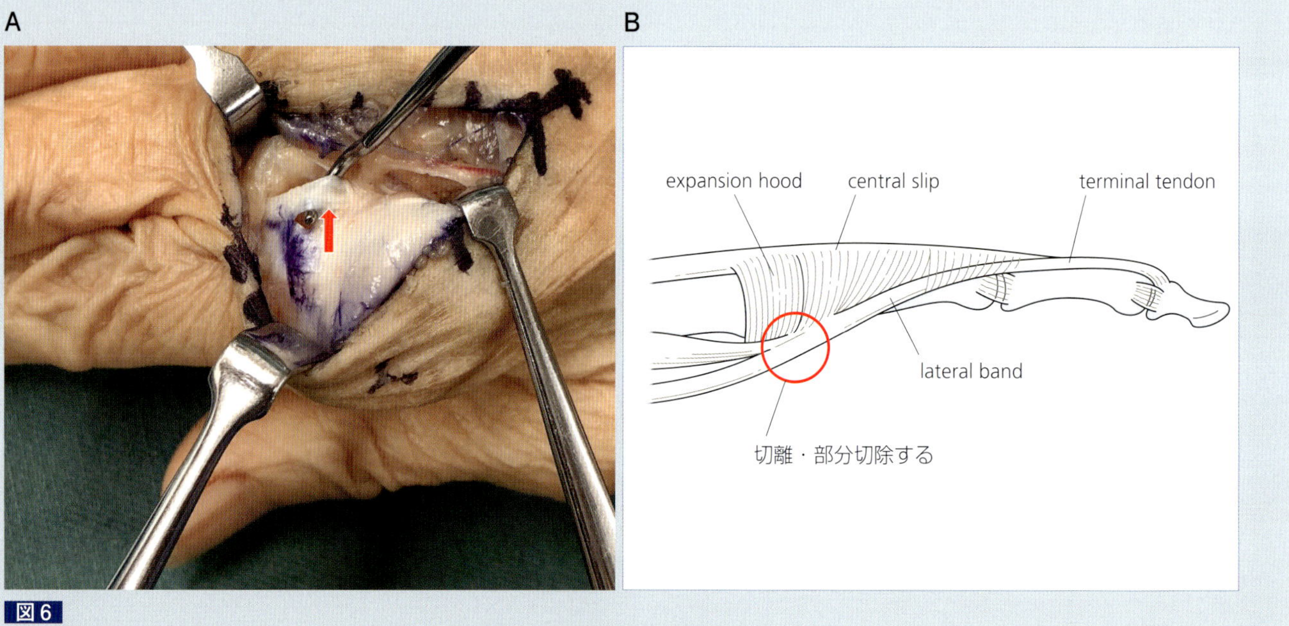

図6
A）分離してフックで引き出した示指尺側内在筋腱（矢印），B）尺側内在筋腱の切離．

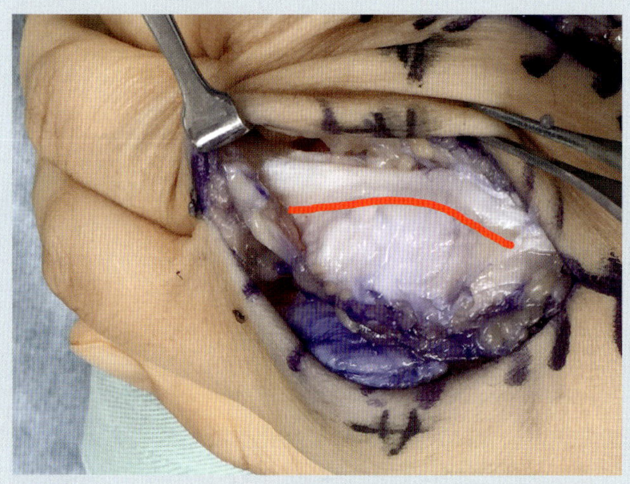

図7 Expansion hood の切開

線維であるが，その発達は個人差がある．環指-小指間の腱間結合は通常はっきりしておらず総指伸筋腱の分岐としてみられることが普通である．その走行はバリエーションも多く複雑な場合もあり，各指への腱の走行が明確に分かれており追跡できる場合は腱同士の分離を行う場合もあるが，必ずしもルーチンで行ってはいない．

④関節の展開

Expansion hood の伸筋腱橈側に位置する部分を，数 mm の縫い代を残しつつ基節骨基部から中手骨頭やや近位まで切開する **図7**．Hood は菲薄化している場合も

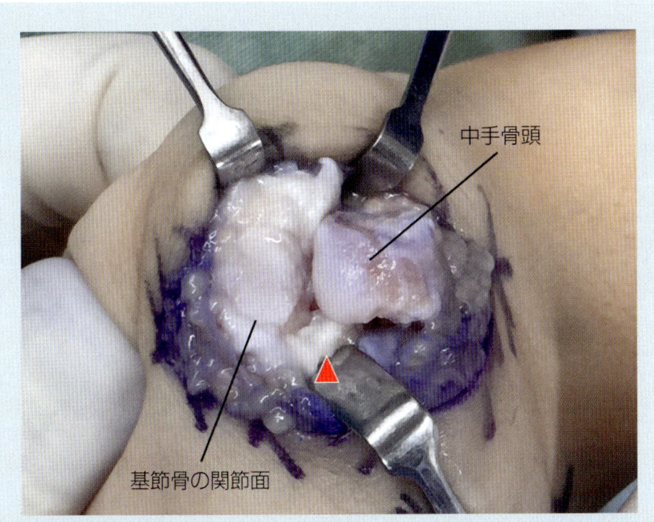

図8　側副靱帯を中手骨頭から剝離してMP関節を脱臼させた状態
矢頭は剝離した橈側側副靱帯．関節軟骨の菲薄化がみられるが関節適合性は保たれている．

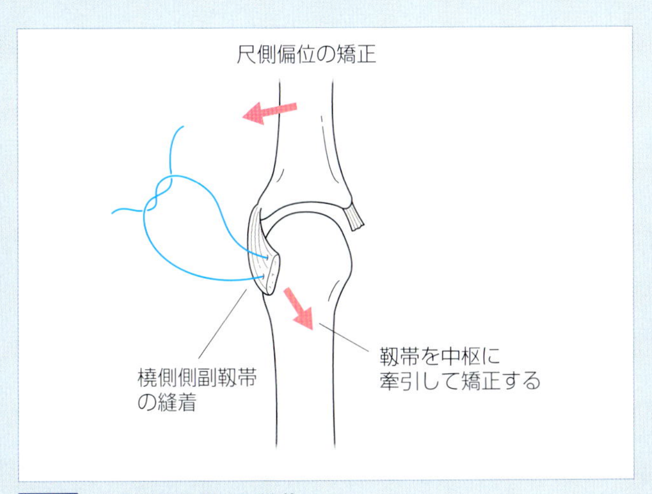

図9　橈側側副靱帯の再縫着

あるが，横走線維を有していることから他の組織と区別できる．その深層には関節包があり，可能である場合はhoodを関節包から剝離して開いていくが，関節包の菲薄化が強い場合やすでに穿孔している場合にはhoodから分離して展開することが困難なこともある．関節包はhoodと同一の範囲を正中で縦切開して剝離し，骨頭と両側の側副靱帯を露出するが，靱帯を損傷しないよう注意して剝離する．橈側側副靱帯との癒着が強い場合は無理に分離せず，靱帯を損傷しないように努める．中手骨頭と基節骨基部の軟骨は摩耗あるいは菲薄化していることが普通であるが，形状と関節適合性が保たれていれば多くの場合で問題はない **図8**．橈側側副靱帯を骨頭から剝離するが，再建時に見失わないよう5-0ナイロン糸などでマーキングしてから剝離するようにしている．掌側脱臼が高度である場合，側副靱帯は中手骨頭から掌側方向に走行しているために注意が必要である．非常に高度な菲薄化を呈している場合があるため，連続性が保たれるよう注意深く皮質表面から剝離する．尺側側副靱帯は再建しないため，マーキングせずに剝離・切離する．

⑤橈側側副靱帯の再建

他動的に十分な伸展・橈側が得られるまで掌側板を含めた周囲組織を剝離する．掌側板はエレバラスパやモスキート鉗子を用いて鈍的に剝離する．十分に剝離した後，1 mmのKirschner鋼線（K-wire）で中手骨頭の橈背側に3 mm程度の間隔で2カ所骨孔を作成し，3-0非吸収糸を通す．マーキングしていた橈側側副靱帯を近位に牽引することで基節骨の尺側偏位が矯正できることを確認する．十分に矯正された状態，すなわち，基節骨と中手骨の長軸が揃った状態になるまで橈側側副靱帯を中枢に牽引し，先に作成した骨孔に通した非吸収糸を用いて中手骨頭に縫着する **図9**．若干の過矯正は許容されると考えている．なお，靱帯の縫着にはJuggerKnot®ソフトアンカー（1 mm，3-0）を用いてもよい．Mitekマイクロアンカーなどの金属製のアンカーを用いることもできるが，晩期的に人工関節置換術が必要となった際などにアンカーが髄腔内で干渉する場合がある．骨脆弱性が非常に高度である場合は，尺側皮質までの骨孔を2カ所あけてpull-outする方法を用いる．橈側側副靱帯の菲薄化が非常に強く骨への縫着が困難である場合は，縦割した関節包の橈側部を側副靱帯とまとめて縫着することで矯正を行う[12]．

⑥伸筋腱の整復

関節包を可及的に4-0ナイロン糸で縫合する．次にhoodを縫合することで伸筋腱を整復し中央化する．Hood尺側の短縮が強い場合は，同部に短い縦切開を加えることで伸筋腱を尺側に移動させることが可能になる．Hoodの断端を **図10** のように4-0ナイロン糸で重ね合わせて縫合する方法が簡便かつ効果的で調整も容易である．伸筋腱を基節骨背側に縫着するZancolli手技[13]やそれに類する手技[14]は，変形矯正に必須というわけではないこと，また同手技を行っても側副靱帯やexpansion hoodの弛緩が再発すれば解剖学的に尺側偏位も再発し得るなどの理由から，原則として行っていない．他に伸筋腱を中央化する方法として，伸筋腱の尺側を部分的にdistal baseに半裁し，橈側関節包およびhoodを貫通させて伸筋腱の近位に縫合する方法[15]，示指固有伸筋腱を近位で切離して断端を示指～中指のhoodを貫通させてそこに伸筋腱を縫合して制動する方法などがある[16]が，再発および再手術の可能性を念頭に

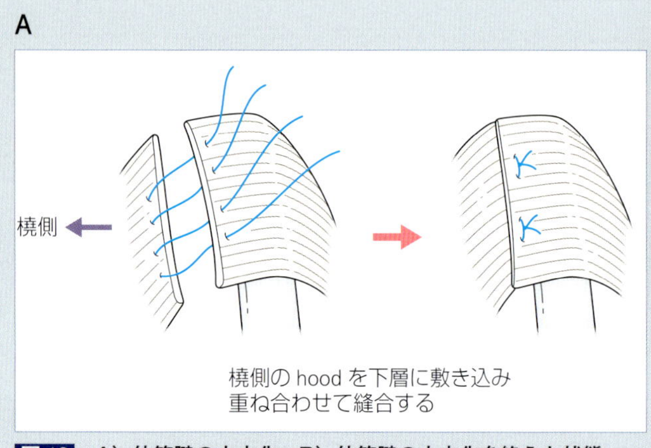

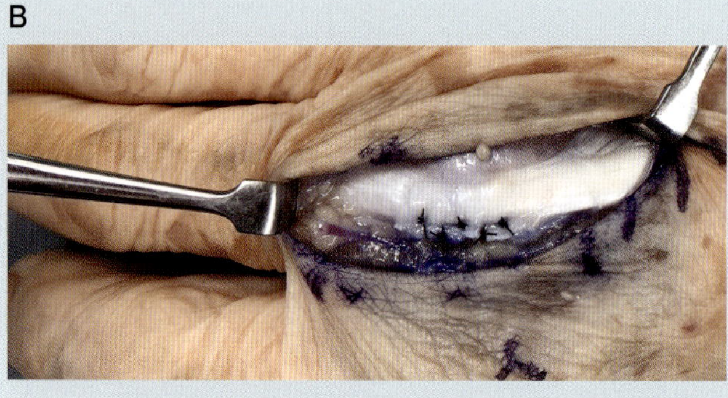

図10 A）伸筋腱の中央化，B）伸筋腱の中央化を終えた状態

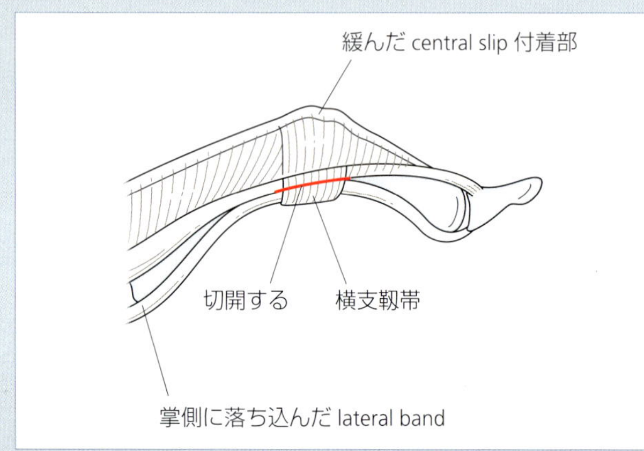

図11 横支靱帯の切開

図12 伸筋腱の剝離
Lateral band が背側に移動できるよう剝離しておく．

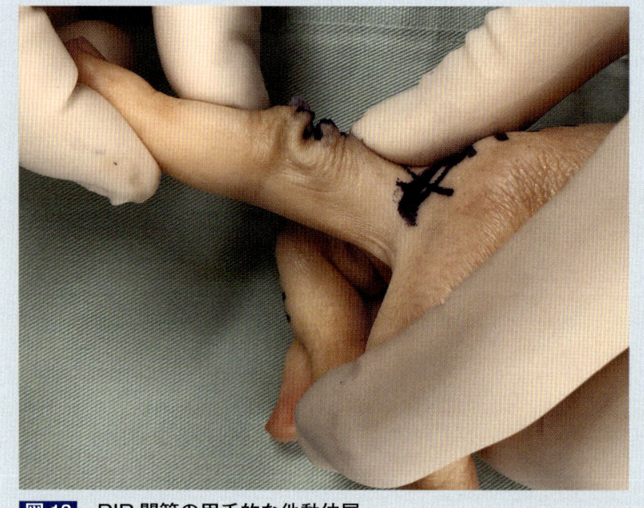

図13 PIP 関節の用手的な他動伸展

おくべき関節リウマチでは，可能な範囲で既存の軟部組織の改変は最小限にしたいと考えているため，それらの手技は原則として行っていない．術前の変形が強かったケースでは hood 橈側の弛緩が高度であり，そのまま縫合すると bulky になる場合があるので hood のトリミングが必要になるが，関節包が再建できなかった場合はある程度の長さを残して重ね合わせておくことでインプラントを履う関節包としての働きを代替する．縫合は 3～5 針行い，1～2 針の単結節縫合を加えるようにしている．糸は hood に縫合するのであれば，伸筋腱自体にかけてしまって問題ない．

⑦皮膚縫合

5-0 ナイロン糸を用いた垂直マットレス縫合としている．Scar は多くの場合で手背の皺に紛れてわかりづらくなる．

ボタン穴変形

①皮切，横支靱帯の切離，関節周囲の剝離

皮切は PIP 関節をまたぐ背側正中切開を用いている．皮下脂肪を厚く付けるように注意しつつ皮膚を剝離して伸筋腱を露出させるが，掌側はまず鈍的な剝離を行い，神経血管束の損傷を避ける．Lateral band から掌側に付着している薄い横支靱帯を切離し **図11**，伸筋腱全体の下層にモスキート鉗子などを差し込み，掌側に転位した lateral band をよく剝離する **図12**．横支靱帯の直下

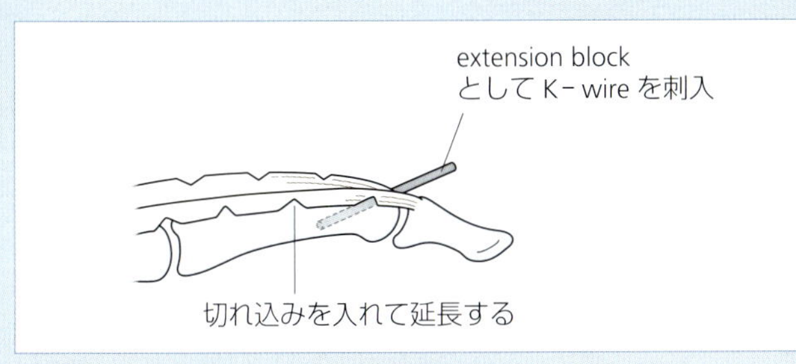

図14 過伸展をきたした DIP 関節の処置

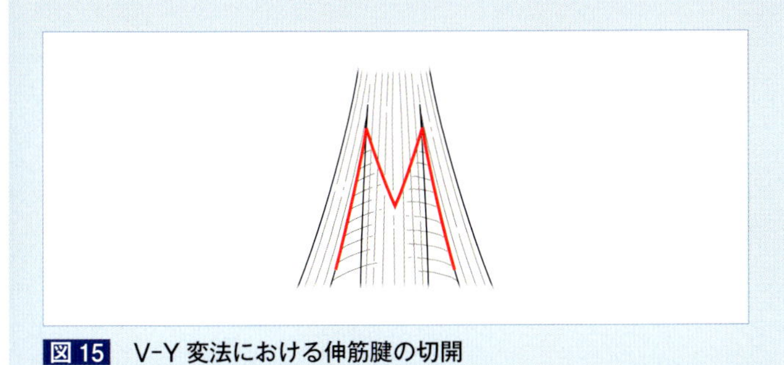

図15 V-Y 変法における伸筋腱の切開

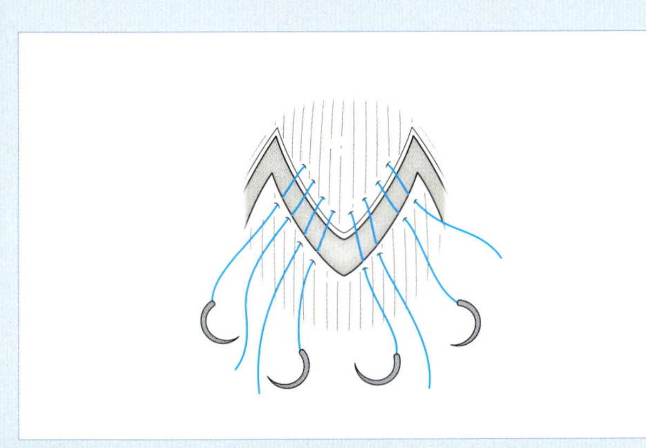

図16 V-Y 変法での重ね合わせ縫合

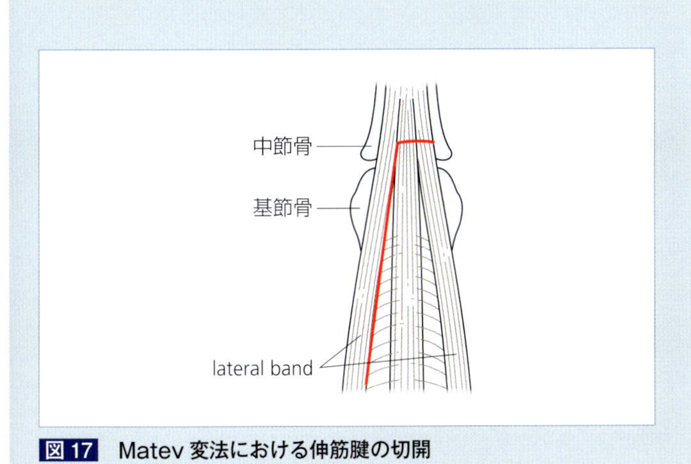

図17 Matev 変法における伸筋腱の切開

には側副靱帯があるので損傷しないように十分に注意する．各再建法（後述）に応じて関節を展開し，滑膜を切除したのち掌側を十分に剝離して愛護的に他動伸展する **図13**．完全伸展位～やや過伸展まで可能になることが望ましい．伸展が困難である場合は側副靱帯を部分的に剝離する．また，屈筋腱の拘縮が強く伸展が得られない場合は，浅指屈筋腱（FDS）を切離する．FDS には手掌指節皮線上の横切開でアプローチし，皮下脂肪と pulley を分けた後にフックで腱を牽引して，PIP 関節のみを屈曲させる FDS の 2 つの slip を同定して切離する．

②DIP 関節の処理

DIP 関節に過伸展傾向が残る場合は，中節骨高位の lateral band 線維に 5 mm 間隔程度の切れ込みを両側に入れることで延長を図り，DIP 関節を徒手的に屈曲させるマニピュレーションを行った後，extension block として 1 mm の K-wire を中節骨頭背側に刺入する **図14**．過伸展傾向が強い場合や過伸展拘縮をきたしている場合，関節適合性が崩れている場合などは関節固定術を考慮したほうがよい．

③閉創

5-0 ナイロン糸で垂直マットレス縫合を用いている．その変形の性質から背側の皮膚が不足するようなことは通常起こらない．

以下，PIP 関節屈曲・伸展機構の再建法を解説するが，再建時の腱のテンションは各指の機能とバランスを考慮し適宜調整するようにする（後述）．

V-Y 変法

Central slip の中節骨基部付着および lateral band を温存するように指背腱膜を V 字型に切開し，遠位に翻転して PIP 関節に至る **図15**．前述したように関節および関節周囲の処理を終えたのち，4-0 ナイロン糸で指背腱膜を重ね合わせて縫合することで PIP 関節の伸展を回復させる **図16**．バランスを決定するのは難しいが，resting position で健常指よりもややきつめの伸展－10～20°程度になるように縫合する．lateral band を central slip に縫合して掌側に落ち込むことを防ぐ．完全伸展位で 1.0～1.2 mm の K-wire にて仮固定する．

Matev 変法

橈側 lateral band は温存しつつ，central slip の中節骨基部付着部と尺側 lateral band をまとめて切離・剝離し **図17**，翻転する **図18**．関節の処理を終えた後，PIP 関節の伸展が－10～20°程度になるテンションで，中節骨基部背側に JuggerKnot® ソフトアンカー（1 mm，3-0）を用いて **図19** 縫着する **図20**．菲薄化した central slip は尺側 lateral band の部分を折り返して厚

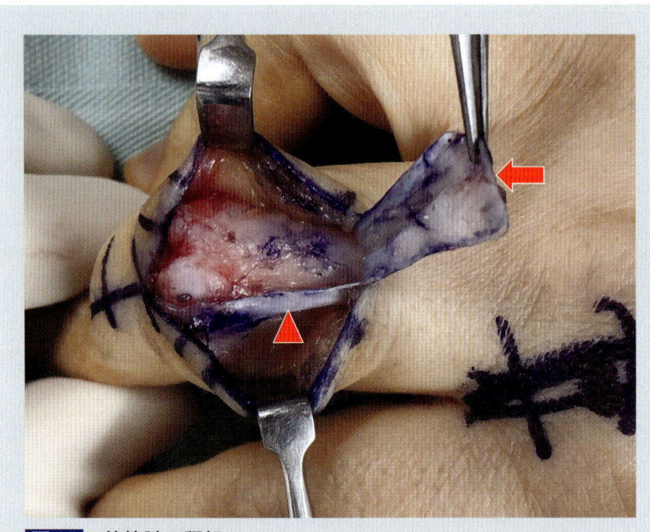

図18 伸筋腱の翻転
矢頭: 橈側 lateral band，矢印: central slip と尺側 lateral band.

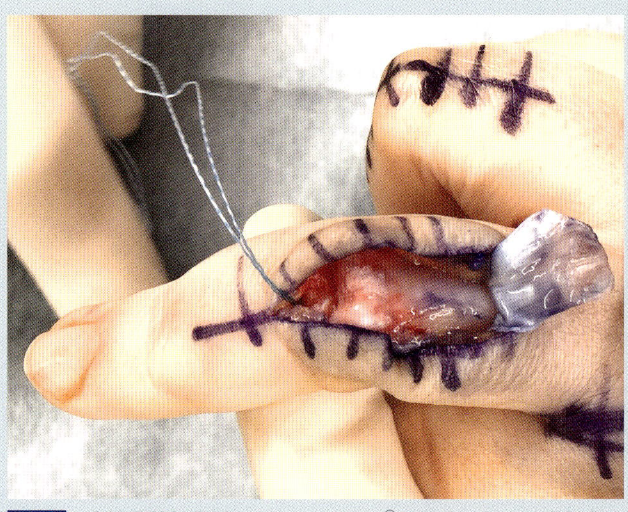

図19 中節骨基部背側に JuggerKnot® ソフトアンカーを打ち込んだ状態

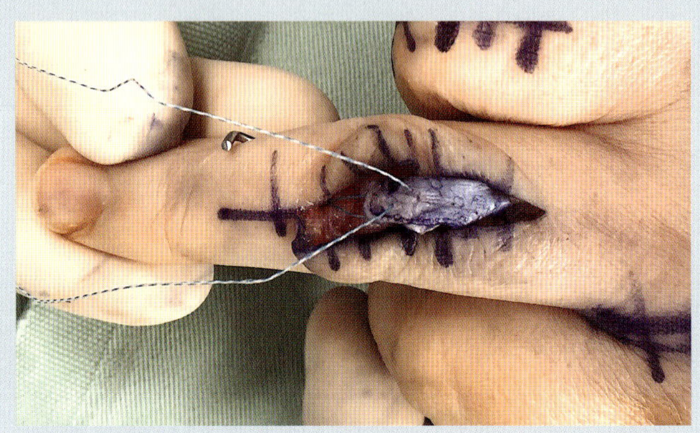

図20 中節骨基部背側への central slip＋尺側 lateral band の縫着

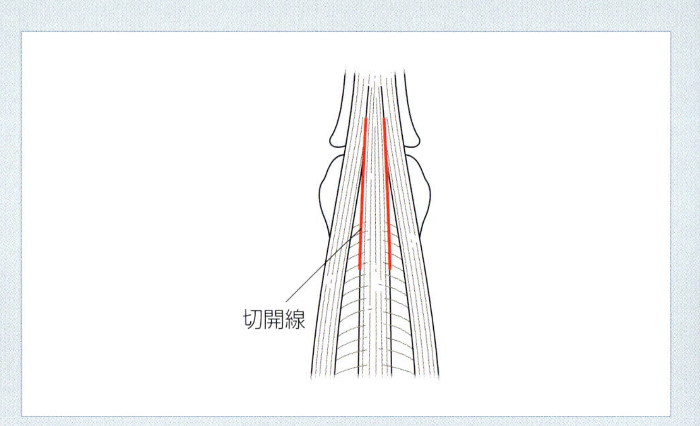

図21 両側 lateral band を central slip から分離する

みをもたせたうえで縫着する．完全伸展位で 1.0～1.2 mm の K-wire で仮固定する．Matev 原法と異なり lateral band 遠位部の切離・縫合は行わないため中節部遠位までの展開は必要とせず，また，尺側 lateral band で補強した central slip を骨に縫着することで付着部をより強固にできる方法である．

スワンネック変形

1）Lateral band mobilization

皮切は PIP 関節をまたぐ彎曲した背側縦切開とする．十分に皮下組織を付けた厚い皮膚となるように注意しつつ剝離して伸筋腱を露出させ，掌側は鈍的な剝離を併用して神経血管束を損傷しないように留意する．背側に転位している lateral band と central slip の間を PIP 関節部から近位に向かって鋭的に切離し 図21，PIP 関節を他動的に屈曲させて背側に転位した lateral band を掌側に降ろす．十分に屈曲できるまで切離を進める．1.0～1.2 mm の K-wire で屈曲 20°程度で仮固定を行う．

2）浅指屈筋腱（FDS）固定

手指の基節部掌側の斜め皮切で進入し，必要に応じてジグザグに延長する．A2 pulley 遠位端部から FDS にアプローチする 図22．この部位では浅指屈筋は 2 つの slip に分かれており，そのうち一方の slip をやや近位で切離して分離する 図23．将来的な（あるいは既存の）尺側偏位への影響を軽減するため，尺側の slip を使用するようにしている．同 slip の遠位は中節骨基部に付着したままであるため断端を中枢に牽引すると PIP 関節は屈曲する．20°程度屈曲するまで牽引し，A2 pulley 遠位端からその下層へ通し，pulley の中央からやや遠位部に置いた小切開から断端を出し，遠位に折り返して pulley および FDS 自身に 4-0 ナイロン糸で縫着する 図24 図25．なお，pulley に縫合するのではなく suture

JCOPY 498-02712

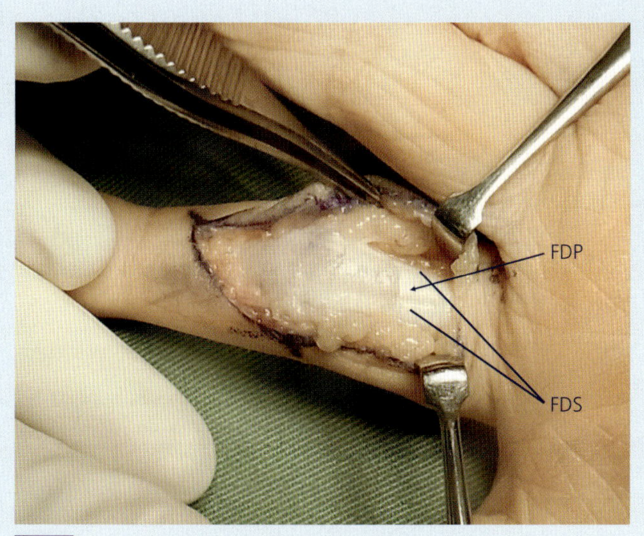

図22 FDP と FDS
FDP: 深指屈筋腱，FDS: 浅指屈筋腱.

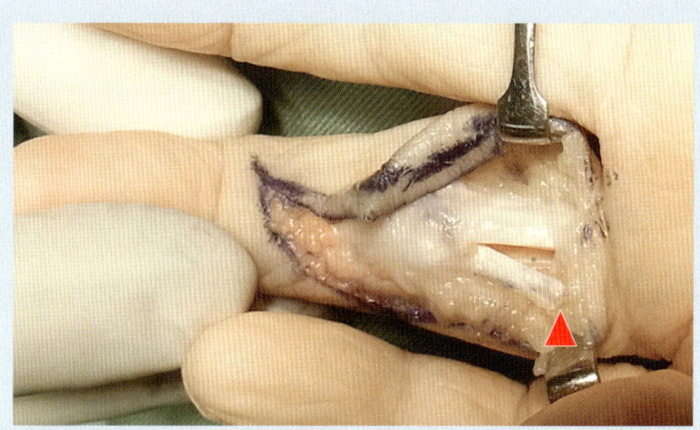

図23 尺側 FDS の切離と分離
矢頭: 近位部を切離した尺側 FDS の slip.

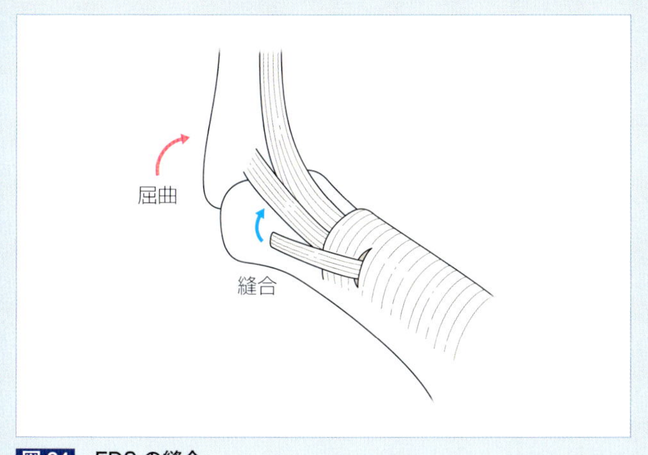

図24 FDS の縫合
A2 pulley に通してから遠位に折り返し，pulley および自身に縫合する.

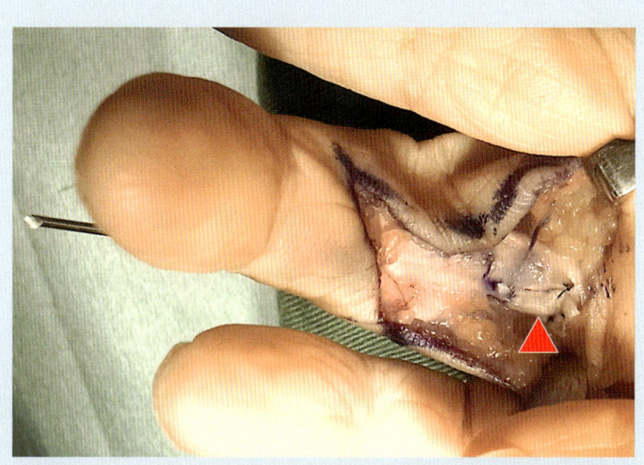

図25 A2 pulley に通してから遠位に折り返し，自身に縫合した FDS（矢頭）

anchor にて基節骨に縫着する方法も簡便で強固な固定が得られる．JuggerKnot® ソフトアンカーを用いれば将来的に人工関節置換術が必要になった場合も，アンカーが髄腔ラスピング時の障害となったりインプラントと干渉するリスクを回避できる．この処理後，PIP 関節は 20°屈曲位にて 1.0～1.2 mm K-wire で仮固定する．アンカーで骨に縫着した場合は基節骨頭へ K-wire を刺入し extension block としてもよい．

3）斜支靱帯再建術

基節骨掌側から生じ末節骨背側に停止する斜支靱帯（PIP 関節の伸展時に緊張して DIP 関節を伸展させ，PIP 関節屈曲時には弛緩する）を再建し，スワンネック変形を矯正する．背側縦切開で展開し，lateral band を含めて側面まで露出させる 図26．掌側は鈍的に剝離して血管神経束の損傷を避ける．尺側の lateral band を同定して，基節骨基部から中節骨中央部まで central slip から切開・分離して基部で切離し，lateral band の slip を作成する 図27．橈側 lateral band も central slip との間を切開して分離しておく．尺側 lateral band の slip を Cleland's 靱帯の下層を通し，PIP 関節が 20°程度屈曲する状態で同側の pulley に縫合，もしくは基節骨に suture anchor で縫着する[17] 図28．あるいは，尺側 lateral band を中節骨基部の尺側から pulley の掌側を通し，基節骨中央部の橈側まで誘導し，同様に PIP 関節を 20°程度屈曲させた状態で断端を基節骨に縫着する 図29．モスキート鉗子で鈍的に経路を作成して行う．いずれの方法においても，指の橈側では同時に lateral band mobilization が行われることになる．骨への縫着には JuggerKnot® ソフトアンカー（1.0 mm，3-0）を用いる．この肢位から PIP 関節が伸展しないよう，基節骨頭に 1.0～1.2 mm K-wire を刺入して extension block とする．

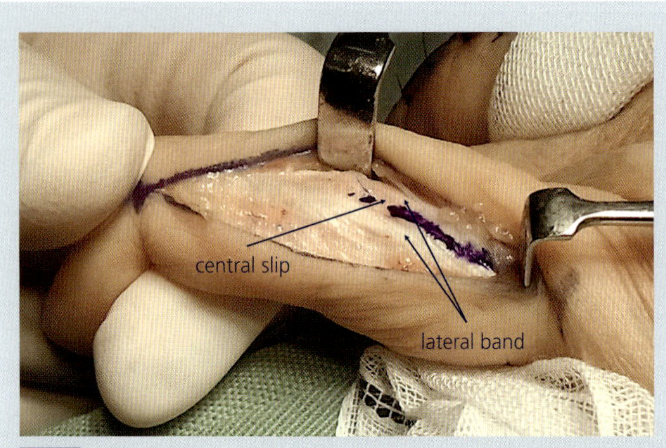

図 26 背側の展開
両側 latelal band と central slip.

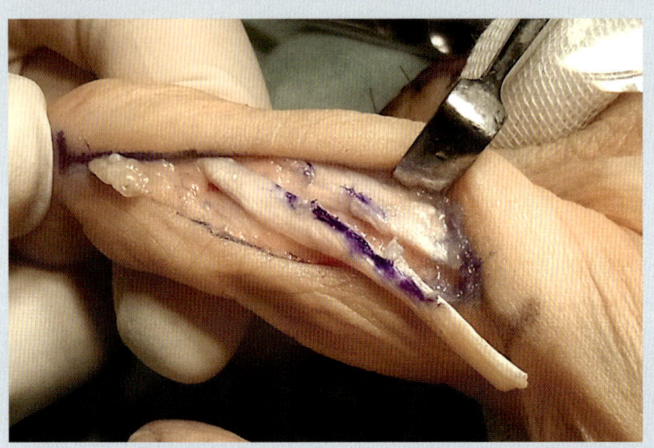

図 27 尺側 lateral band を基節骨基部で切離し，central slip から分離する

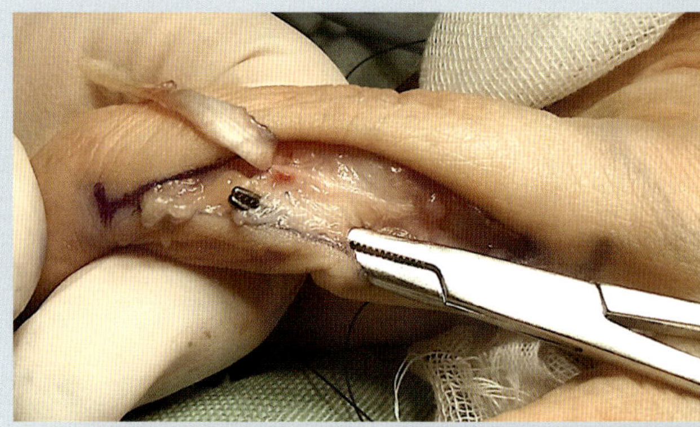

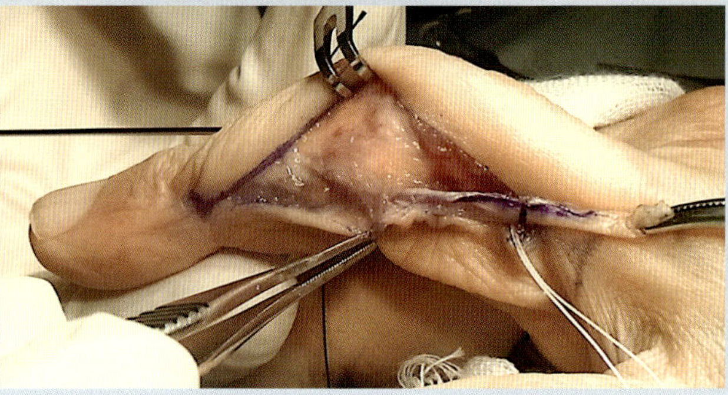

図 28 Cleland's 靱帯の下層を通し，PIP 関節を屈曲させた状態で基節骨に縫着する

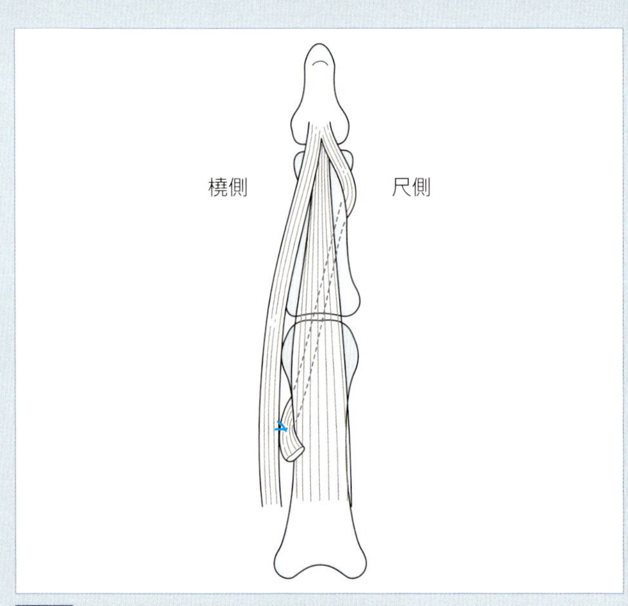

図 29 斜支靱帯の再建（掌側を通す方法）

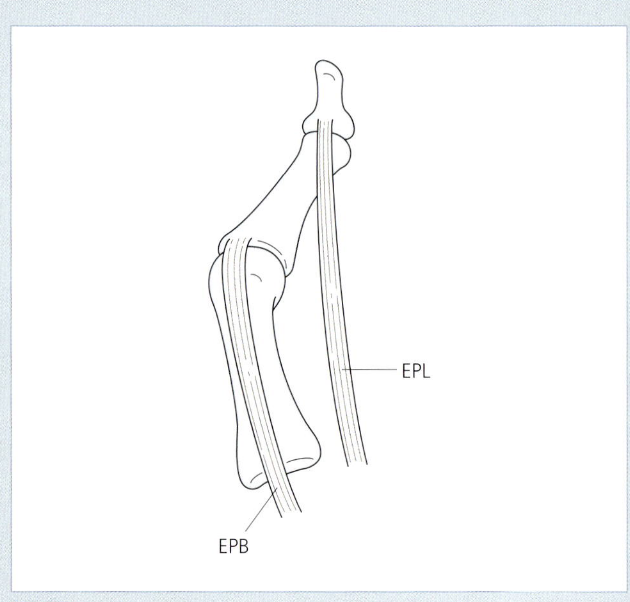

図 30 EPL，EPB の状態
EPL: 長母指伸筋腱，EPB: 短母指伸筋腱.

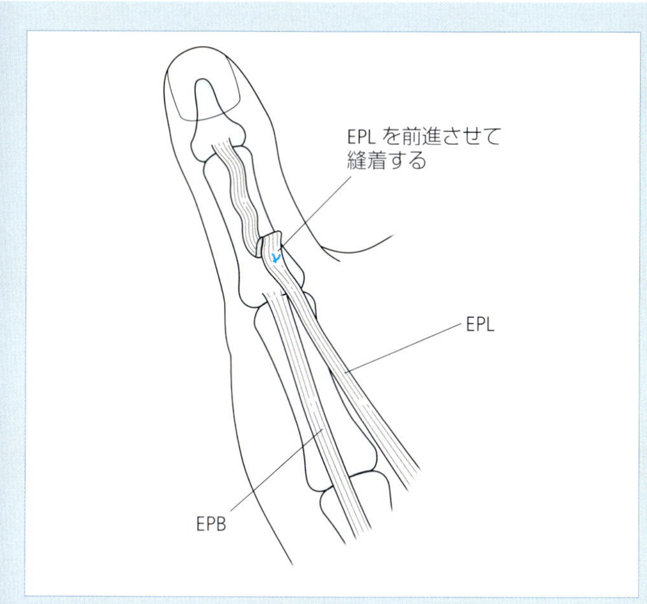

図31 EPL の rerouting ①

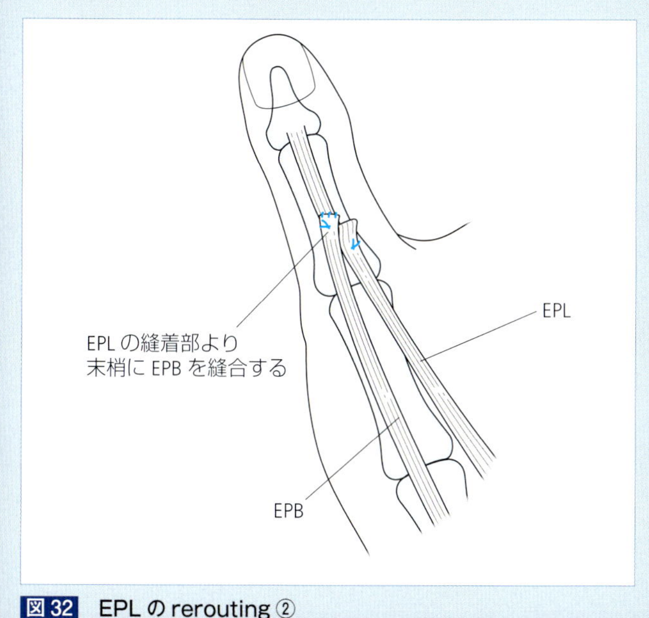

図32 EPL の rerouting ②

母指の変形

1）母指ボタン穴変形

①皮切

MP 関節背側の縦皮切を置く．橈骨神経浅枝に注意する．

②展開

基節骨基部背側に停止する EPB と，EPB の尺側に位置しより遠位へ走行している EPL を同定する．通常 EPB は菲薄化しており，EPL は屈曲した MP 関節の尺側へ脱臼した状態となっていることが多い 図30．EPB と EPL の間の hood を縦切開して剝離し，関節包を縦切して MP 関節に至る．他動的な過伸展が得られるまで十分に掌側を剝離しつつマニピュレーションを行うが，gentle に行うよう心がける．

③軟部組織再建

MP 関節に対する処置は，以下のように分類して行っている．

IP 関節の過伸展が強いが他動屈曲が可能な場合

EPL の rerouting を行う[18]．EPL を徒手的に最大張力で末梢に牽引し前進させ，基節骨背側に suture anchor で縫着して MP 関節の完全伸展位を得る 図31．過伸展にならないよう注意する．JuggerKnot® ソフトアンカー（1.0 mm，3-0）を用いている．MP 関節は完全伸展位で 1.2 mm K-wire にて仮固定しておく．IP 関節は通常この手技で緩み過伸展は矯正される．IP 関節の伸展は intrinsic muscle によりある程度は見込めるが，EPB の線維が基節骨の遠位部にも広がって連続している場合があり，そのような症例では遠位 EPL の線維とつなげるように周囲から切開・剝離すると，EPB を中枢に牽引したときに IP 関節の伸展が得られるようにできる．EPB の線維が基節部遠位まで連続していない場合，また，上記の手技により IP 関節の伸展が得られない場合は，基節骨基部から剝離した EPB 断端を基節骨の縫着部よりも遠位の EPL 線維に縫合することで EPB による IP 関節の伸展が得られるようにする 図32．EPL 縫着部で余った腱が bulky になり皮下で触れるようなことが予想される場合，その部分は切除しておく．

IP 関節の過伸展が軽度である場合

このようなケースでは，生理的な腱の走行を維持する目的で EPB の再縫着を行っている．EPB を基節骨背側付着部でやや遠位の組織とともに切離・分離し，徒手的に最大張力で末梢に牽引した状態で基節骨背側に suture anchor で縫着することで MP 関節の伸展を得る．伸展位で MP 関節を 1.2 mm K-wire にて仮固定する．IP 関節は十分にマニピュレーションを行うが，その後に 1.2 mm K-wire で extension block を行ってもよい．

IP 関節の過伸展強直もしくは関節破壊が強い場合

上記の手技に IP 関節固定術を併用する（「手指関節固定術」参照）．

④閉創

5-0 ナイロン糸で垂直マットレス縫合を行う．

2）母指スワンネック変形

前述のように大菱形骨を切除して LRTI を行っている

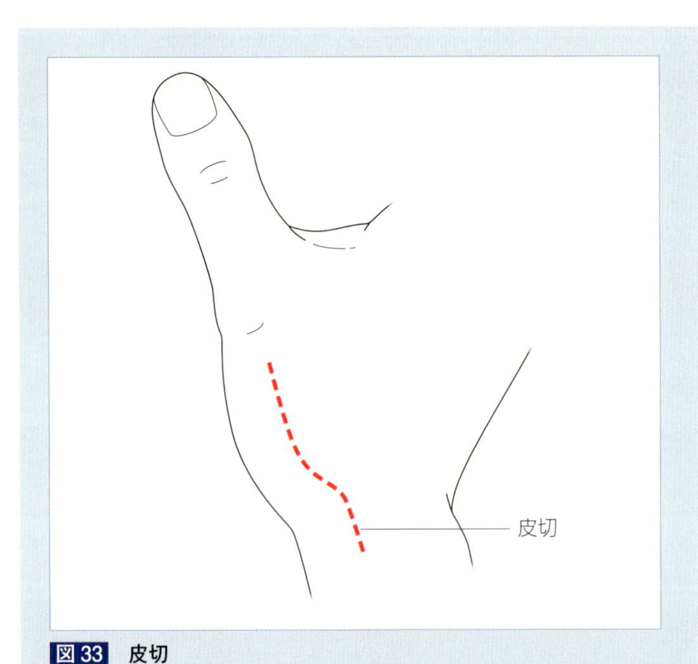

図33 皮切

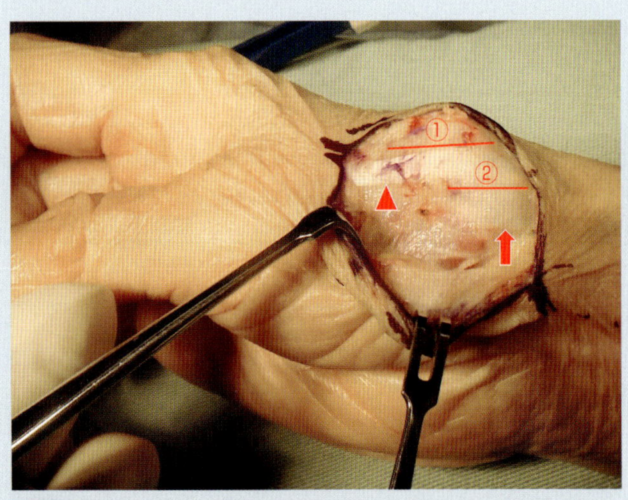

図34 EPB，EPL と関節包切開
矢頭: EPB，矢印: APL（長母指外転筋腱）．①，②いずれかの切開で CM 関節に進入する．

が，同術式にはバリエーションが多く，中手骨間靱帯の再建に橈側手根屈筋腱（FCR）を用いる Burton 法[19]，長母指外転筋腱（APL）を用いる Thompson 法[20]などがよく知られている．FCR は半裁腱を用いるには脆弱なケースが多いこと，第 2 中手骨基部の付着部へは捻れを伴い走行しており手技が複雑になること，変形・変性により舟状骨を通過する部分で腱が固着しているケースがあることなどから関節リウマチではあまり適していないと考えており，原則として APL を用いている．手技の簡便さからまず Weilbyの方法[21]に基づいた手技を行うようにし，制動力が弱い場合や付着部付近の FCR が脆弱な場合には Thompson 法を行う方針としている．

①皮切

母指中手骨背側から CM 関節を通り第 1 コンパートメントに至る縦皮切を用いる 図33．橈骨神経浅枝を損傷しないよう十分に注意して展開する．

②展開

CM 関節背側部周辺の脂肪組織内で橈骨動脈が掌側から背側へ走行しているので 図34，損傷しないように注意して同定・剝離し，血管テープをかけておく．APL と EPB の間，もしくは EPB の背側から CM 関節包を縦切開して剝離し大菱形骨を露出させるが，CM 関節の脱臼が高度な場合は大菱形骨が術野において中手骨基部の奥深くに位置する場合もあるため，中手骨を末梢に牽引して大菱形骨を確認する必要がある．また，関節包の切開につなげて母指中手骨基部も骨膜を剝離するが，APL 付着部は温存するように注意が必要である．

③大菱形骨の摘出

大菱形骨は画像などから想定していたよりも大きく感じられることが多く，一塊にして摘出できることが理想的であるが多くの場合でそれは困難であり，piece by piece に摘出せざるを得ないことがほとんどである．

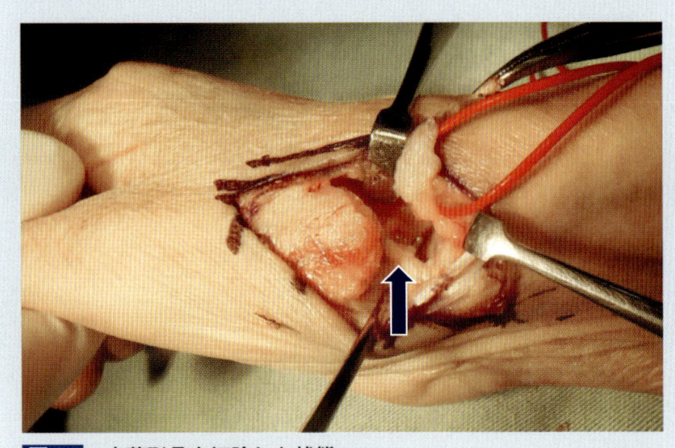

図35 大菱形骨を切除した状態
矢印: FCR（橈側手根屈筋腱）．

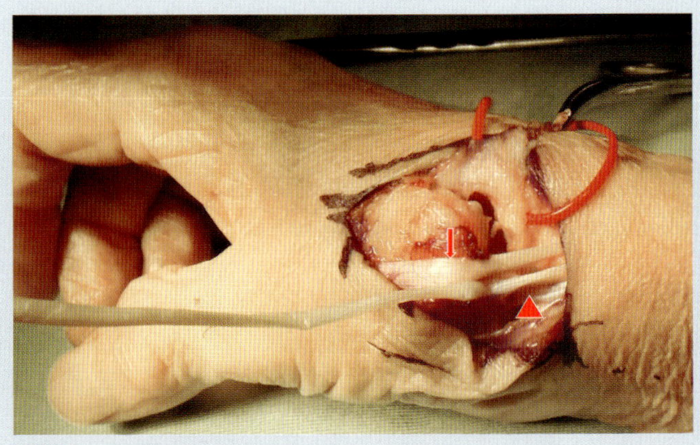

図36 APL の採取
矢印: EPB，矢頭: 採取していない APL 線維．

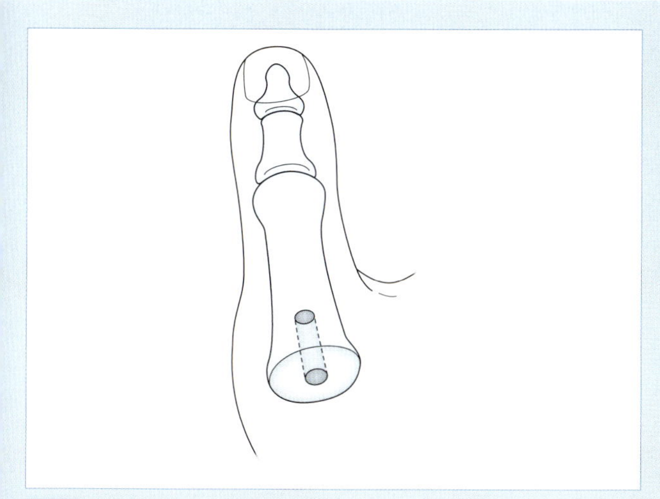

図37　母指中手骨の骨孔の作成

Bone sawを用いて小さいpieceに分割する際には大菱形骨の奥を走行するFCRを損傷しないように注意する 図35.

④APLの採取

第1コンパートメントの支帯を切開し，通常複数あるAPL線維のうちの1本を選んでフックなどで挙上する．前腕皮下に浮き出るrelief上に小皮切を加えそこから腱を挙上する作業を繰り返し，腱移行部で切離しCM関節部に引き出す 図36.

⑤中手骨基部の処理

APL付着部の温存に注意しながら中手骨基部の骨膜を剝離して骨孔を作成する．骨孔は中手骨基部背側から近位関節面中央に作成する 図37．1 mm K-wireから段階的に拡大して3 mmの骨孔とする．そこにAPL断端を中手骨の背側から通すが 図38，その際はAPL断端に4-0ナイロン糸をbaseball-sutureし，16 Gサーフロ針の外套を骨孔に通した後に外套内にナイロン糸を通すことで誘導する方法を用いている 図39.

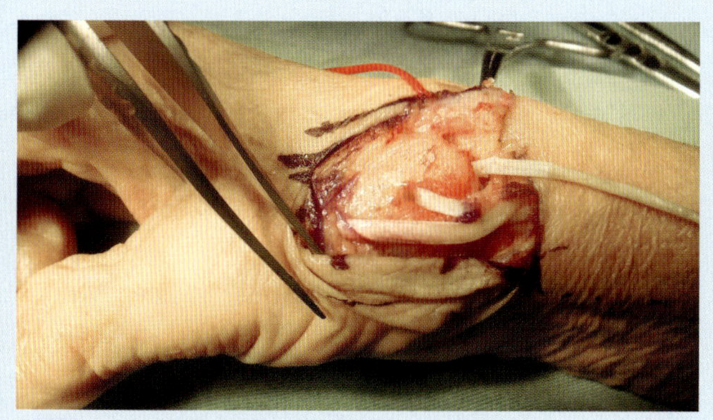

図38　中手骨基部に通したAPL

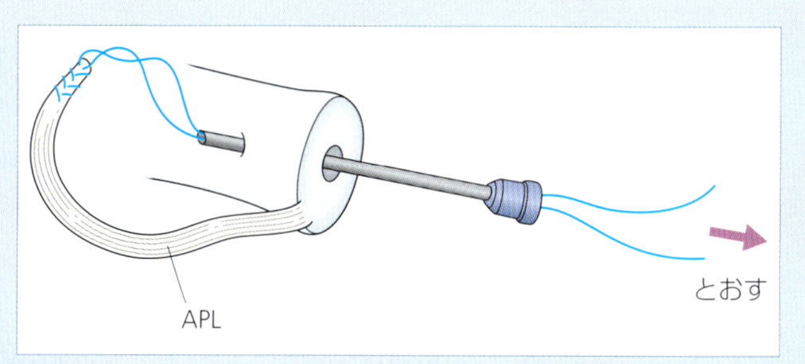

図39　APLをサーフロー針の外套を用いて通す

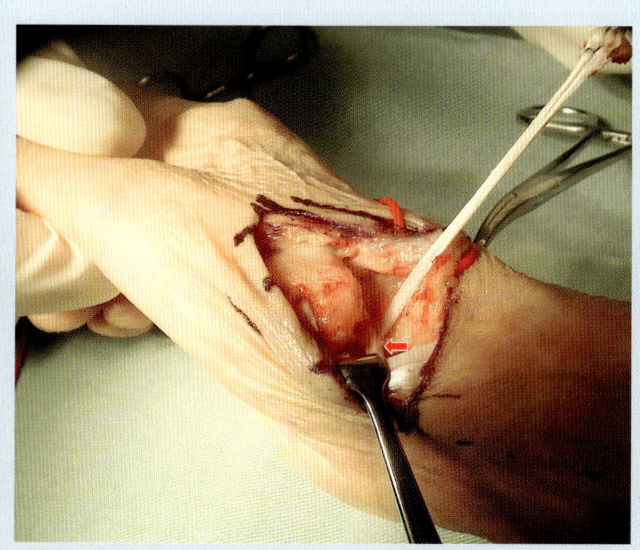

図40　APLをFCRの下層に通して母指中手骨基部を引きつける
矢印: FCR

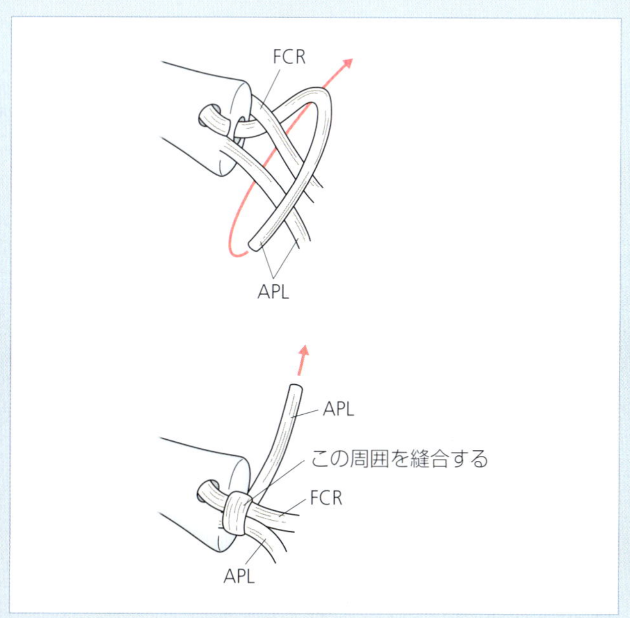

図41　APL断端をFCRにくぐらせ，残存APLの中手骨付着部に巻き付けてから再度FCRの下を通して締め込む．

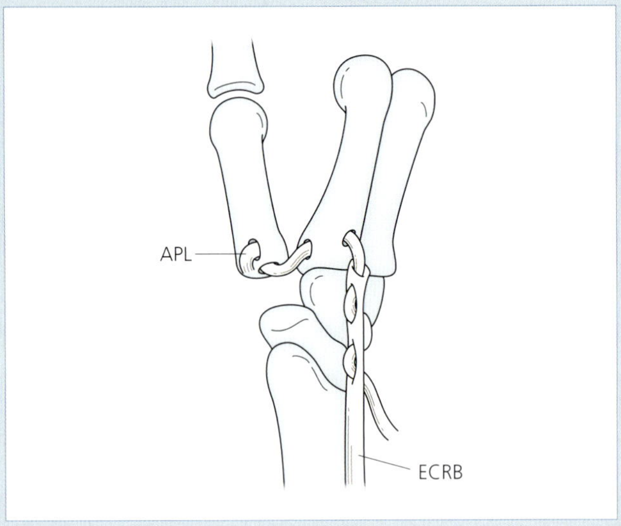

図 42 Thompson 法

⑥APL による suspension

大菱形骨を摘出した空隙の底部には第 2 中手骨基部へ付着する FCR が走行しているが，その FCR の下に APL 断端をくぐらせた後，切離せず残してある APL 線維の上に引き出して巻き付け，さらにもう一度 FCR の下をくぐらせる．すなわち，近位で切離した APL を残存 APL と FCR に巻き付けるようにして締め込むことで母指中手骨基部を第 2 中手骨基部へ引き寄せ suspension する 図 40 図 41 ．その状態で 4-0 ナイロン糸にて巻き付けた部分の FCR と APL を縫合する．母指対立位で 1.2 mm K-wire を母指中手骨基部-舟状骨間，あるいは母指中手骨-第 2 中手骨間で仮固定する．中手骨の内転拘縮が強い場合は母指内転筋付着部の剝離を追加する．余った APL 断端は腱球にして大菱形骨摘出後の空隙にスペーサーとして挿入し周囲の軟部組織と数針縫合しておくが，この手技は必須というわけではなく[22]，腱が残らなかった場合に他の腱を採取して挿入するといったことはしていない．なお，FCR が非常に脆弱な場合や上記の方法で制動力が弱いような場合は，APL 断端を第 2 中手骨に通すことで制動する Thompson 法[20]を用いている 図 42 ．前述のように母指中手骨基部に通した APL を，第 2 中手骨基部の橈掌側から背側に作成した骨孔に通して第 2 中手骨背側に出し，短橈側手根伸筋腱（ECRB）に interlace suture（「伸筋腱断裂修復術」参照）する方法が原法である．関節内から第 2 中手骨背側に至る骨孔を K-wire を用いて作成するが，径 1.5～3.0 mm まで順次用いて骨孔を拡大するようにする．第 2 中手骨の適切な位置まで K-wire を通すことが難しい場合は，手背に縦皮切を加え第 2 中手骨基部を露出した後，そこから関節内へと逆行性に骨孔を作成する方法をとる．径 3 mm 程度の骨孔を作成した後，前述した方法と同様に 16 G サーフロ針の外套を用いて APL 断端を骨孔に通し手背へ誘導する．手背側から APL 断端を十分に牽引することで母指中手骨の内転を矯正・制動できることを確認した後に APL 断端をそのテンションで ECRL に interlace suture する．そうできるだけの十分な長さが APL にない場合，suture anchor を用いて第 2 中手骨基部背側に縫着してもよい．この方法には手背の皮切を拡大する必要が生じないというメリットもある．前述したように母指対立位を保てるように 1.2 mm K-wire にて仮固定する．なお，これらの手技により MP 関節の過伸展はほとんどが矯正される．やや過伸展傾向が残る場合には，屈曲マニピュレーションをした後に 1.0～1.2 mm K-wire などを extension block として中手骨頭に一定期間刺入するのもよい．MP 関節の高度な過伸展が

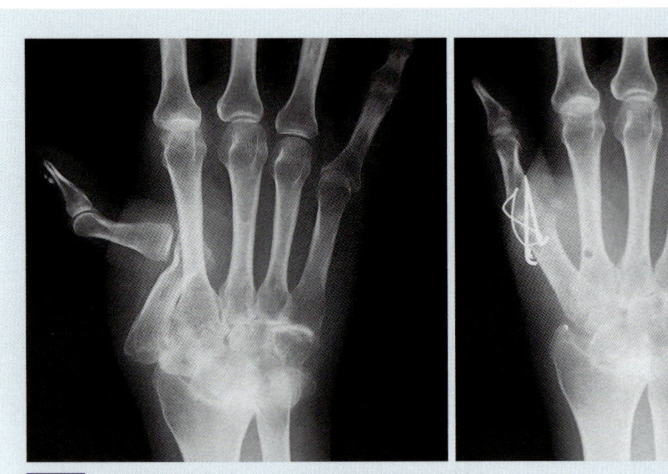

図 43 母指 CM 関節形成に MP 関節の固定を併用

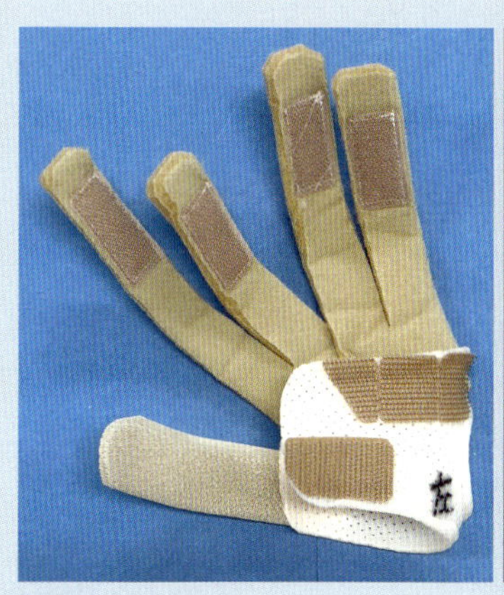

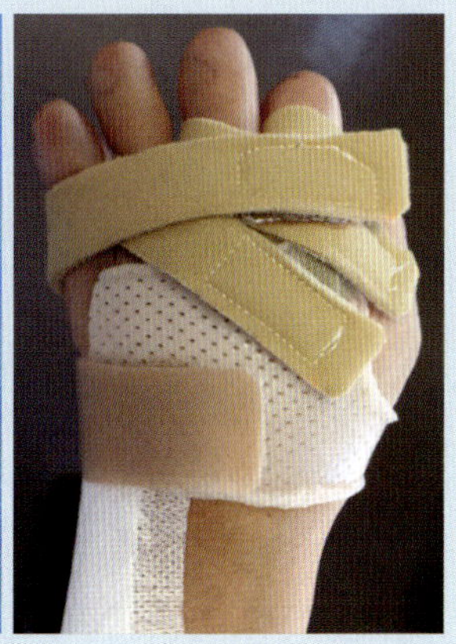

図 44　軟性装具
クッション製のストラップを各指の基部に巻いてマジックテープで固定し，橈側方向へキープされるようにする．

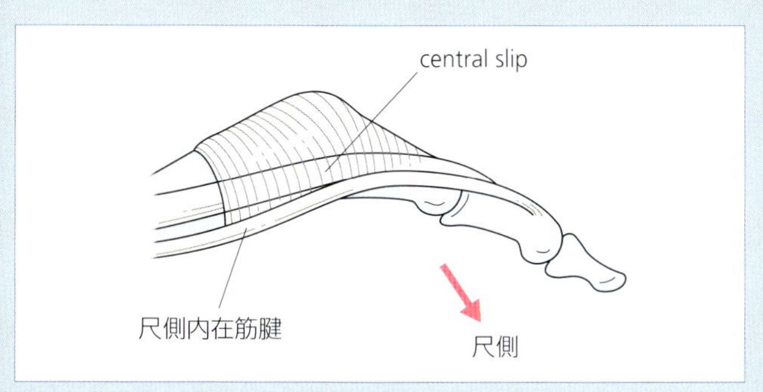

図 45　掌側に偏位した尺側内在筋腱
その切離の際に誤って central slip を切離しないように注意する．

なお残存する場合の矯正法としては，掌側板の再建や長掌筋腱を用いた制動などの方法[23]があるが，関節リウマチでは軟部の脆弱性ゆえに制動力における不安や再発リスクの懸念があるため，関節固定を選ぶ場合が多い 図 43．MP 関節の破壊や関節適合性の不良がある場合は同部の人工関節も適応にはなり得るが，同様の理由であまり行われていない．

⑦閉創

関節包を 4-0 ナイロン糸で可及的に縫合し，5-0 ナイロン糸で皮膚を縫合する．

ゲームキーパー変形

変形の程度に応じて，尺側側副靱帯の suture anchor による尺屈の矯正および前述した EPL rerouting や EPB 再縫着を組み合わせて矯正する．MP 関節の関節適合性が崩れている場合は他のケース同様，関節固定の適応となる．

TIPS & PIT FALL

尺側偏位の矯正で尺側内在筋腱を切離する際，変形が強い症例では内在筋腱が術野において掌側深くに偏位している場合があるので，尺側に脱臼した伸筋腱を誤って切離しないように注意が必要である 図 45．

Thompson 法において第 2 中手骨基部に骨孔を作成する際は，ガイドピンを利用する中空ドリルを使うと簡便である．また本法におけるこの部分の骨孔は，第 2 中手骨の基部よりも若干遠位に作成すると良い．そうすることで母指中手骨の内転変形をより強く矯正できる．

PIP 関節に対する軟部組織再建を行う際は，各指の機能をよく考慮する．示・中指などの橈側指はつまみ動作に重要であるため伸展での安定性が重要であり，尺側指である環・小指は把握動作に重要となるので屈曲が重要である．すなわち橈側指の伸展不足と尺側指の屈曲不足は，その逆の状態が生じた場合と比べてより障害が大きくなる．よって PIP 関節の変形を矯正する際は，橈側指は伸展しやすく，尺側指は屈曲しやすくなることを意識して軟部組織のテンションを微調整する．手術によって完全に正常な関節可動域を獲得することは一般的に難しいことが多いため，橈側指の多少の屈曲不足・尺側指の多少の伸展不足は許容されて良いと考えられるが，これは術前にも十分に患者に説明し理解を得ておくべきである．

後療法

MP 関節尺側偏位に対する軟部再建術

術後は MP 関節伸展位とした掌側シーネで PIP 関節の可動域訓練を行う．術後 1 週から作業療法士監視下のみシーネを外して MP 関節の運動も開始するが，術後 6 週までは屈曲 45° 制限としている．術後 2 週から軟性装具 図 44 を装着し，術後 6 週まで継続する．術後 6 週以降は軟性装具の装着を夜間のみとして術後 12 週まで継続する．Dynamic splint 下での後療法も一般的に広く行われているが，特に外来通院にて後療法を進める場合は患者の抵抗感が強く装着のアドヒアランスが悪いことも多いため，症例を選択して用いている．

ボタン穴変形

仮固定したK-wireは術後3週で抜去し，capenerスプリントを装着してPIP関節の自他動伸展運動および自動屈曲運動を開始し，スプリントは術後6週まで使用する．関節の状態によっては夜間のみのスプリント装着をさらに6週，術後12週まで継続する．

スワンネック変形

Extension blockを刺入した場合は術直後から関節の自動運動を開始する．仮固定した場合も含め，K-wireは術後3週で抜去する．PIP関節の過伸展を防ぐリングスプリントを装着し，PIP関節の自動伸展運動および自他動屈曲運動を開始し，スプリントは術後6週まで使用する．関節の状態によっては夜間のみのスプリント装着をさらに6週，術後12週まで継続する．

母指の変形

1）母指ボタン穴変形

IP関節の自他動運動は術翌日から開始する．MP関節の仮固定は4週で抜去し自動運動を開始するが，術後6週まではMP関節の伸展を保つ夜間の掌側スプリントを用いる．

2）母指スワンネック変形

IP関節の自他動運動は術翌日から開始する．MP関節の仮固定は3週で抜去しMP関節およびCM関節の自動運動を開始するが，母指対立装具を作成して術後6週までは通常時に装着する．その後はfreeとするが，術後12週までは夜間のみ装具を継続する．

頻度の高い術後トラブルと対処法

一般に手指は血流が良好であり創癒合不全はほとんど生じない．ただし，術前の拘縮が高度である場合は，閉創する際に皮膚の不足が起こり得る．すなわち，ボタン穴変形では掌側，スワンネック変形では背側の皮膚が矯正後に不足する可能性がある．Z形成などで皮膚の延長を図るか，もしくは小範囲をopenにしたままハイドロコロイド被覆材などでwet dressingを継続すると上皮化が得られる．その間の可動域訓練は継続したままで問題ない．術前の拘縮が高度だった場合は，矯正による血管神経束への影響を考慮するべきであり，整復時のマニピュレーションは努めてgentleに行う必要がある．ただし，自験例では皮膚の不足例はほとんどなく，血管神経の損傷例は経験がない．その危険性が高い場合は軟部再建術ではなく，骨を短縮できる関節固定術や人工関節置換術を検討すべきであると考える．

文献

1）Hakstian RW, Tubiana R. Ulnar deviation of the fingers. The role of joint structure and function. J Bone Joint Surg Am. 1967; 49: 299-316.
2）Taleisnik J. Rheumatoid synovitis of the volar compartment of the wrist joint: its radiological signs and its contribution to wrist and hand deformity. J Hand Surg. 1979; 4: 526-35.
3）Nalebuff EA, Millender LH. Surgical treatment of the boutonniere deformity in rheumatoid arthritis. Orthop Clin North Am. 1975; 6: 753-63.
4）南川義隆，中村誠也，小川亮恵．リウマチ性ボタン穴変形の治療成績．日手会誌．1998; 14: 887-91.
5）Matev I. Transposition of the lateral slips of the aponeurosis in treatment of long-standing "boutonniére deformity" of the fingers. Br J Plast Surg. 1964; 17: 281-6.
6）政田和洋．スワンネック変形に対する手術．関節外科．2008; 27: 64-9.
7）Nalebuff EA, Millender LH. Surgical treatment of the swan-neck deformity in rheumatoid arthritis. Orthop Clin North Am. 1975; 6: 733-52.
8）Catalano LW 3rd, Skarparis AC, Glickel SZ, et al. Treatment of chronic, traumatic hyperextension deformities of the proximal interphalangeal joint with flexor digitorum superficialis tenodesis. J Hand Surg. 2003; 28: 448-52.
9）Nalebuff EA. The rheumatoid thumb. Clin Rheum Dis. 1984; 10: 589-607.
10）Harris C Jr, Riordan DC. Intrinsic contracture in the hand and its surgical treatment. J Bone Joint Surg Am. 1954; 36-a(1): 10-20.
11）Feldon P, Terrono AL, Nalebuff EA, et al. Rheumatoid arthritis and other connective tissue diseases. In: Wolfe SW, Hotchkiss RN, Pederson WC, et al, editors. Green's operative hand surgery. 6th ed. Philadelphia: Elsevier Churchill Livingstone; 2010. p.2027-8.
12）南川義隆．人工指関節．In: 高岡邦夫，他編．新OS NOW No. 22 手指の外科 修復，再建とリハビリテーション．東京: メジカルビュー社; 2004．p.145-7.
13）Zancolli E. Pathomechanics and correction of the arthritic ulnar drift before and after cartilage destruction. Structural and dynamic bases of hand surgery. 1st ed. Philadelphia: JB Lippincott; 1979. p.325-60.
14）Wood VE, Ichtertz DR, Yahiku H. Soft tissue metacarpophalangeal reconstruction for treatment of rheumatoid hand deformity. J Hand Surg Am. 1989; 14: 163-74.
15）水関隆也．RA手指尺側偏位の治療．関節外科．2008; 27: 71-7.
16）Monreal R. Extensor indicis proprius tenodesis to correct finger ulnar drift deformity in rheumatoid arthritis. Hand（NY）. 2016; 11: 336-40.
17）Thompson JS, Littler JW, Upton J. The spiral oblique retinacular ligament（SORL）. J Hand Surg. 1978; 3: 482-7.
18）Iwamoto T, Sakuma Y, Momohara S, et al. Modified extensor pollicis longus rerouting technique for boutonniére deformity of the thumb in rheumatoid arthri-

tis. J Hand Surg. 2016; 41: e129-34.
19) Burton RI, Pellegrini VD Jr. Surgical management of basal joint arthritis of the thumb. Part II. Ligament reconstruction with tendon interposition arthroplasty. J Hand Surg. 1986; 11: 324-32.
20) Thompson JS. Complications and salvage of trapeziometacarpal arthroplasties. Instr Course Lect. 1989; 38: 3-13.
21) Weilby A. Tendon interposition arthroplasty of the first carpo-metacarpal joint. J Hand Surg Br. 1988; 13: 421-5.
22) Gerwin M, Griffith A, Weiland AJ, et al. Ligament reconstruction basal joint arthroplasty without tendon interposition. Clin Orthop Relat Res. 1997; (342): 42-5.
23) Norris ME 3rd, Samra S, DeMercurio J, et al. Free palmaris longus graft tenodesis effectively treats swan neck adduction collapse secondary to thumb basilar joint arthritis. Plast Reconstr Surg. 2007; 120: 475-81.

〈佐久間　悠〉

手指人工関節置換術

手術適応

人工関節置換術の対象となる手指の関節は，一般的には中手指節（MP）関節，近位指節（PIP）関節である．母指の手根中手（CM）関節に対する人工関節置換術は，高度な合併変形がみられることが多く関節破壊の程度も強い関節リウマチにおいては適応になりにくいと考えており，当センターでは行っていない．一般的に人工関節置換術は比較的強い関節破壊があり（Larsen grade[1] Ⅲ以上），それに付随する疼痛や可動域制限を伴う場合に適応となるが，手指においては必ずしも高度な関節破壊を伴わない場合にも適応となる場合がある．

MP関節

MP関節における人工関節置換術の適応で最も多い病態は尺側偏位変形である 図1 ．その発症と進行については「軟部組織再建術」の「手術適応」における「尺側偏位」の項を参照されたい．

MP関節の尺側偏位はほとんどのケースで掌側脱臼も合併するが，これらの変形が拘縮した状態となり他動的に整復できない状態まで進行した場合，それを矯正するためには物理的な骨の短縮が不可欠であり，人工関節置換術の適応となる．このようなケースでの関節破壊の程度はさまざまであり，画像上で中手骨，基節骨それぞれの関節面の形状は保たれている場合もある．尺側偏位が主で掌側脱臼がほとんどなく，かつ他動的な矯正が可能であれば軟部組織再建術の適応となるが，明らかな掌側脱臼傾向を認める場合，その軟部組織再建だけによる矯正は困難である場合が多い．

また，逆に関節のアライメント変形は軽度であっても，関節軟骨の摩耗や関節破壊を伴い疼痛症状が強い場合は人工関節置換術の適応となる．母指MP関節においても適応に関する考え方は上記と同様であるが，一般に適応としている変形はボタン穴変形を含むMP関節の屈曲変形である．母指スワンネック変形に対しては別項で触れたようにCM関節の治療をまず行うことが一般的であり，有症状のMP関節破壊も伴う場合は同関節の人工関節置換術も適応となり得るが，過伸展の制動は，特に関節リウマチでは再発のしやすさが懸念されるため，関節固定を選択する場合が多い．

PIP関節

PIP関節における人工関節置換術の適応は画像上Larsen grade Ⅲ以上の関節破壊や関節適合性の崩れがあり症状を伴うケースであるが，PIP関節は軟部組織の機能・支持やbone stockが非常に重要な関節であるため，人工関節置換術の最もよい適応は疼痛を伴うが骨量と可動域は保たれている症例であり，MP関節よりも適応はだいぶ狭いと言える．

しかし，関節リウマチ患者は一般的に関節変形が比較的高度になり得るため，当センターではやや適応を広げて考えており，他動的矯正が不可能な段階まで進行したボタン穴変形やスワンネック変形も症例を選択したうえで適応としている．また，示指PIP関節はピンチ動作時の側方ストレスが大きいため人工関節置換が一般的に推奨はされないが[2]，当センターでは必ずしも適応外とは考えておらず，関節の動きを維持して少しでも多くの期間においてQuality of life（QOL）を向上させたいという希望がある場合は，十分なインフォームドコンセントのもとに症例を選んで施行している．ただし，側方アライメントが大きく崩れている場合やムチランス変形，強直例などは良好な成績が期待できないため適応外としている．

インプラント

シリコンインプラントと表面置換型に大別される．現在は日本国内でも複数の器種が使用可能であるが，当センターでは原則としてシリコンインプラントを用いている．表面置換型はより生理的な関節形状と運動を再現できるというメリットがあるが，変形自体の矯正は軟部組織に大きく依存せざるを得ないため，高度な変形例では矯正の程度や安定性が不足する場合がある．特にPIP関

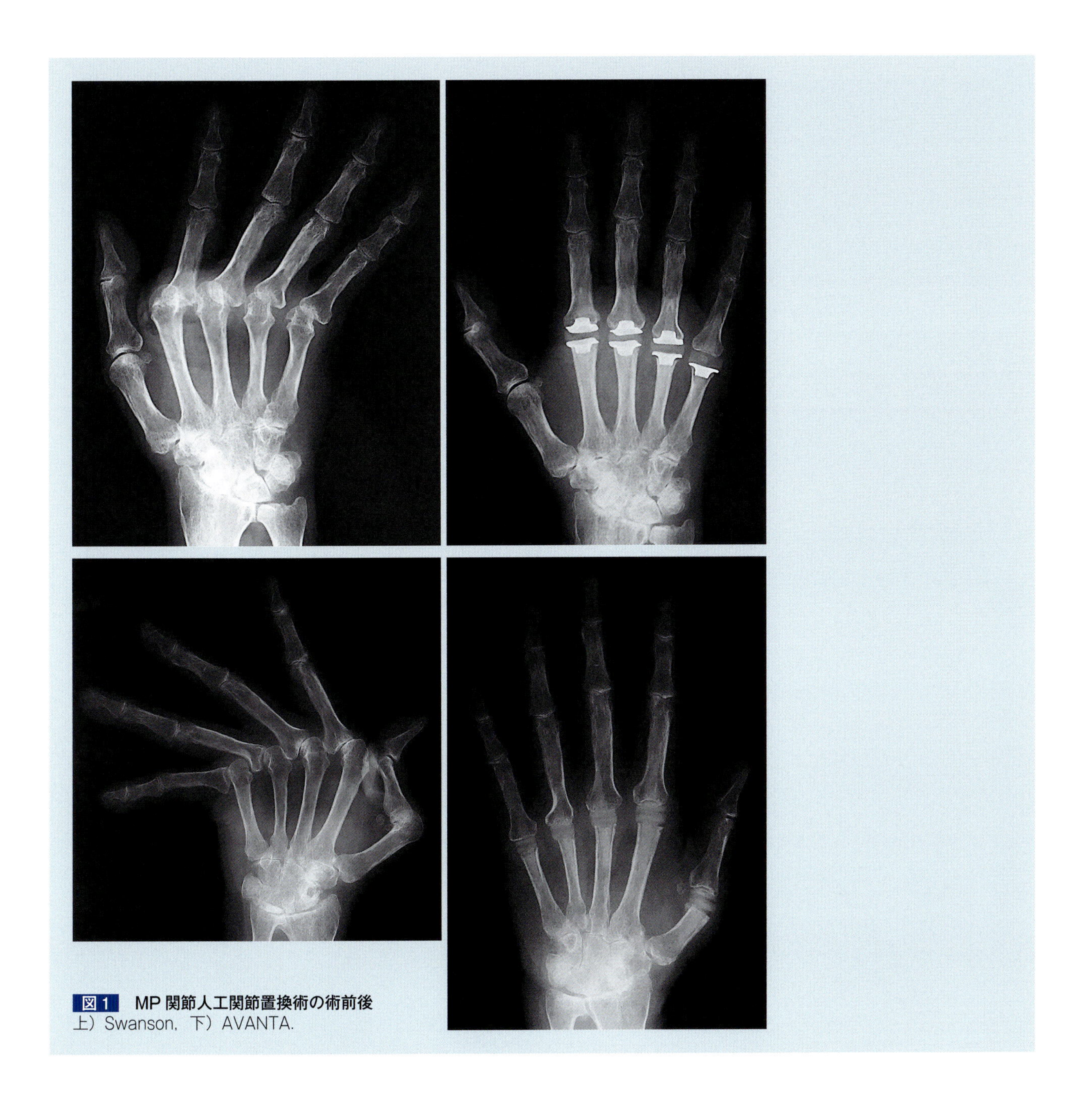

図1 **MP関節人工関節置換術の術前後**
上）Swanson，下）AVANTA．

節においては，変形性関節症や外傷後の変形例に対しては比較的安定した成績が報告されているが[3]，関節リウマチ症例や高度な変形・不安定性がある症例には適していないという報告も散見される[4,5]．

最も大きな問題となるのはインプラントの固定法であると考えており，表面置換型は一般的に骨セメントやアンカー構造により固定されるため，緩みが生じない限り抜去が困難である場合が多い．アンカー構造の場合は術後1～2年の比較的早期においても骨に固着して抜去できなくなるケースがある[6]．関節リウマチでは軟部バランス障害による変形の再発は常に念頭におくべきであり，アライメント不整が再発して軟部再建だけでは矯正しきれず再度の骨短縮が必要になる場合，抜去が困難な表面置換ではそれが難しくなる 図2A．シリコンインプラントには破損やシリコン誘発性滑膜炎などの問題はあるが，抜去や再置換が比較的容易であり，当センターではその点を重視している．シリコンインプラントにはより歴史の長いSwanson[7] 図2B とそれに続き開発されたAVANTA[8] 図2C があるが，術後成績に顕著な差はみられない．

Swansonは最初に開発されたシリコンインプラントであり，そのヒンジ部は中手骨頭切除後のMP関節においてスペーサーとして機能するとともに，ステムは固定されることなく関節の屈伸に伴い髄腔内をピストン運動

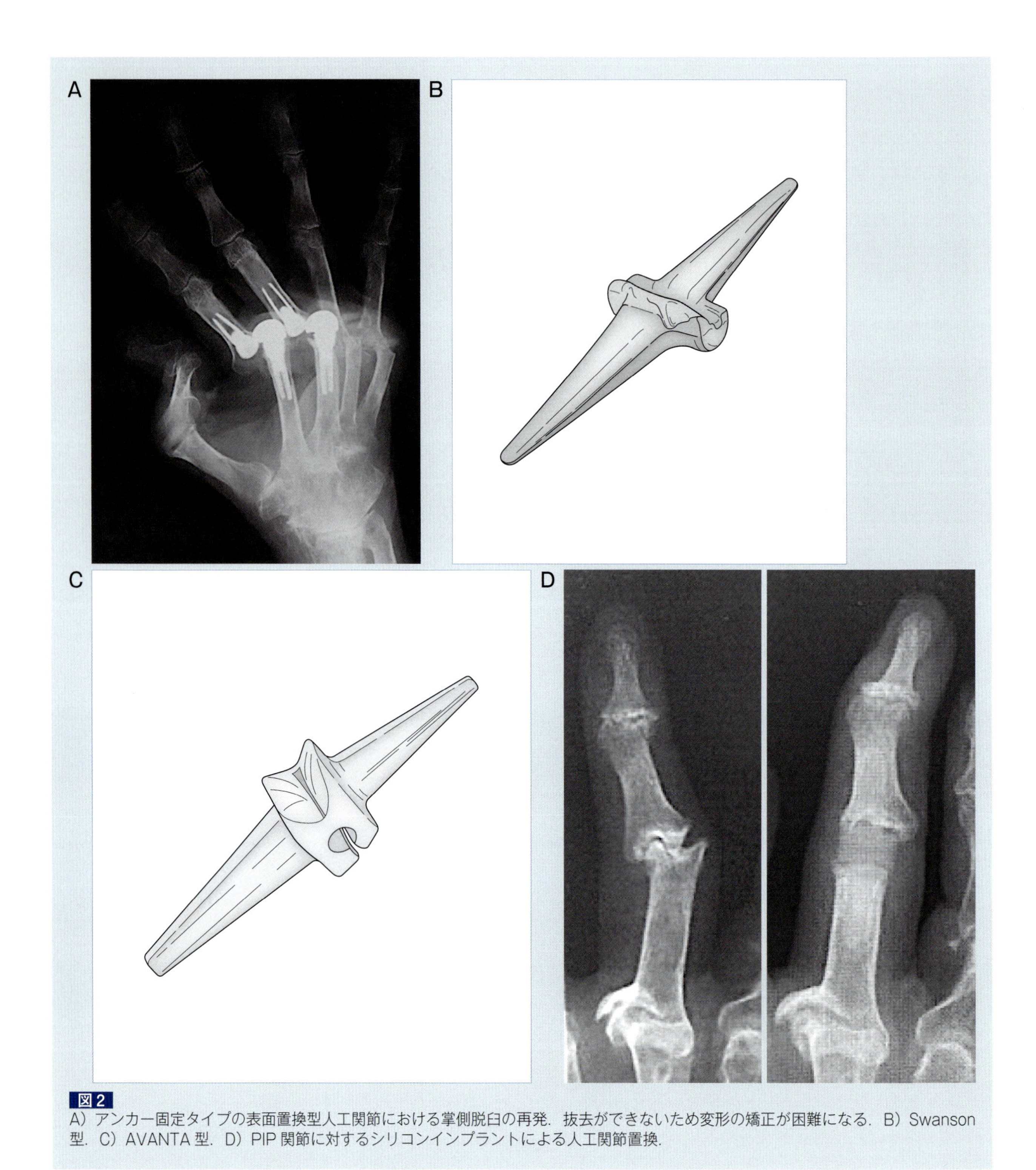

図 2
A）アンカー固定タイプの表面置換型人工関節における掌側脱臼の再発．抜去ができないため変形の矯正が困難になる．B）Swanson 型．C）AVANTA 型．D）PIP 関節に対するシリコンインプラントによる人工関節置換．

し，自らの弾力によって可動域をより伸展方向へ保つ働きをする[9]．AVANTA（Sutter 型インプラント）は Swanson の次に開発・導入されたシリコンインプラントであり，Swanson よりも大きいブロック型のヒンジ構造を有し解剖学的により正確な掌側寄りの可動軸を再現している[8,10]．従来の報告では概ね AVANTA のほうが術後の可動域はやや良好であるが，破損例は Swanson に比べてやや多いことが示唆されている[10,11]．Bone stock を考慮して骨切り量を少なく留めたい場合はヒンジ部がコンパクトな Swanson が適している．また，基節骨基部の関節面形状が強く偏摩耗している場合は，適合性の点から Swanson が使いやすい（後述）．安定性は AVANTA が優れている印象があり，特に PIP 関節は AVANTA のほうが安定性が高い 図 2D．AVANTA

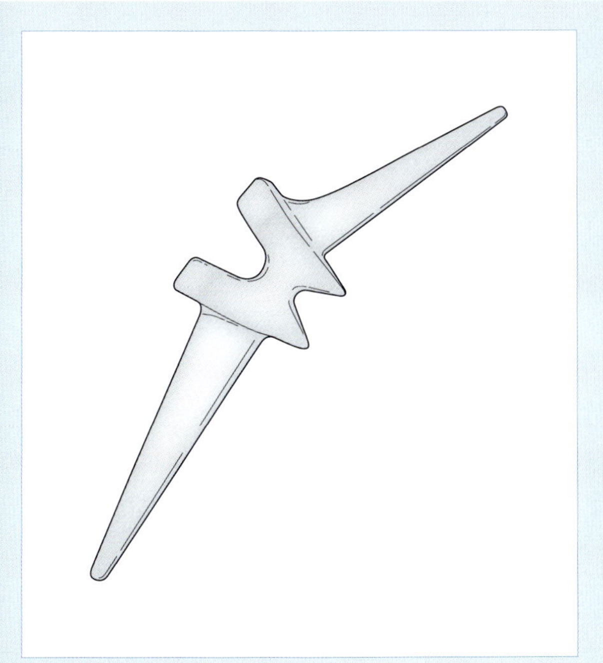

図3 AVANTA プレフレックス型

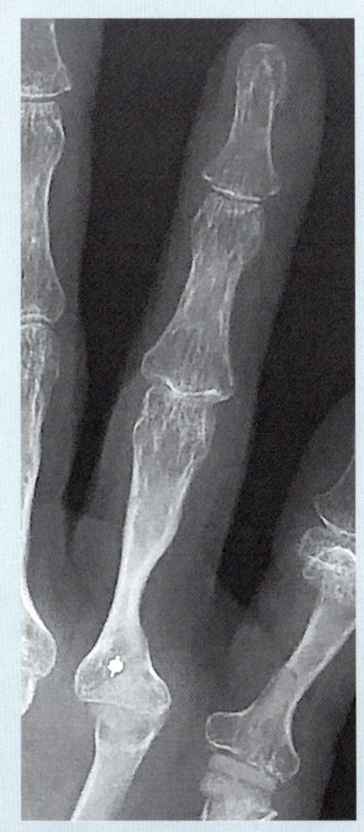

図4 基節骨の狭小化

には術後の屈曲可動域拡大を目的としてやや屈曲位で整形されたプレフレックスタイプ 図3 もある．術後の屈曲が不足しがちな環指・小指MP関節に用いられる場合があるが，術前は掌側脱臼による伸展不全を元来呈していることがほとんどであるため，術後は屈曲が多少不足してもより伸展できるほうが患者満足度は高い印象があり，症例を選んで用いるべきであると考えられる．

術前プランニング

高度なMP関節の尺側偏位例では，基節骨の骨幹部が隣接する中手骨頭との摩耗で凹むように変形し髄腔が局所的に狭小化していることがあり 図4，その場合はインプラントのステムを切断して短縮しなければならない可能性も念頭におく必要があるが，狭小化が非常に高度な場合は人工関節挿入が困難である場合がある．また掌側脱臼が高度な場合は基節骨基部の背側が偏摩耗していることが多く，この場合は基節骨の骨切りも必要になるため中手骨の骨切り量はやや少なめに見積もる必要がある．また，そのようなケースを含め基節骨基部の不整が非常に高度な症例では，AVANTAよりもSwansonが適している場合がある(後述)．このような事項を含め，変形の程度と予想される骨切り量を単純X線写真やCTで十分に検討しておく．

手術手順

体位は仰臥位，手台を用いて上腕を空気止血帯で駆血した状態で行う．麻酔は原則として手術箇所が少ない場合は鎖骨上窩腕神経叢ブロック，手術箇所が多く手術時間が2時間30分以上かかることが想定される場合は全身麻酔で行っている．

MP関節尺側偏位に対する人工関節置換術（示指〜小指）

①皮切

②展開

③尺側内在筋腱の切離と腱間結合の切離

④関節の展開

①〜④は，「軟部組織再建術」の「MP関節尺側偏位に対する軟部再建術」を参照．

⑤骨切り

中手骨頭を切除する．レトラクタで掌側を保護しながらまず頸部で骨切りする．正面および側面で中手骨軸に垂直となるように注意する 図5．正面像で骨切り面が尺側に傾斜していると術後の尺側偏位傾向をもたらすため特に注意が必要である．中手骨頭を切除したら十分な滑膜切除を行った後，基節骨を屈曲させ，基部の形状を確認する 図6．通常は関節面がやや陥凹し関節面辺縁は突出しているのでLuer鉗子などで少量の骨切りを

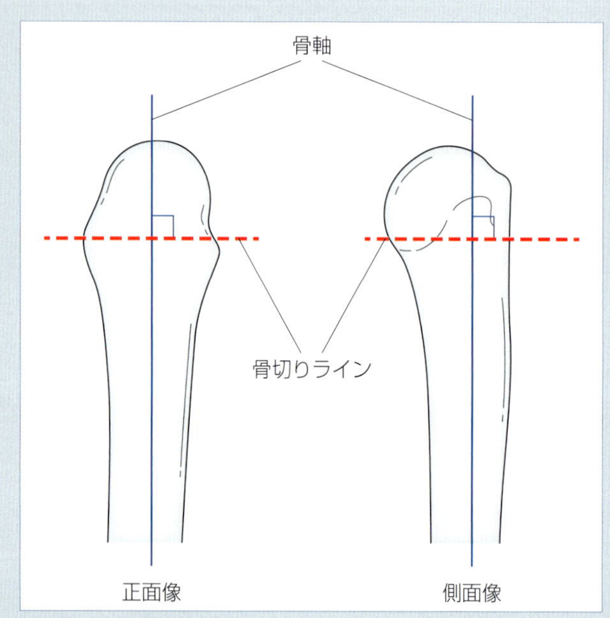

図5 中手骨頭の骨切り
正面・側面におけるそれぞれの骨軸に垂直に骨切りする.

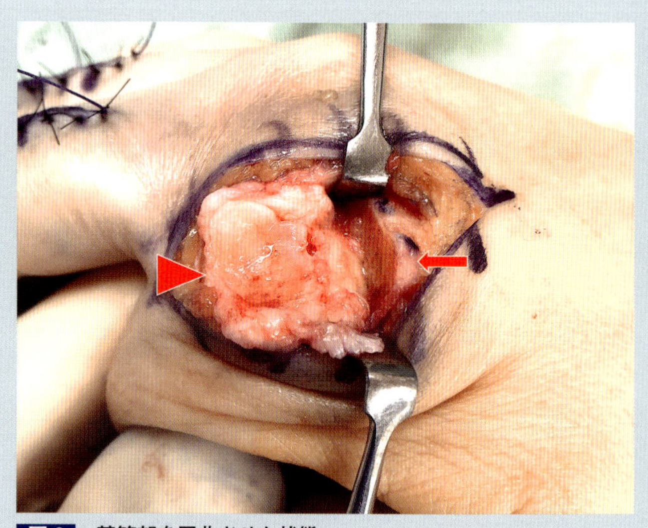

図6 基節部を屈曲させた状態
矢頭: 基節骨の関節面. 中央が窪んでいる
矢印: 中手骨頭を切除した中手骨.

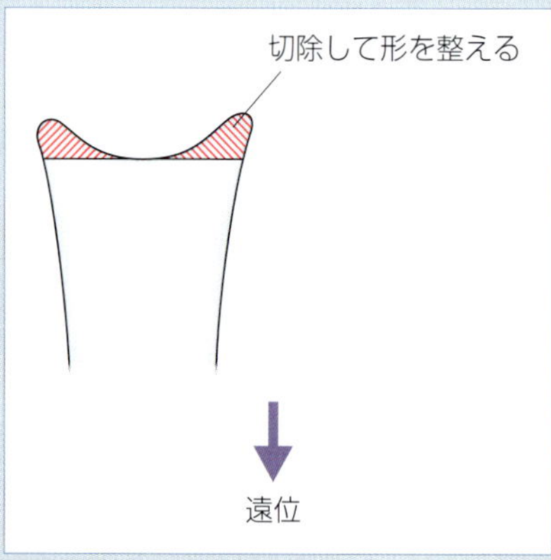

図7 基節骨基部の整形

行って形状を整える 図7. 掌側脱臼が高度なケースでは, 前述したように中手骨頭との摩擦により基節骨基部関節面が傾いている場合や関節面の背側1/2程度に及ぶ偏摩耗による大きい凹みがみられる場合がある. このようなケースでは最小限の骨切りを行うことで関節面を骨軸に垂直にするが, 後者のような場合は関節面を完全にフラットにするまで骨切りを追加すると側副靱帯の付着部も切除されてしまうことがあるため, フラットにするのは関節面の2/3程度に留めざるを得ないことも多い 図8. AVANTAの場合はそのデザインから, 安定性を得るためには基節骨基部がフラットにより近いことが必要である. Swansonは全体がフラットである必要は必ずしもないため, 基節骨基部の偏摩耗が強いケースで

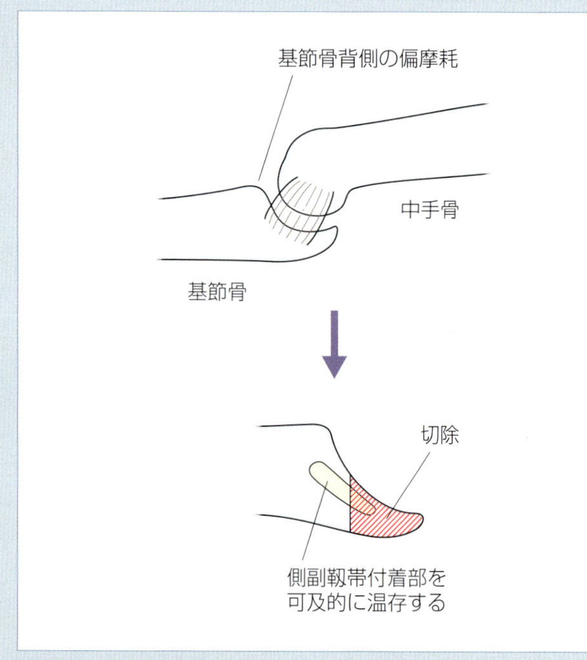

図8 基節骨基部の骨切り

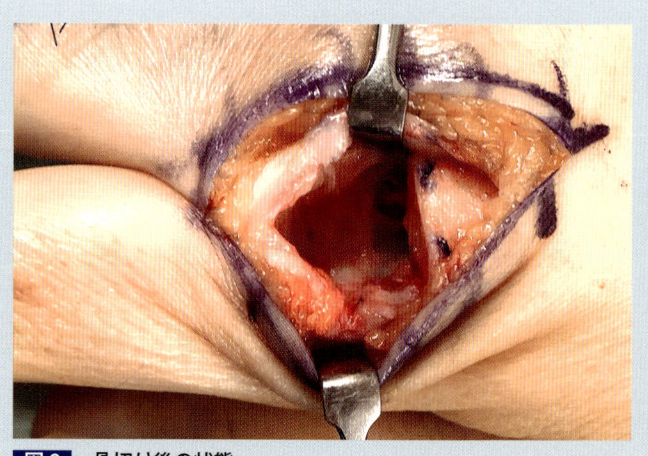

図9 骨切り後の状態
十分なスペースが必要である.

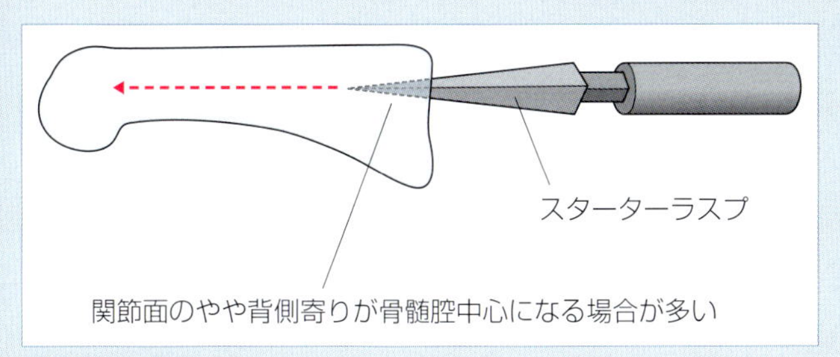

図 10　基節骨のラスピング

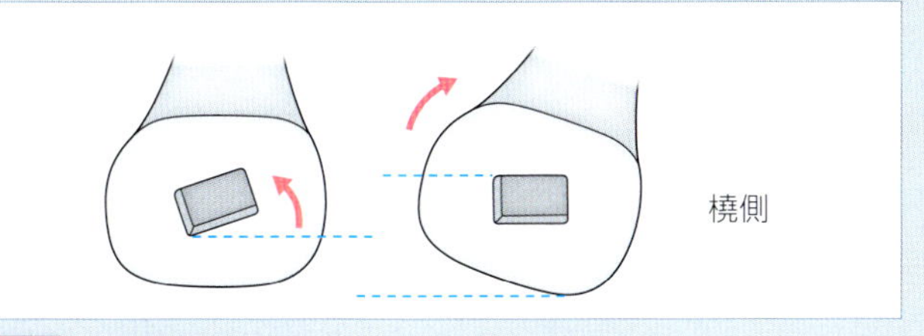

図 11　回旋させたラスピング
やや橈側に回旋させてラスピングすることによりインプラント挿入後は基節骨がやや回外し，ピンチ動作に寄与する．

骨切り量を少なめに抑えたい場合には Swanson のほうが適している場合がある．骨切りが終了したら骨間のスペースを確認する．一横指が入る程度のスペースがあるのが望ましく 図9 ，十分なスペースがない場合は術後の可動域制限やインプラント破損につながるために注意する．ただし尺側偏位が高度である場合，隣接指の変形によって軟部組織が牽引され十分なスペースが得られていない可能性もあるため，示指～小指を一通り骨切りしてから再評価を行うほうが良い．骨切り部から掌側を剝離し掌側板の切離も追加したうえで十分なスペースが得られない場合は，中手骨の骨切りを追加する．骨間筋付着部のすぐ遠位まで骨切りしても不十分な場合は基節骨基部の骨切りを追加するが，前述したように側副靱帯付着部は可能な限り温存するように注意する．

なお，正常な中手骨頭は手の正面像において第 3 中手骨を頂点とした緩やかなアーチを形成していることが普通である．MP 関節の人工関節置換術においてもそのバランスを再現することが理想ではあるが，変形・拘縮や関節破壊の程度は指によってさまざまであり，現実的には非常に難しい．手術においては指ごとの安定した人工関節の挿入と変形の矯正を優先しており，結果として正常な中手骨頭のアーチが再現できていないことはしばしばあるが，そのようなケースでも術後の機能が目立って低下するということは経験していない．これは，手指が基本的には非荷重関節であるということも関係していると考えられる．

⑥髄腔の処理

髄腔のラスピングを行う．一般的に基節骨の髄腔のほうが中手骨よりも狭いため通常は基節骨から開始するが，中手骨頭部の骨切り量が多い場合は中手骨の髄腔のほうが狭くなる．より髄腔が狭いほうからラスピングをすることが重要である．なお，環指のみ中手骨の髄腔のほうが狭いとされるため注意が必要である．まず，スターターラスプで基節骨基部の軟骨下骨を穿孔する．基節骨は側面像で掌側がやや広がっている形状なので，関節面では橈尺方向の中点，かつやや背側寄りを穿孔する 図10 ．回しながらねじ込むように刺入し，ラスピングのための通り道を拡大する．ラスピングは基節骨をやや屈曲させた状態でしっかりと片手で把持し，PIP 関節を触れて基節骨背側の向きを正確に把握しつつ，ラスプの長方形の長辺が背側皮質と正しく平行になるように行う．なお，示指と中指ではピンチ動作がしやすくなるよう，橈側に軽度回旋させてのラスピングが推奨されている 図11 ．

Swanson ではサイズ 3 以上であればインプラントを保護するグロメット[12]を用いることができるが，サイズ 3 のラスプは比較的大きいため挿入部の拡大が難しいことがあり，その場合は付属のドリルバーで髄腔の入り口を広げて整形する．適応サイズのラスプが完全に挿入できるまで髄腔を拡大せずともグロメットを挿入することは可能であるため，トライアル用のグロメットを別個に用意して確認のために用いている．中手骨のラスピングはすでに骨切りされているため基節骨に比べると容易であるが，断端の骨皮質はしばしば薄いため損傷しないように注意して行う．なお，基節骨基部と中手骨骨切り部ともにラスピング時に損傷する場合があり，また基節骨は誤った方向へのラスピングにより皮質を穿孔してしまうことがあるが，インプラントの安定性が大きく損なわれるほどの損傷はまれであり，0.5～0.8 mm のソフトワイヤによる締結などで多くの場合安定性が得られる．皮質の穿孔のみの場合はそこを塞ぐ処置は通常必要なく，正確な方向への再リーミングを行うことで問題なくインプラントの挿入が可能となることがほとんどである．

⑦トライアルおよびインプラント挿入

設定したサイズのトライアルを挿入する．まず，中手骨の髄腔にステムを挿入し，基節骨を他動屈曲させた状態で遠位ステムを鑷子で軽く屈曲させ基節骨の髄腔に挿入する．この際，弾性力によりインプラントが飛び出さないよう，中手骨に挿入したステムはヒンジ部分から別の鑷子で抑え込んでおく．一連の操作にはインプラントを損傷しないよう無鈎鑷子を用いる．挿入後はトライア

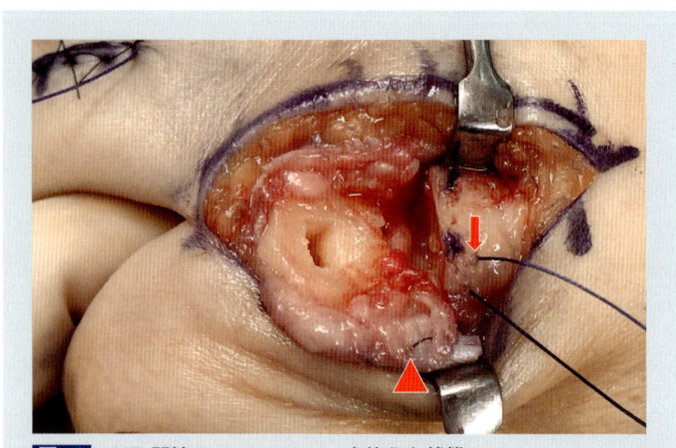

図12 MP関節のpreparationを終えた状態
矢頭: 5-0ナイロン糸でマーキングした橈側側副靱帯. 矢印: 中手骨橈背側に作成した骨孔に3-0吸収糸を通している.

ルの適合性を確認する. 側副靱帯および背側軟部組織の再建はなされていない状態であるため, 通常のresting positionより屈曲した状態であっても問題なく, 側副靱帯と伸筋腱の再建をシミュレーションし緩さやきつさがないことを確認する. トライアル後, 骨切りした中手骨遠位端の橈背側に1 mm K-wireで骨孔を2カ所3 mm間隔で作成し, 橈側側副靱帯を縫着するための骨孔を作成する. その骨孔に3-0非吸収糸を通した後, インプラントをトライアルと同様に挿入する 図12.

⑧橈側側副靱帯の再建

⑨伸筋腱の整復

⑩皮膚縫合

⑧～⑩は,「軟部組織再建術」の「MP関節尺側偏位に対する軟部再建術」の項を参照.

母指MP関節に対する人工関節置換術

①皮切

②展開

③骨切除

④ラスピングと人工関節の挿入

⑤軟部組織再建

⑥縫合

上記手順のうち, ③, ⑤以外は軟部組織再建術と同様である.「軟部組織再建術」の「母指の変形」のうち「ボタン穴変形」の項を参照されたい.

ここでは③, ⑤について解説する.

③骨切除

中手骨頭部を露出したら, 両側の側副靱帯を剥離する. 連続性を損傷しないよう骨から注意深く剥離する. 骨頭および基節骨基部の骨切除は示指～小指のMP人工関節置換術と同様に行う.

⑤軟部組織再建

側副靱帯は両側を再建する. 前述の母指以外の場合と同様に行うが, 母指MP関節は一般に橈側ストレスがかかりやすいため, 尺側側副靱帯はより強固に再建することが望ましい. PIP関節(後述)の場合と同じように行う.

基節骨基部背側への腱の縫着は, 1 mm K-wireにて基節骨の背側基部に3 mm間隔で作成した骨孔に3-0非吸収糸を通して行う. それ以外の術式の選択および手技は「軟部組織再建術」の「母指の変形」のうち「ボタン穴変形」と同様である.

PIP関節に対する人工関節置換術

①皮切

PIP関節をまたぐ背側正中切開としている. 掌側アプローチは展開にやや制限があり, また背側の伸筋腱への処置も行えないことから関節リウマチでは用いていない.

②展開

脂肪を皮下に厚めに付けるように剥離して伸筋腱を露出させる. PIP関節へのアプローチとその選択は「軟部組織再建術」の「ボタン穴変形」のうち「V-Y法」および「Matev変法」の項と同様である. 掌側部に及ぶ部分は鈍的な剥離を併用して神経血管束を損傷しないように留意する. 伸筋腱や周囲靱帯への処理はそれぞれの変形に応じた手技を行う(「軟部組織再建術」の「ボタン穴変形」,「スワンネック変形」の項を参照).

③骨切り

PIP関節を露出したら, 骨切りに必要な範囲だけ両側側副帯を基節骨頭から剥離し, 頸部で骨切りを行う. PIP関節はアライメントと安定性がより重要であるため, 骨軸に垂直になるよう慎重に骨切りを行う. 変形が強い場合は基節骨基部も骨切りするが, 側副靱帯付着部を温存することが重要である. 具体的な骨切りの方法と注意点, および掌側の剥離に関しては示指～小指のMP人工関節置換術と同様である. 骨頭の骨切りに追加が必要な場合, あるいは拘縮が強く初めから多めの骨切りが必要になる場合は, 両側側副靱帯の付着部を基節骨頭から注意深く剥離しておき完全に脱臼させたほうが手技を進めやすい 図13. 屈曲拘縮がきわめて高度な場合は, 浅指屈筋を同定して付着部周囲で切離する.

④髄腔の処理, インプラント挿入

示指～小指のMP人工関節置換術と同様に行う.

⑤側副靱帯の再建

側副靱帯を剥離していた場合は再建する. 剥離をしていなかった場合でも, インプラント挿入後に側方不安定

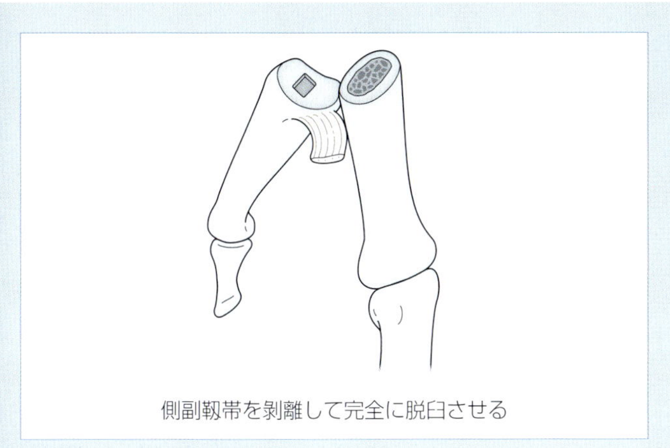

図13 PIP 関節の処理

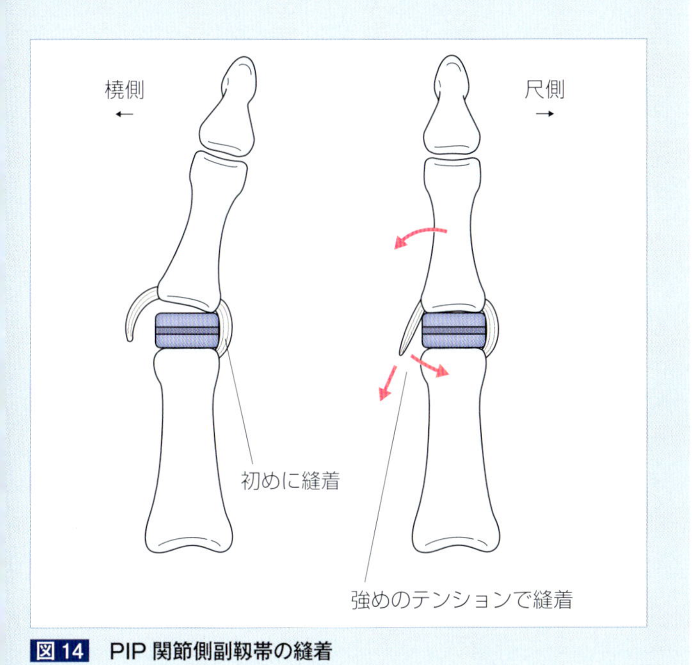

図14 PIP 関節側副靱帯の縫着

⑥軟部組織再建

術前に変形肢位がなかった場合はアプローチ時に切開した部分を原位置で縫合再建するが，ボタン穴変形，スワンネック変形などがあった場合はそれぞれの軟部組織再建術に準じた方法で再建する（「軟部組織再建術」の項を参照）．なお，前述した Matev 変法を行う場合，基節骨基部背側への腱の縫着は suture anchor ではなく側副靱帯と同様に骨孔を作成して行う．

TIPS & PIT FALL

MP 関節の人工関節置換術において中手骨頭を骨切りする際，術野で部分的にしか確認できない状態で骨軸を的確に把握することは困難な場合も多い．よって，初めの骨切りはやや少なめにしておき，骨切り後にスターターラスプを差し込むことで軸を把握し，骨切り面が傾いていた場合は修正を加えるようにすると良い．

MP 関節にシリコンインプラントを挿入する際，骨切り部のスペースがややタイトな場合は，基節骨を過屈曲させた状態でステムの先端を髄腔に挿入した後，屈曲を戻しつつ滑り込ませるようにする．

なお，複数の MP 関節へインプラントを挿入する際は，上記の挿入操作などによる他指へのストレスを避けるため，まず全ての関節にインプラントを挿入した後に，示指から小指へと 1 関節ずつ軟部組織再建を行うようにしている．

性や偏位が生じた際には側副靱帯をいったん切離して再建する．基節骨の橈背側に 1.0 mm K-wire にて 3 mm 間隔で骨孔を 2 カ所作り 3-0 非吸収糸を通して，側方安定性とアライメントを保てる適切な靱帯のテンションで縫着する．一般に日常生活動作上では尺側にストレスがかかる場合が多いため，尺側側副靱帯をまず中等度～やや強めのテンションで縫着し，次に橈側側副靱帯を強めのテンションで縫着することで橈尺方向の偏位がないように調整すると良い **図14**．術前に側方偏位があった場合はこの段階で修正・矯正する．示指・中指では ADL 上での力学的ストレスと変形の再発可能性を考慮し，わずかに橈屈するようにしても良い．縫着後は試験的にごく軽く側方ストレスをかけ，十分な安定性があることを再度確認しておく．

後療法

MP 関節尺側偏位に対する人工関節置換術（示指～小指）

「軟部組織再建術」の「MP 関節尺側偏位に対する軟部組織再建術」の項と同様に行う．

母指 MP 関節に対する人工関節置換術

IP 関節に対する処置を行っていない場合は同関節の可動域訓練を術後早期から開始する．MP 関節は掌側シーネによる固定を 4 週間継続した後に自他動運動にて可動域訓練を開始するが，ボタン穴変形やスワンネック変形に対する処置を行った場合は母指ボタン穴変形，母指スワンネック変形の後療法に準じる（「軟部組織再建術」の項を参照）．

PIP 関節

掌側シーネで術後3週間固定する．スワンネック変形を矯正した場合は背側シーネによるextension blockのもと早期に自動屈曲運動を開始してもよいが，側副靱帯を縫着した場合は3週間の固定とする．その他はボタン穴変形，スワンネック変形の軟部再建術の後療法に準じる（「軟部組織再建術」の項を参照）．

頻度の高い術後トラブルと対処法

皮膚トラブルに関しては「軟部組織再建術」の項を参照されたい．

その他，頻度は高くないがときにシリコンインプラントが回旋をきたす場合がある．単純X線写真でヒンジ部分が他指とは異なり回旋した像となる．基節骨基部のオーバーリーミング，関節面のエントリーポイントをステムと同じ長方形に整形できていない，基節骨基部の骨切りを施行したケースで海綿骨が非常に脆弱であった，などの原因が考えられる．特に症状がなければ経過観察でよく，そのようなケースでは関節の屈曲に伴いインプラントが回転して正常な回旋になるものと考えられる．可動域制限などの症状がみられる場合は再手術を要する．インプラントを抜去し，回旋安定性が得られるサイズまで再リーミングを行う，Swansonではグロメットを使用する，などの対処を行う．ステムの髄腔からの逸脱などはまれであるが，この場合も手術による治療が必要である．

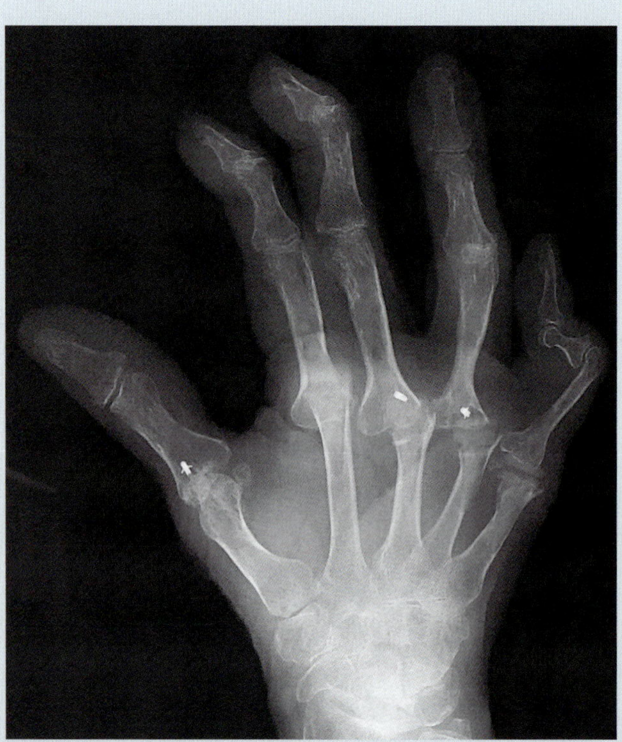

シリコンインプラントの折損は比較的早期に生じる場合があるが，疼痛などの症状や変形の高度な再発は伴わない場合が多い 図15 ．シリコンによる関節置換後の術後17年における生存率は，破損をエンドポイントとすると34%だが再置換をエンドポイントとすると63%という報告もある[13]．画像的な定期フォローアップでインプラントの折損を確認した際は，疼痛，変形の再発，可動域制限などの症状が生じた場合に限り再置換術を考慮する．

また術後トラブルとは異なるが，MP関節の人工関節置換術後にPIP関節の伸展域が減少する場合がある．内在筋腱（PIP関節を伸展させる働きも有する）のうちその尺側を切離してしまうことは理論的にPIP関節の伸展力不足を生じ得る．またMP関節の高度な尺側偏位・掌側脱臼例では屈筋腱の短縮が生じているものと考えられ，その屈筋腱の長さが変わらない状態でMP関節部を矯正すれば，人工関節挿入時に骨切りによって中手骨を短縮するとはいえ，PIP関節の完全伸展を許容するだけの屈筋腱の長さが得られずに伸展不全につながることは十分にあり得る．しかしMP関節の人工関節置換と同時に屈筋腱の延長術を行うことは現実的ではない．術後はMP関節の可動域が伸展側にシフトするということもありPIP関節の伸展域減少が大きな不便を生じることは通常なく，また後療法によりある程度の改善も見込めるが，術前にはその旨を十分に患者に説明して理解を得ておく必要がある．PIP関節の伸展域改善が不十分で患者が障害を感じる場合には，二期的に軟部組織再建による治療を検討する．

図15 シリコンインプラントの破損
示指～環指のインプラントの遠位ステムは折損しているが，変形の再発はほとんどなく疼痛もない．

文献

1） Larsen A, Dale K, Eek M. Radiographic evaluation of rheumatoid arthritis and related conditions by standard reference films. Acta Radiol Diagn. 1977; 18: 481-91.
2） Swanson AB, Maupin BK, Gajjar NV, et al. Flexible implant arthroplasty in the proximal interphalangeal joint of the hand. J Hand Surg Am. 1985; 10: 796-805.
3） Komatsu I, Arishima Y, Shibahashi H, et al. Outcomes of surface replacement proximal interphalangeal joint arthroplasty using the self locking finger joint implant: minimum two years follow-up. Hand (NY). 2017: 1558944717726136.
4） Jennings CD, Livingstone DP. Surface replacement arthroplasty of the proximal interphalangeal joint using

the SR PIP implant: long-term results. J Hand Surg Am. 2015; 40: 469-73. e6.

5) Flannery O, Harley O, Badge R, et al. MatOrtho proximal interphalangeal joint arthroplasty: minimum 2-year follow-up. J Hand Surg Eur Vol. 2016; 41: 910-6.

6) 南川義隆．セメントレス MP 関節用表面型人工指関節の問題点．関節外科．2010; 29: 78-85.

7) Swanson AB. Silicone rubber implants for replacement of arthritis or destroyed joints in the hand. Surg Clin North Am. 1968; 48: 1113-27.

8) Moller K, Sollerman C, Geijer M, et al. Avanta versus Swanson silicone implants in the MCP joint—a prospective, randomized comparison of 30 patients followed for 2 years. J Hand Surg Br. 2005; 30: 8-13.

9) Chung KC, Kowalski CP, Myra Kim H, et al. Patient outcomes following Swanson silastic metacarpophalangeal joint arthroplasty in the rheumatoid hand: a systematic overview. J Rheumatol. 2000; 27: 1395-402.

10) Bass RL, Stern PJ, Nairus JG. High implant fracture incidence with Sutter silicone metacarpophalangeal joint arthroplasty. J Hand Surg Am. 1996; 21: 813-8.

11) Tagil M, Geijer M, Malcus P, et al. Correlation between range of motion and implant fracture: a 5 year follow-up of 72 joints in 18 patients in a randomized study comparing Swanson and Avanta/Sutter MCP silicone prosthesis. J Hand Surg Eur Vol. 2009; 34: 743-7.

12) Swanson AB, de Groot Swanson G, Ishikawa H. Use of grommets for flexible implant resection arthroplasty of the metacarpophalangeal joint. Clin Orthop Relat Res. 1997; (342): 22-33.

13) Trail IA, Martin JA, Nuttall D, et al. Seventeen-year survivorship analysis of silastic metacarpophalangeal joint replacement. J Bone Joint Surg Br. 2004; 86: 1002-6.

〈佐久間　悠〉

手指関節固定術

手術適応

関節固定術は一般的に，高度な関節破壊（Larsen grade[1] Ⅳ以上）とそれに付随する疼痛や不安定性などの症状があり，著しい変形と軟部組織不全，もしくはムチランス変形を含む強い骨量減少がみられる場合に適応となる[2]．また，必ずしも上記の条件を満たしていない場合も，安定性が重要である関節や完全な除痛が必要なケースでは選択的に適応となる．関節リウマチで一般的に関節固定の対象となる手指の関節は，母指指節間（IP）関節，近位指節間（PIP）関節，遠位指節間（DIP）関節である．母指の手根中手（CM）関節も関節固定術の適応となる場合があるが，術後の可動域制限や将来的な中手指節（MP）関節障害の可能性を考慮し，関節リウマチではほとんどのケースでCM関節の固定は行わず切除関節形成術の適応としている．母指以外のMP関節は動きが重要な関節であり，高度な変形例でも人工関節置換術で対応可能であることが多いため，高度なムチランス変形などは固定術の適応となる場合もあるが自験例はない．なお隣接した2関節の固定は残存関節への負担が大きくなるため原則として避けるべきであるが，症例によってはやむを得ない場合もある．

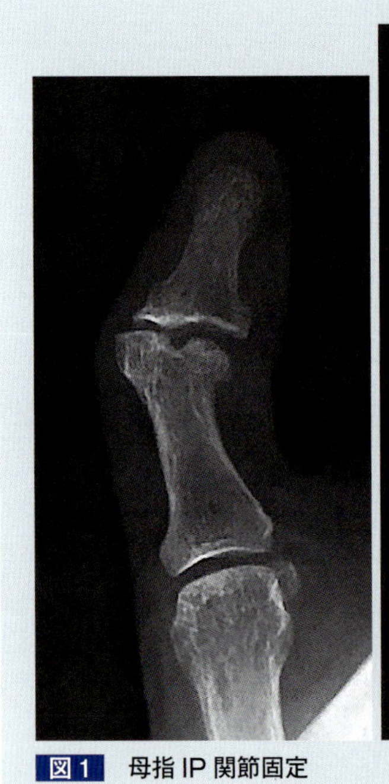
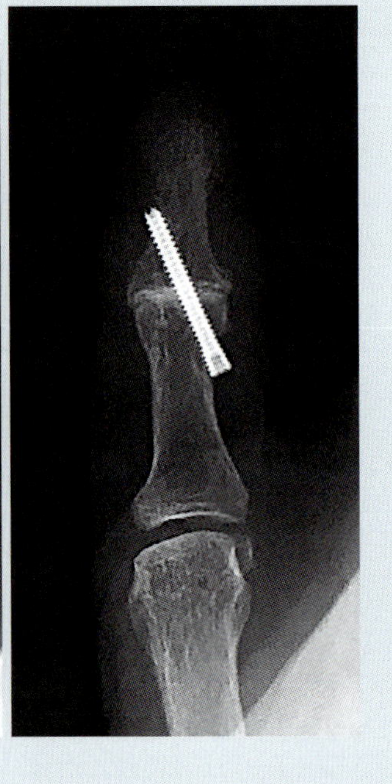

図1 母指IP関節固定

母指IP関節

当センターで行う手指関節固定のうち最も頻度が高いものが母指IP関節固定である 図1．ピンチ動作による力学的ストレスにより著しい橈屈をきたすケースが非常に多く，強い偏摩耗や骨吸収，皮膚の胼胝様の変化をきたしていることもまれではない．母指MP関節の屈曲拘縮に伴う場合も多く，同関節のシリコン人工関節置換術と組み合わせて母指IP関節固定術が行われる場合が多い．

PIP関節

関節リウマチにおいてPIP関節はさまざまな変形をきたす．関節の破壊や拘縮を伴っている場合でも，骨量が保たれており軟部組織のアンバランスが軽度であれば人工関節を検討できる場合はあるが，アライメント異常が著しい高度な変形を呈している場合には軟部組織による再建は困難であるため，関節固定の適応となる 図2．ボタン穴変形やスワンネック変形などの定型的な変形でも拘縮が著しい場合は同様に関節固定が適応となり，拘縮が軽度であっても確実な肢位の矯正・安定性を患者が希望した場合には選択的に固定術の適応となる．

DIP関節

DIP関節においては現時点で有用な人工関節は実用化されておらず，関節破壊に伴う疼痛の他，側方不安定性・偏位，屈曲・過伸展拘縮などが関節固定の適応となる 図3．変形に疼痛や拘縮がなく他動的な矯正が可能であれば軟部組織による矯正も可能ではあるが，軟部組織の乏しさや脆弱性，日常生活動作上での負荷などにより早期に変形が再発する可能性が比較的高いため，原則としては関節固定を勧めている．

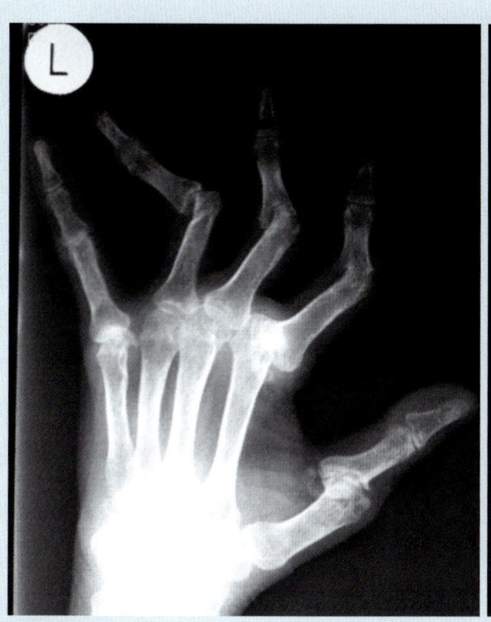

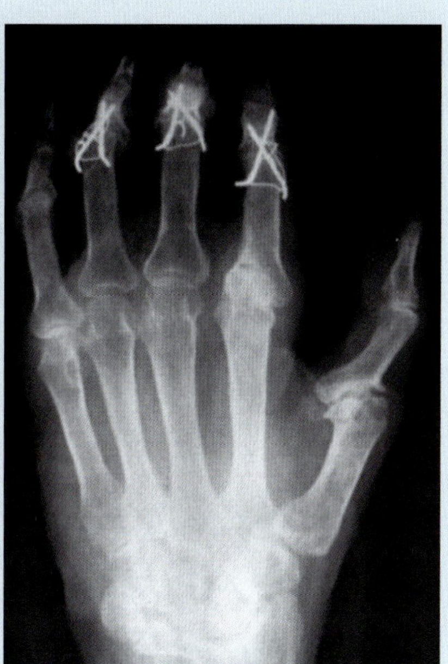

図2　PIP 関節固定

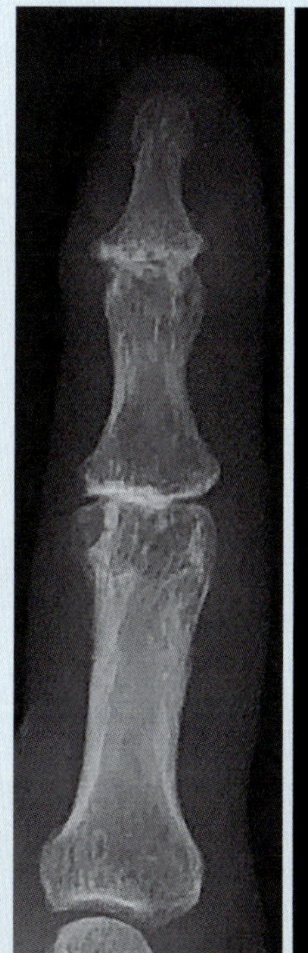

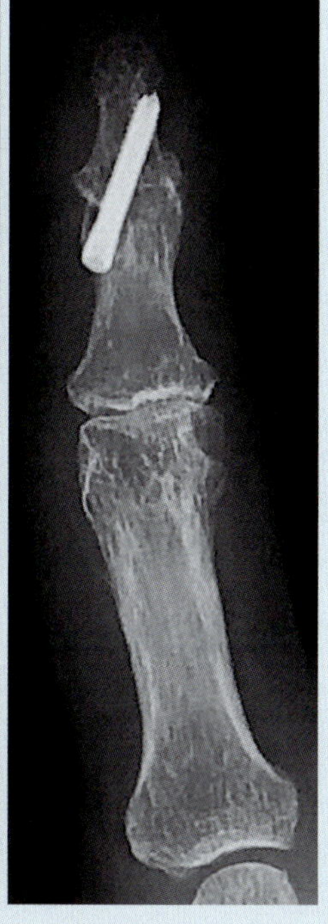

図3　DIP 関節固定

術前プランニング

残存している骨量と骨形状に基づく骨切除部位・切除量を単純X線とCTでよく検討しておく．

母指 IP 関節固定

関節固定角度は屈曲0～5°としており，特に種々の手指変形を合併する関節リウマチでは屈曲し過ぎないほうが有効なピンチ動作をしやすいようである．ただし，合併変形や患者毎のニーズにより適する固定角度は変わってくるため，その点を術前によく検討して十分に患者と相談したうえで角度を決定する．一時的に装具などを利用した固定のシミュレーションを行って使いやすい角度を検討することも有用であるが，高度な変形例では難しい場合も多い．固定には，中等度以上の骨量が残存している場合は比較的簡便で固定力が強い Acutrak2® micro スクリュー（Acutrak® スクリュー）を用いているが，骨量が乏しい場合や骨脆弱性が非常に強い場合は Kirschner 鋼線（K-wire）による固定とサージカルワイヤによる締結を併用して用いている[3]．これらの方法の固定力に差はないとされるが，サージカルワイヤのみによる 90°-90° ワイヤリングは固定力で劣るため勧められない[4]．骨吸収が著しい場合は，母指の長さを保ち支持性を付与するため腸骨ブロックの移植を検討する[5-7]が，術前の変形が高度な場合は術後に母指の短縮があっても患者満足度は悪くないことも多く，自家骨採取の侵

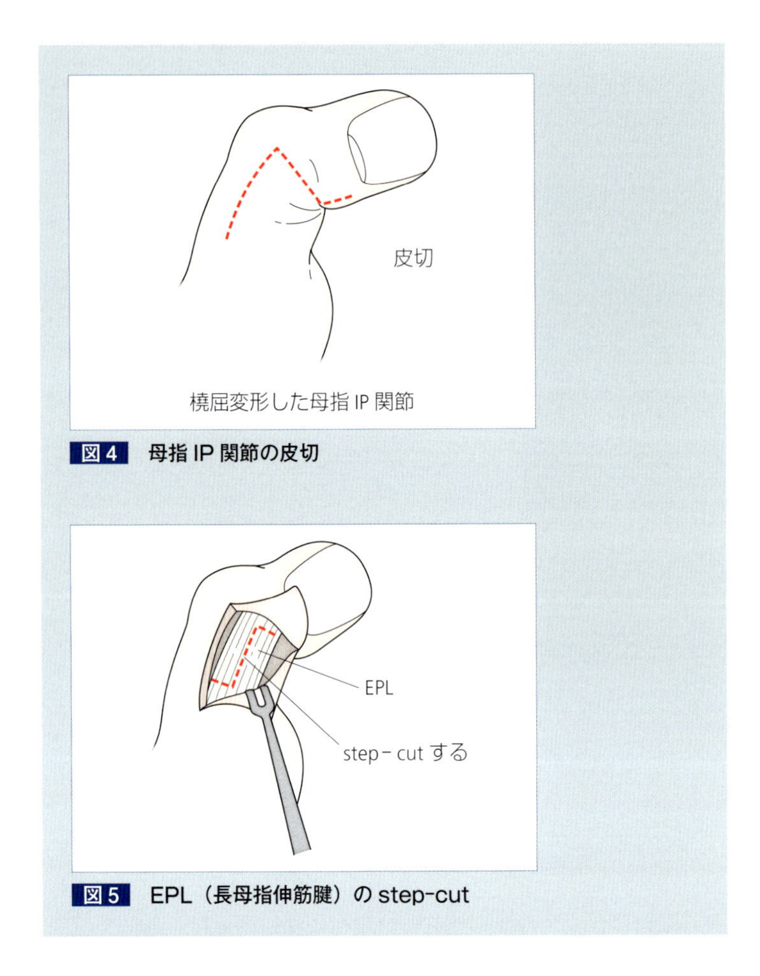

図 4 母指 IP 関節の皮切

図 5 EPL（長母指伸筋腱）の step-cut

襲と患者の希望をよく勘案して決定する.

PIP 関節固定

手指の機能として橈側指はピンチ動作, 尺側指は把握動作に重要であるため, 関節固定角度は示指 40°, 中指 45°, 環指 50°, 小指 55°を目安としている[8]. ただし示指～小指のうち単独の指のみを固定する場合には, 1 指のみ屈曲が強くなると他指との協調や外観的な点でやや不便が生じることが少なくないため, 十分に検討したうえで上記よりも 10°程度伸展させた状態で固定する場合もある. 母指同様に, 術前に装具を用いた固定のシミュレーションを行うことも有用である. K-wire による一時的な固定によるシミュレーションを勧める意見もある[8]. Acutrak® および Herbert™ スクリュー, プレート, tension band wiring などが用いられるが, 当科では角度の調整・修正がしやすく乏しい骨量でも施行可能であり, 組織の展開・剝離も比較的少ない tension band wiring を頻用している. なお, 骨吸収が著しい場合は母指 IP 関節と同様に腸骨移植を検討する.

DIP 関節固定

固定角度は 0～5°とし[8], 尺側指では把握動作の便を考え屈曲を軽度強めるようにしている. 固定には Acutrak2® micro スクリューを主に用いている. ムチランス例などで骨吸収が著しい場合は自家骨移植を考慮し, 橈骨遠位端背側からの採取を行う.

手術手順

体位は仰臥位, 手台を用いて上腕を空気止血帯で駆血した状態で行う. 術中透視を併用する. 麻酔は原則として手術箇所が少ない場合は鎖骨上窩腕神経叢ブロック, 手術箇所が多く手術時間が 2 時間 30 分以上かかることが想定される場合は全身麻酔で行っている.

母指 IP 関節固定

①皮切

母指背側の step-cut としている 図 4. 末節骨の基部直上に横皮切が来るようにデザインすることが重要である. Y 字型の皮切もよく用いられる.

②展開

すぐ下層が伸筋腱であるため損傷しないよう注意して皮膚を剝離する. 長母指伸筋腱（EPL）が直下に露出するので, モスキート鉗子にてよく剝離してテンションをもたせながら step-cut する 図 5. 皮膚と EPL 断端はまとめてナイロン糸で皮膚に仮縫合しておくと手技が進めやすい. 関節包を切開して IP 関節に進入する. 多くの場合で基節骨頭は末節骨基部の掌側に潜り込んだ位置にあるためすぐには露出できない. IP 関節の側副靱帯, 特に短縮・拘縮している橈骨側副靱帯を骨に沿って剝離・切離し, 基節部を尺屈・掌屈させ IP 関節を完全に脱臼させ基節骨頭を露出させる.

③固定の preparation

多くのケースで基節骨頭は不整になっているので Luer 鉗子にて整形しつつ, やや掌側にかけて海綿骨を露出させる. 末節骨の関節面は通常すり鉢状に落ち窪んでおり新鮮化が困難である. ドリルバーで慎重に新鮮化を行うか, もしくは 1.0 mm の K-wire で関節面に多数の骨孔を作成しておく. 基節骨頭と末節骨基部を bone saw で平面状にカットすることで骨接触面を安定化させる方法も良いが, 特に末節骨では骨量が少ない場合も多く, 慎重に行う必要がある. 新鮮化の際は生理食塩水をかけながら行い, 摩擦熱による骨細胞の損傷をなるだけ避けるようにする. 屈曲 0～5°, もしくは事前に決定した角度で十分な骨接触面と安定性を得られるまで慎重

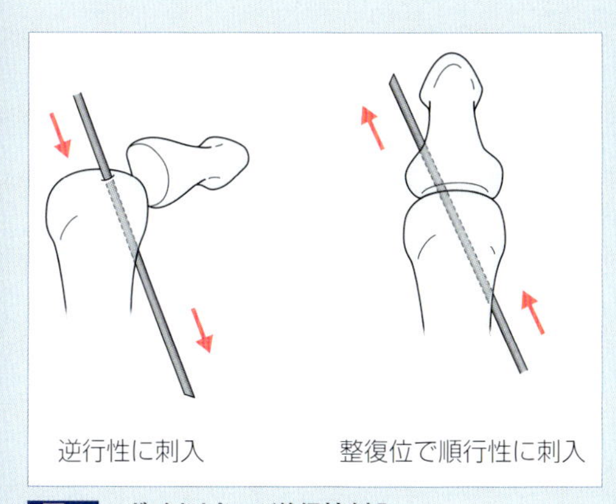

図6 ガイドピンの逆行性刺入

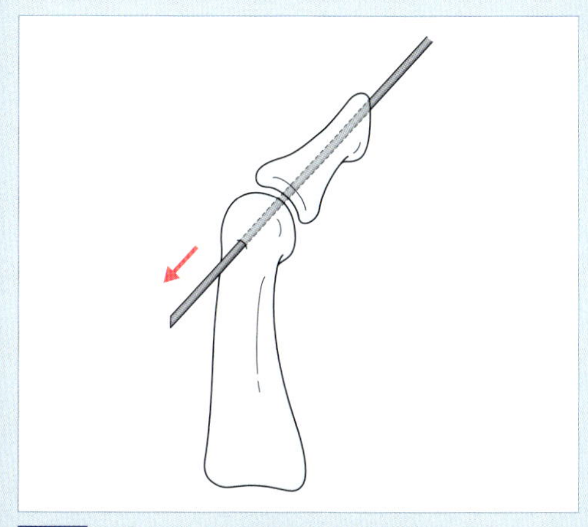

図7 ガイドピンの指尖からの刺入

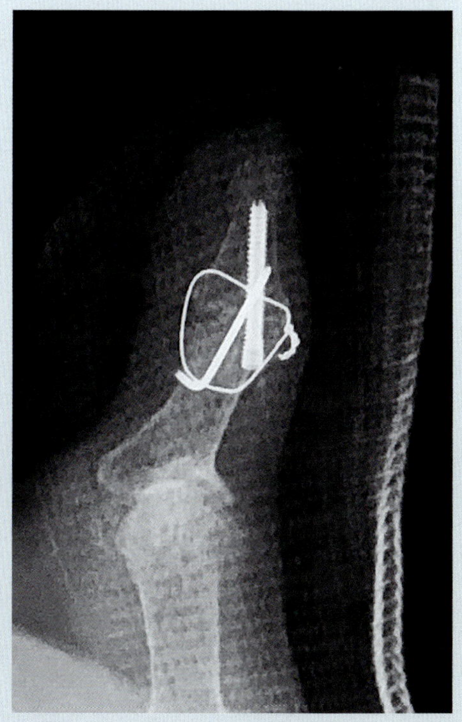

図8 Acutrak® スクリューにK-wireとワイヤリングを併用した症例

に整形する．

④関節固定

Acutrak® スクリューは，関節が屈曲 0° でも bicortical に固定可能で抜釘もしやすい斜め方向での挿入を第一選択としている[9] **図1**．挿入方向はピンチ動作でスクリューに触れることがないように原則として基節骨尺側から末節骨橈側とする．ガイドピンを上記の方向に刺入し，基節骨末端の海綿骨中心部にピン先端が出ることを確認した後，用手的に IP 関節の整復位を維持しながら末節骨へガイドピンを進めて bicortical に刺入し，安定性とガイドピン位置の適切性を透視の 2 方向で十分に確認する．正面像では関節の中心を通過しガイドピン周囲の骨量が十分にある位置が望ましく，側面像も各指節骨の中心近くを通過していることが望ましい．上記の方法で適切な部位への刺入が困難な場合は，ガイドピンの基部を 5 mm ほど断端が鋭になるように切断し，基節骨末端の至適位置から逆行性に基節骨尺側まで刺入し先端を末節骨末端に位置させ，その状態から上記と同様に順行性にガイドピンを進めるようにする **図6**．この刺入方法が困難である場合は指尖部からのガイドピン刺入を行う．指尖部中央部を 2.0 mm 程度横切し，同部からガイドピンを末節骨に刺入する．末節骨は指節の背側よりに存在することに注意して行う．透視の正面および側面像でガイドピンが末節骨の中央に位置することを確認したらそのまま基節骨まで進めるが，この方法において固定性を高めるべく bicortical に刺入するためには軽度屈曲位で刺入する必要がある **図7**．ガイドピンが刺入できたらデプスで計測し，bicortical に固定できる長さのスクリューを選択する．計測後はガイドピンをさらに進め皮膚を貫通させ同部に小切開をおき，伸筋腱は除ける．pk は縦切開を加えて骨皮質を露出させ，そこから末節骨の方向へ中空ドリルでドリリングする．切除骨の海綿骨から採取した bone tip を可及的に充填した後 bicortical にスクリューを挿入するが，ドリリング後はガイドピンによる固定性は失われるため，用手的に整復位を保持して圧着しながら挿入することが重要である．良好な固定性が得られていることを確認し，透視でスクリュー位置もよく確認する．固定性が不良である場合は 1.0 mm K-wire を 1 本または cross で Acutrak® スクリューと干渉しない位置に刺入するなどして補強を行う．次に述べるワイヤリングを併用してもよい **図8**．スクリューが cut out した場合は，抜去した後に最初とは逆の基節骨尺側からスクリューを再挿入する．それが困難である場合は 1.0～1.2 mm K-wire を 1～2 本斜めか cross に刺入もしくは指尖部から刺入したうえで，基

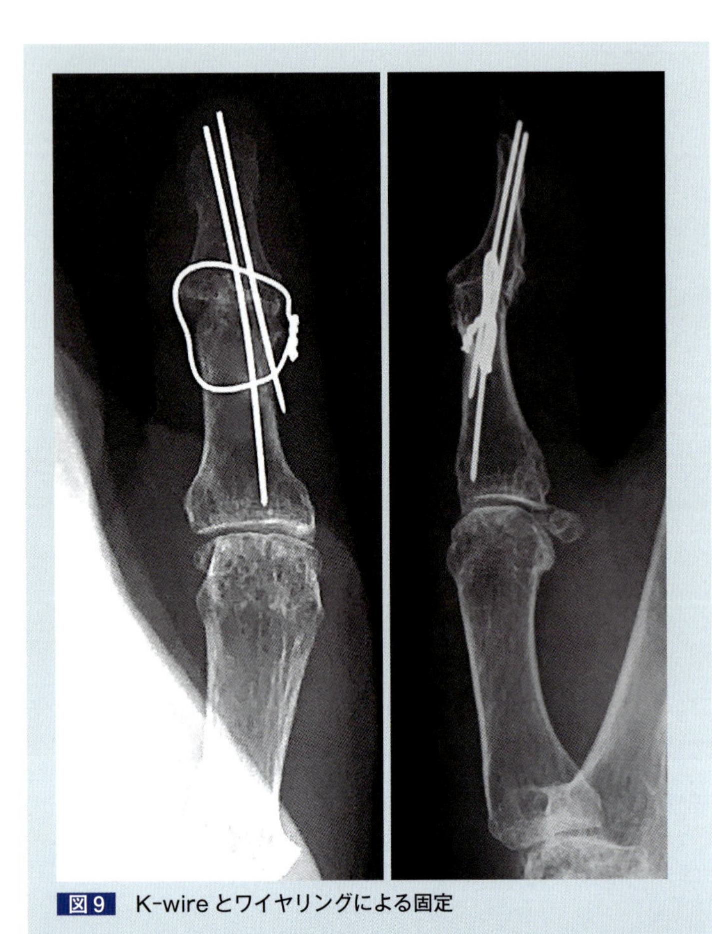

図9 K-wire とワイヤリングによる固定

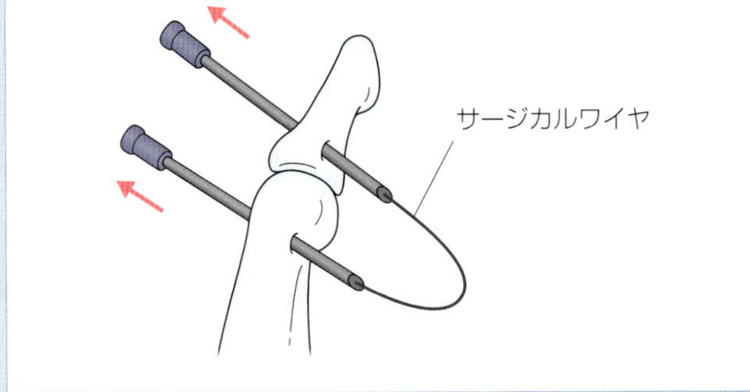

図10 サージカルワイヤの誘導

節骨頭と末節骨に横方向に 1.0 mm K-wire で骨孔を作成し，0.4～0.8 mm サージカルワイヤを両骨に通して締結する 図9．サージカルワイヤは 16～18 G のサーフロー留置針の外套や注射針を骨孔に通して誘導すると良い 図10．腸骨移植を行う場合は，1.5 cm 程度のブロックを腸骨から採取し，同ブロックおよび末節骨基部・基節骨遠位部の接触面を十分に整形・新鮮化した後，ブロックを間に挟んで上記と同様に K-wire とサージカルワイヤで固定する[5]．

⑤腱の縫合と閉創

十分に洗浄した後可及的に関節包を縫合する．切離した EPL を 4-0 ナイロン糸で縫合するが，長さが足りない場合は延長して縫合する 図11．術後の腱のバランスを保ち MP 関節の過伸展を防ぐために EPL の縫合は必要である．5-0ナイロン糸で皮膚を縫合して終了とする．

PIP 関節固定

①皮切

PIP 関節をまたぐ背側縦皮切もしくは彎曲した皮切を置く．

②展開

皮膚を十分に厚く剝離して伸筋腱を露出させる．掌側は鈍的な剝離も併用して神経血管束の損傷を避ける．伸筋腱を中央で関節包ごと split し，central slip の中節骨付着部を剝離して PIP 関節背側を広く露出した後，側副靭帯を基節骨から剝離または切離して関節を脱臼させる 図12．

③固定

Luer 鉗子とドリルバーで骨形状の整形と新鮮化を行う．Bone saw で基節骨頭部と中節骨基部を平面状に骨切除してもよいが，その場合は指全体の短縮がやや強くなることと正確な角度での骨切りは難易度が高いことを念頭において慎重に行う．ドリルバーや bone saw 使用

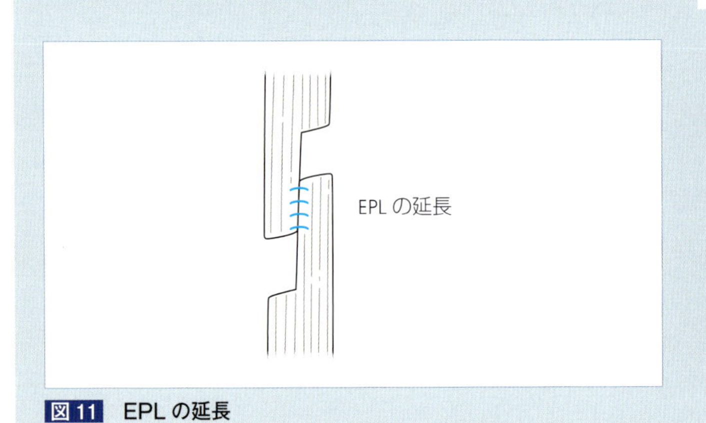

図11 EPL の延長

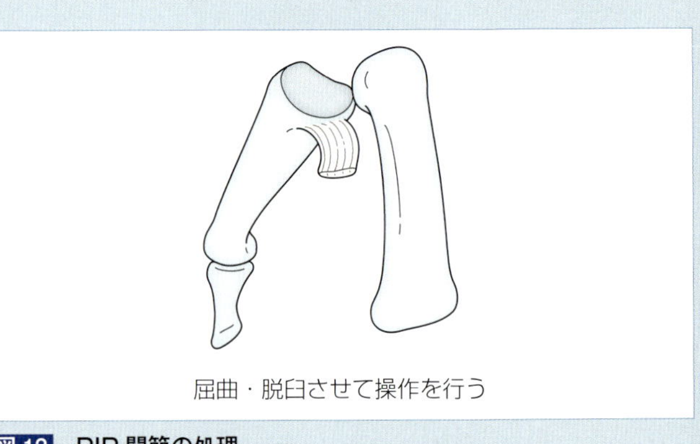

図12 PIP 関節の処理

JCOPY 498-02712

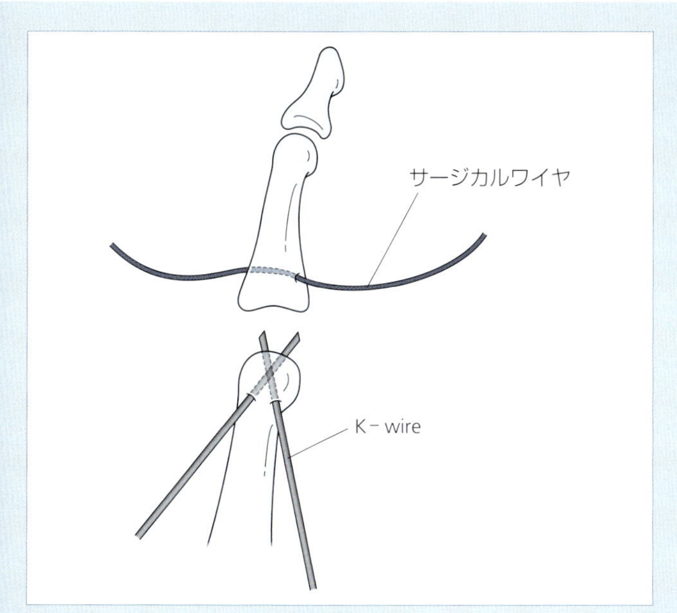

図13 Tension band wiring の準備

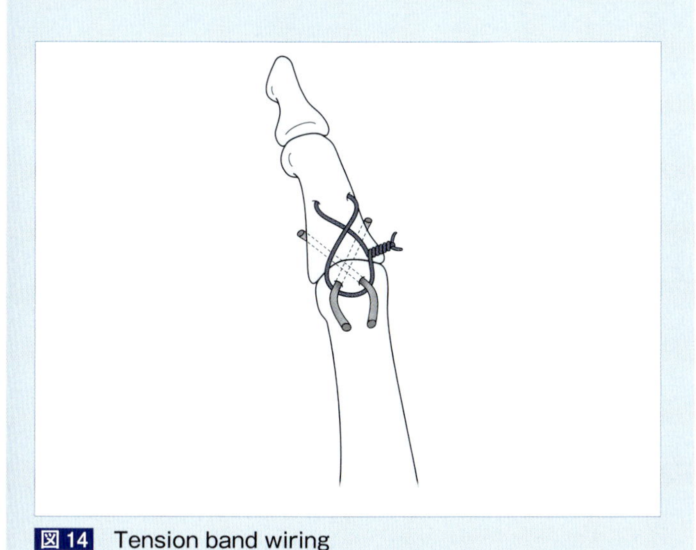

図14 Tension band wiring

時には母指 IP 関節の場合と同様に生理食塩水をかけながら行い，摩擦熱による骨細胞の損傷を防ぐ．前述した固定角度で十分な骨接触面積を確保し安定するよう，背側から角度計を当てて計測しながら整形し，目標の角度で安定性が得られる形になるまで慎重に少しずつ整形を行う．中節骨基部背側に 1.0 mm K-wire で横方向の骨孔を作成し 0.6～0.8 mm のサージカルワイヤを通しておく．その際は母指IP関節の場合と同様に 16～18 G 注射用針を骨孔に通してワイヤを誘導するとよい．続いて整復位で保持し，1.0～1.2 mm K-wire を 2 本，基節骨から中節骨へ bicortical に cross させて刺入する **図13**．至適位置への刺入が難しい場合は母指 IP 関節同様に基節骨末端部から一度逆行性に刺入し，整復位を保持しながら順行性に進めてもよい．PIP 関節の屈曲角度が増すほど有効な刺入を行える範囲は狭くなるため注意が必要である．K-wire の位置と固定性を透視で確認したら，切除骨の海綿骨から採取した bone tip を可及的に充填し，中節骨に通していたサージカルワイヤを 8 の字にして基節骨刺入部の K-wire にかけて強固に締結する．サージカルワイヤが緩まないよう注意して K-wire を掌側方向にベンドした後カットを行い，さらに，断端を近位方向に回して軽く打ち込み固定する **図14**．腸骨移植を行う場合は母指 IP 関節と同様に腸骨を採取し整形・新鮮化するが，目標とする角度が得られるようにするためには慎重な整形が必要である．固定法として tension band wiring を用いることができるかどうかは移植骨の大きさにもよるため，困難である場合はプレート固定を行う．

④腱の縫合，閉創

十分に洗浄した後，関節包を 4-0 ナイロン糸で可及的に縫合する．Split した中央策も 4-0 ナイロン糸で強固に縫合するが，術前の変形から lateral band の掌側偏位傾向などがみられる場合は central slip へ数針縫合して矯正しておく．皮膚は 5-0 ナイロン糸で縫合する．

DIP 関節固定

①皮切

母指 IP 関節と同様に step-cut を行う．

②展開

すぐ下層に終止腱が露出するため損傷しないよう注意して皮膚を剥離する．終止腱を長めに露出させモスキート鉗子にてよく剥離し step-cut する．皮膚と EPL 断端はまとめてナイロン糸で皮膚に仮縫合しておくと手技が進めやすい．関節包を縦切開して DIP 関節に進入する．用手的に完全屈曲させるが，中手骨頭と基節骨基部が十分に露出できない場合は側副靱帯を剥離・切離する．

③固定

リウエルやドリルバーを用いて母指 IP 関節と同様に骨形状の整形と新鮮化を行うが，骨量を必要以上に損なわないよう最小限の骨切除に留める．骨棘が大きい場合は腱の付着部を温存できる範囲で可及的に切除する．十分な骨接触面を保てるように整形したら用手的に屈曲 0～5° に保持し，中節骨橈側から末節骨尺側へ Acutrak® micro スクリューのガイドピンを bicortical に刺入する．この方向へのガイドピン刺入が困難である場合は，母指 IP 関節固定と同様に逆行性にガイドピンをまず刺入するか，末節骨からの固定に変更する．後者の場合，指尖部に小切開を置き，屈曲 5° 程度に保持して末節骨先端から中節骨背側まで bicortical にガイドピンを刺入する．以降は母指 IP 関節固定と同様に透視による確認とスクリュー挿入を行う．骨移植を行う場合は母指 IP 関節と同様に行い，K-wire とサージカルワイヤによる固定とする．

④腱の縫合と閉創

洗浄した後可及的に関節包を縫合する．終止腱を 4-0 ナイロン糸で縫合するが，長さが不足する場合は母指 IP 関節の EPL 縫合時と同様，延長して縫合する．5-0 ナイロン糸で皮膚を縫合して終了とする．

TIPS & PITFALL

骨皮質から出ている K-wire やスクリュー先端は，手指の腫脹が治まると予想以上に皮下に触れる場合がある．母指の掌尺側や指尖部にスクリュー先端が位置するような挿入をせざるを得ない場合は，皮質からの突出を極力少なくするように努める．

関節リウマチでは術後の感染などに備え，固定材料は抜去しやすい状態で設置することが望ましい．よって，Acutrak®スクリューの近位部を骨内に埋め込むことは，抜去が困難になる可能性があることからなるだけ避けるべきである．

後療法

固定した関節は軸圧や荷重のみ禁止し，母指を除き外固定は行っていない．母指 IP 関節のみ意図しない負荷に備えて術後 3 週間の掌側シーネ固定を行っている．術直後から周囲関節の自動運動を開始し，必要に応じて日常生活動作訓練を行う．

頻度の高い術後トラブルと対処法

DIP 関節背側は皮膚が薄いため創癒合不全や部分的な皮膚壊死が他の部位に比べてやや起こりやすいが，ステリストリップなどによる皮膚の固定や wet deressing により皮膚癒合・上皮化が得られることがほとんどである．Acutrak® スクリューを用いた場合は術後の経過中に cut out が生じる場合がある．骨片の転位が少ない場合は外固定を 4 週程度行うことで骨癒合が得られることもあるが，転位が大きい場合や不安定性や疼痛症状が改善しない場合は再手術が必要となる．前述した術中に cut out した場合と同様の手技で再固定を行う．画像上で偽関節が疑われる場合は，スクリューやワイヤにより安定性が得られており無症状の場合はそのまま経過観察する．転位や症状がある場合は再固定術を行う．

文献

1) Larsen A, Dale K, Eek M. Radiographic evaluation of rheumatoid arthritis and related conditions by standard reference films. Acta Radiol Diagn. 1977; 18: 481-91.
2) Bishop AT. Small joint arthrodesis. Hand Clin. 1993; 9: 683-9.
3) Han SH, Cha YS, Song WT. Arthrodesis of distal interphalangeal joints in the hand with interosseous wiring and intramedullary K-wire fixation. Clin Orthop Surg. 2014; 6: 401-4.
4) Rigot SK, Diaz-Garcia R, Debski RE, et al. Biomechanical analysis of internal fixation methods for distal interphalangeal joint arthrodesis. Hand (NY). 2016; 11: 221-6.
5) 石川　肇．RA 母指の手術．関節外科．2008; 27: 46-57.
6) Ishikawa H. The latest treatment strategy for the rheumatoid hand deformity. J Orthop Sci. 2017; 22: 583-92.
7) Nalebuff EA, Garrett J. Opera-glass hand in rheumatoid arthritis. J Hand Surg. 1976; 1: 210-20.
8) Amadio PC, Shin AY. Arthrodesis and arthroplasty of small joints of the hand. In: Wolfe SW, Hotchkiss RN, Pederson WC, et al, editors. Green's operative hand surgery. 6th ed. Philadelphia: Elsvier Churchill Livingstone; 2010: p.389-406.
9) Iwamoto T, Matsumura N, Sato K, et al. An obliquely placed headless compression screw for distal interphalangeal joint arthrodesis. J Hand Surg. 2013; 38: 2360-4.

〈佐久間　悠〉

上位頸椎（環軸椎亜脱臼）

手術適応

関節リウマチによる環軸椎亜脱臼は，一般的に環軸関節の破壊による耐え難い痛み，または亜脱臼による脊髄症状がある場合が手術適応となる．しかし，痛みが軽度または無症状であるがX線上の不安定性がある場合の明確な手術適応はない[1]．当科では従来，「延髄症状，脊髄症状，椎骨脳底動脈症状があれば絶対的適応となり，強い後頭後頸部痛では相対的適応となる．X線上軸椎歯突起間距離が10 mm以上，脊柱管前後径が13 mm以下の場合は転倒による上位頸髄損傷の危険性を説明し，保存的治療を行うが，患者がその危険性回避のため固定術を望めば，これも相対的適応と考える」として手術適応を決めてきた[2]．つまり，Ranawat分類 表1 のClass Ⅱより悪いものは絶対的な手術適応で，Class Ⅰについては，痛みの強いものは相対的手術適応としてきた．また，画像上の強い不安定性はあるが，無症状のものについては患者に危険性を充分に説明し，希望があれば手術を施行してきた．しかし，現在では術中CTナビゲーションであるO-armナビゲーションなどの手術手技の進歩により安全に上位頸椎手術を施行できるようになったため，手術適応を拡大しつつある．

術前プランニング

術前に単純X線前後屈像にて不安定性を評価する．しかし，痛みが強い場合，または脊髄症状が強い場合は，恐怖感から患者自身が前後屈を制限しているので，不安定性を正確に評価できないことがある．環軸椎亜脱臼が整復されるか，されないかは術式選択にも大きく影響してくるため，必要に応じて医師の付添いのもと前後屈X線撮影する．環軸関節が術前X線像で整復できないときは，後頭骨からの固定となる可能性も考えて術前準備をする．術前は造影CTを撮影し，椎骨動脈（vertebral artery; VA）の走行を確認する．特に骨内走行異常であるhigh riding VAは，Yamazakiらによると31%に存在するため注意が必要である．また，彼らは，骨外走行異常であるpersistent first intersegmental arteryは8%，fenestrasionは2%に認めたと報告している[3] 図1．High riding VAが疑われる場合は，C2椎弓根スクリュー，環軸関節貫通スクリュー（Magerl法）はどちらもVA損傷の危険があるため椎弓スクリュー，短めのparsスクリューなどの別の方法を考慮する[4]．逆にpersistent intersegmental artery, fenestrasionでは，VAがC1後弓の尾側を通過するため，C1外側塊スクリューは危険である．術前CTでは，さらに環軸関節の破壊，後頭骨環椎関節の癒合をみる．後頭骨環椎関節が癒合している場合は後頭骨からの固定を計画する．

手術手順

①体位

以下は当科で行っているO-armナビゲーション使用下C1外側塊スクリュー，C2椎弓根スクリューによる固定術を示す．当科ではより出血量の少ないC2神経根尾側から挿入するC1外側塊スクリューを施行している[5]．

手術は全身麻酔下，腹臥位にて施行する．

頭部はMAYFIELD® 頭蓋固定器（欧和通商社）で固定する．ベッドはAllen® bed（村中医療器社）で行う．経験上頸椎固定術でO-armナビゲーションを使う際に，カーボンメイフィールドは必要としない．頸椎屈曲位のほうが手術しやすいが，屈曲位をとると環軸関節が前方亜脱臼する．そのため頭部を持ち上げながら屈曲位

表1　Ranawat分類

Class	症状
Ⅰ	疼痛あるも神経症状はない
Ⅱ	自覚的な脱力，腱反射亢進，しびれ感あり
Ⅲ	他覚的な脱力，長索路症状を認める
-a	歩行可能
-b	歩行不可能

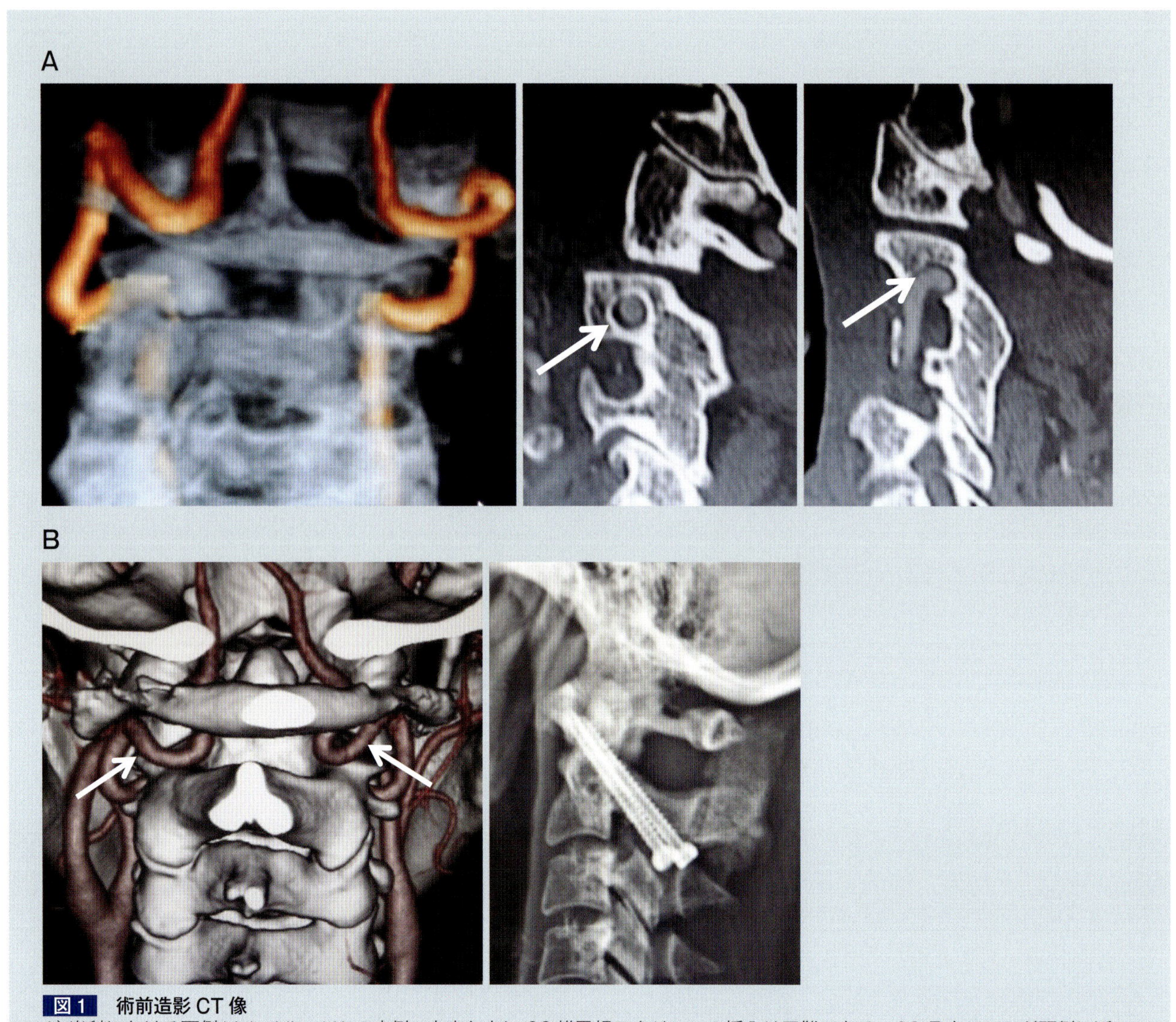

図1 **術前造影 CT 像**
A) 当科における両側 high riding VA の症例．左右ともに C2 椎弓根スクリューの挿入は困難である．C2 骨内で VA が頭側に近い位置を通過する．Magerl 法，C2 椎弓根スクリューは VA 損傷の危険がある．
B) 両側 persistent first intersegmental artery の症例．VA が後弓の尾側から後弓腹側を上行している（矢印）．本症例に対しては Magerl & Brooks 法を施行した．

をとり，亜脱臼しないように注意する．体位をとったら環軸関節が亜脱臼位にないことを O-arm の透視機能を用いて確認する．

②C1 後弓，C2・3 椎弓の展開

C2 棘突起を目印に約 7 cm の正中切開を加える．C2 棘突起を露出し，C3 棘突起も露出する．その後 C2，3 椎弓をコブラスパで露出する．C2 椎弓頭側はエレバラスパを用いて丁寧に剝離する．このとき C1-C2 間にある静脈叢を損傷しないように注意する **図2**．C1 後結節を触れ，これを目印に C1 後弓を展開する．この際，C2 椎弓と C1 後弓がどの程度離れているか体位設置後に撮影した X 線像を参考に展開するとよい．C1 後弓の展開は，術前 CT で後結節から VA までの距離を計測し VA まで届かない距離での展開とする．通常，後結節から左右へ 10～15 mm の展開でよい **図3**．この時点で，C1 後弓-C2 椎弓間に軟部組織が残っているようなら，ツッペル，バイポーラ，15 番メスを用いて外側へ排するとよい．この操作で C1 後弓，C2，3 椎弓が展開できる．

③Sublaminar space へのネスプロンテープの挿入

C1 後弓の腹側の剝離をする．ここでは後環椎後頭膜，後環軸椎膜の後弓付着部を 5 mm 程度 15 番メスで切開する．ここから環椎後弓剝離用のヘラで頭側および尾側から後弓の腹側を剝離する．次に，C2-3 椎弓間の黄色靱帯を 15 番メスで切離，小ケリソンで黄色靱帯を切除する．C2 椎弓頭側で後環軸椎膜を同様に切開する．T-saw ガイドチューブを C2 椎弓下，C1 後弓下に通す．ここに 2-0 ナイロン糸を通しこれをガイドにして 3 mm ネスプロンテープを 2 本通す **図4**．

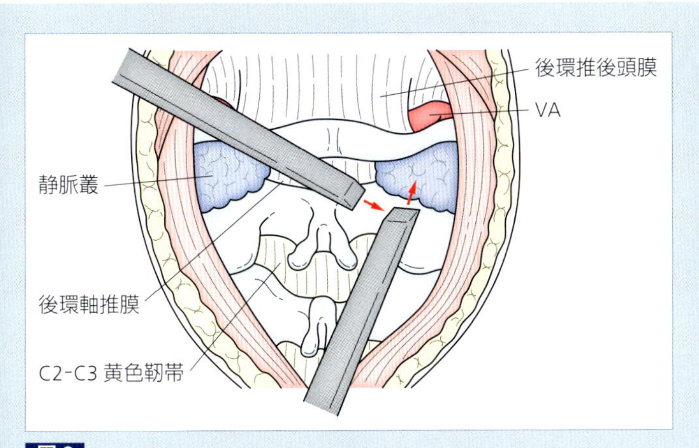

図2
C1，2 椎弓頭尾側，剝離はエレバラスパを用いて行う．

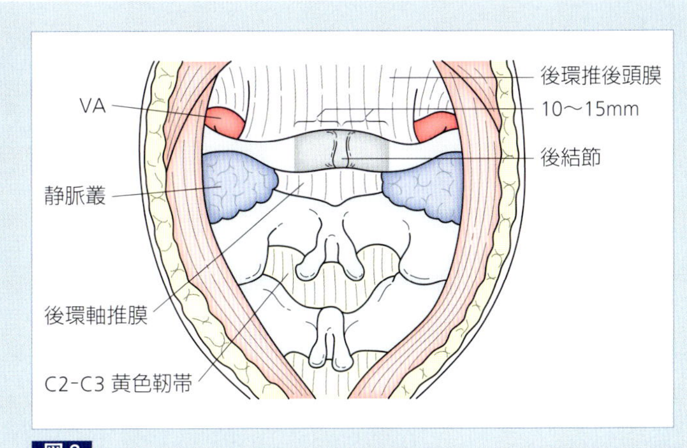

図3
後弓の展開は術前の造影CTで後結節からVAまでの距離を計測し，VAに届かない範囲で展開する．通常，後結節から左右へ 10〜15 mm の展開で充分である．

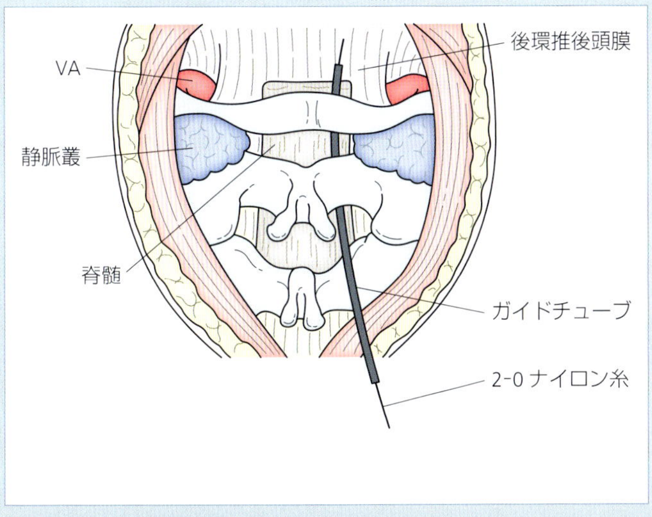

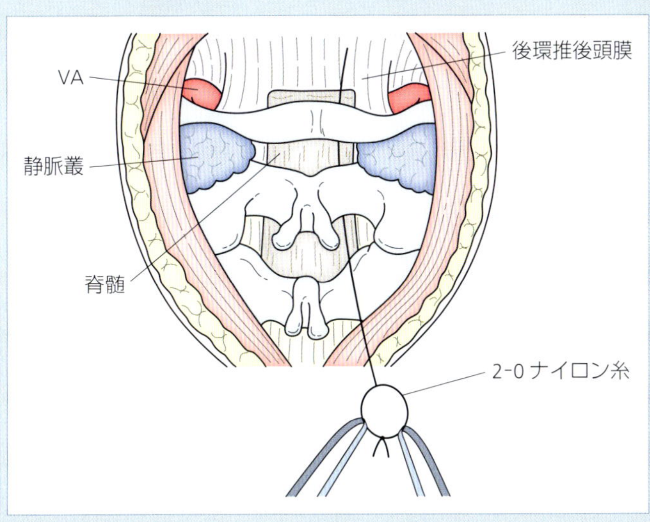

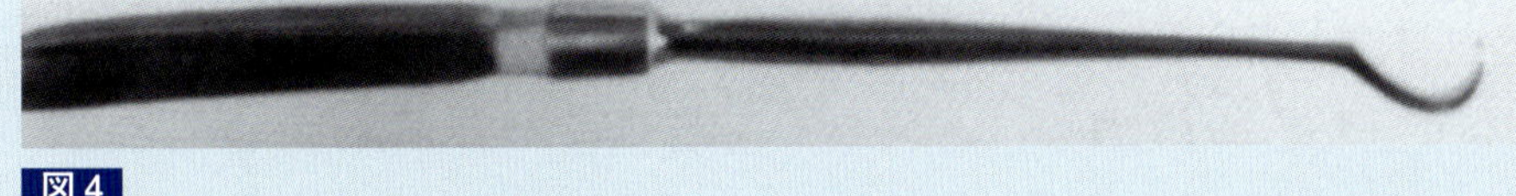

図4
T-saw ガイドチューブを C2 椎弓下，C1 後弓下に通す．チューブに 2-0 ナイロン糸を通す．2-0 ナイロン糸に輪を作り，ここに 3 mm ネスプロンテープを通し，椎弓下を通す．写真は環椎後弓剝離用のへラ．

④C2 椎弓根，環軸関節，C1 外側塊の展開

C2 椎弓頭側縁をさらに頭側へ展開すると C2 椎弓根内側が展開される．椎弓根上をさらに頭側へ進むと小陥凹がある．これらの操作の際に静脈叢からの出血をみることがあるが，フロシールなどの止血材，ニューロシートにより通常止血可能である．これを乗り越えると環軸関節が存在するが，関節包が存在していることがある．関節包はマイクロの尖刀などで切開する．C2 神経根および，静脈叢を持ち上げると C1 外側塊の尾側，背側端がみえる．ここが C1 外側塊スクリューの挿入位置である **図5**．

⑤O-arm による撮影

上位頸椎手術の際は，C2 棘突起にリファレンスフレームを取り付ける．O-arm による撮影を行うが，その際には手術スタッフは手術室外で待機し放射線被曝を避けるようにする．術野にはドレープをかける．O-arm のセッティング，撮影時間などを含めて 7~8 分を要する．O-arm スキャン後は手術の邪魔にならないように O-arm はベッドから外す **図6**．

⑥C1 外側塊スクリューの挿入

C2 神経根，静脈叢を持ち上げ，C1 外側塊の尾側，背側端を確認する **図7**．ナビゲーション下に刺入点を確

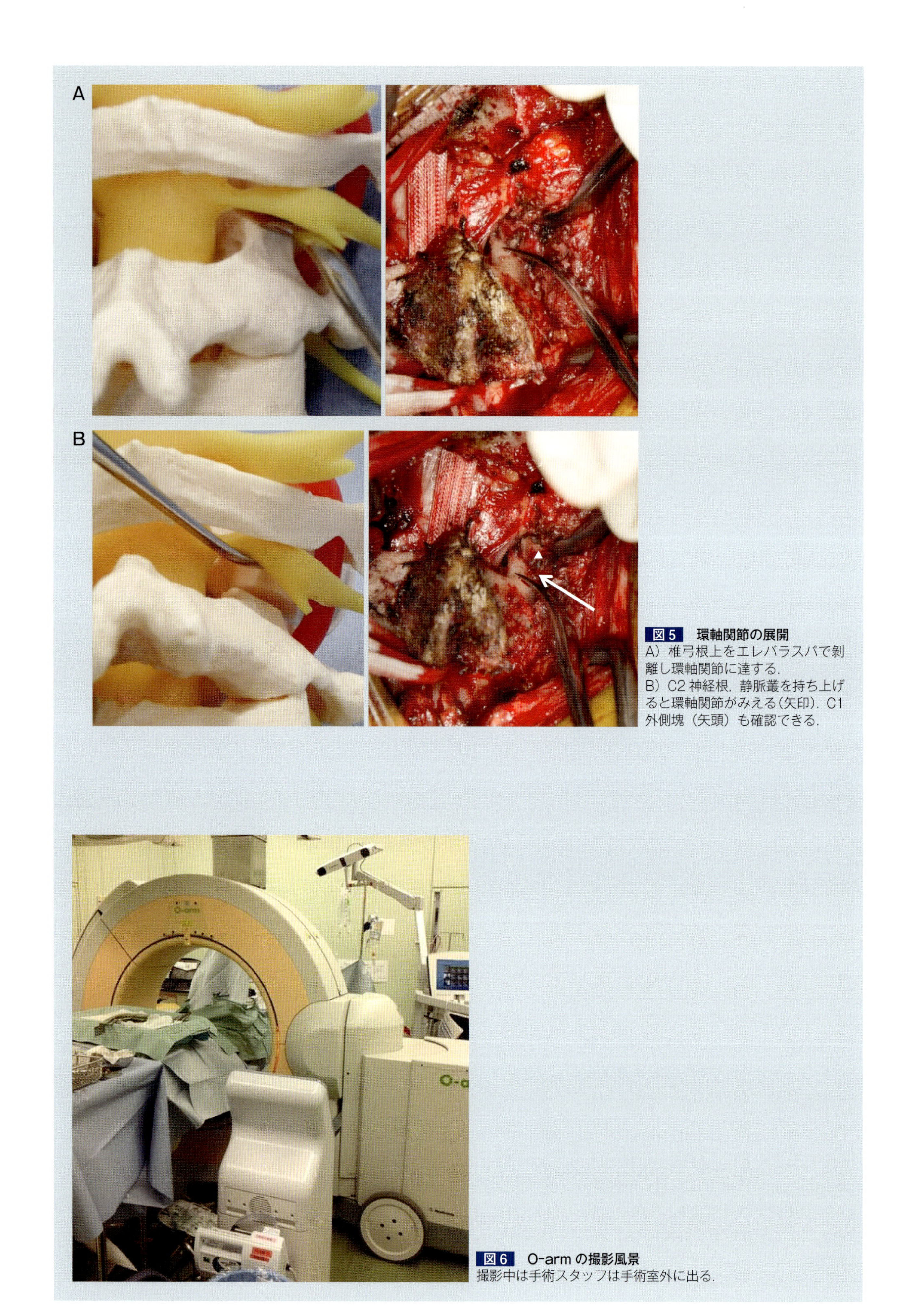

図5 環軸関節の展開
A）椎弓根上をエレバラスパで剝離し環軸関節に達する.
B）C2 神経根，静脈叢を持ち上げると環軸関節がみえる(矢印). C1 外側塊（矢頭）も確認できる.

図6 O-arm の撮影風景
撮影中は手術スタッフは手術室外に出る.

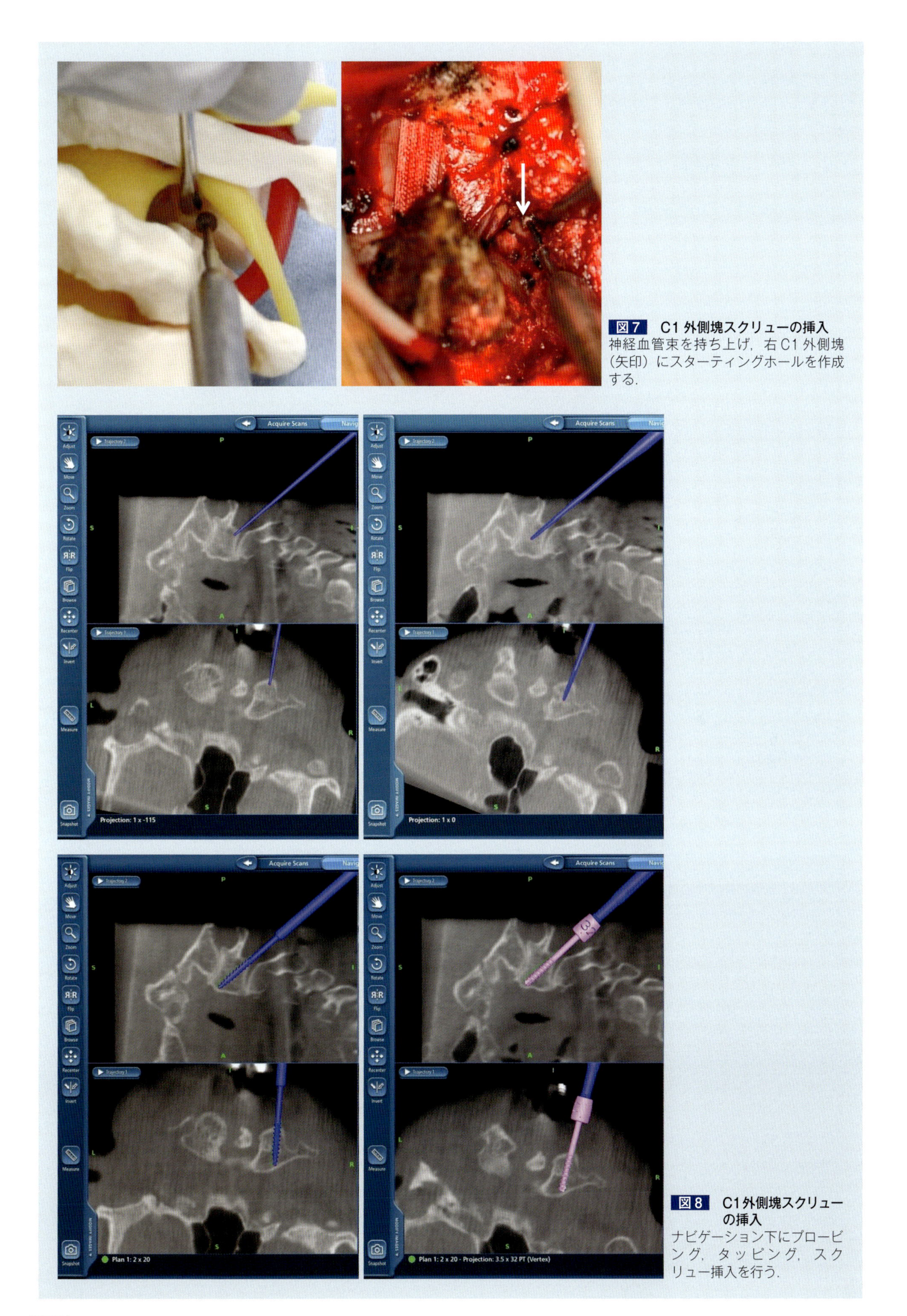

図7　C1 外側塊スクリューの挿入
神経血管束を持ち上げ，右 C1 外側塊（矢印）にスターティングホールを作成する．

図8　C1 外側塊スクリューの挿入
ナビゲーション下にプロービング，タッピング，スクリュー挿入を行う．

認し，2 mm ダイヤモンドバーにてスクリューホールを作成する 図7．そこからナビゲーション対応の機器でプロービング，タッピング，スクリュー挿入を行う．この操作の際に C1 が前方に押され脊髄を圧迫していないか助手に確認させる 図8．同様に反対側もスクリュー挿入を行う．

⑦C2 椎弓根スクリューの挿入

まず，ナビゲーション下に挿入位置を探す．2 mm ダイヤモンドバーにてスターティングホールを作成する．そこからプロービングでスクリューホールを作成する．スクリューは通常の椎弓根スクリューよりは尾側に振る形をとり，C1 スクリューヘッドと，C2 スクリューヘッドが干渉しないように注意する．プロービング後その軌道をナビゲーション上に残し，それに沿ってタッピング，スクリュー挿入を行っていく 図9．下方または，外側にそれると椎骨動脈損傷をきたすので注意する．High-riding VA があり，椎弓根スクリューの挿入が困難な場合は椎弓スクリューや VA に届かない程度の pars スクリューとする．もしも上記スクリュー固定で固定性に不安があれば，C3 まで固定を延長する．

⑧スクリュー位置を O-arm で確認する

すべてのスクリューを挿入したら，O-arm で撮影す

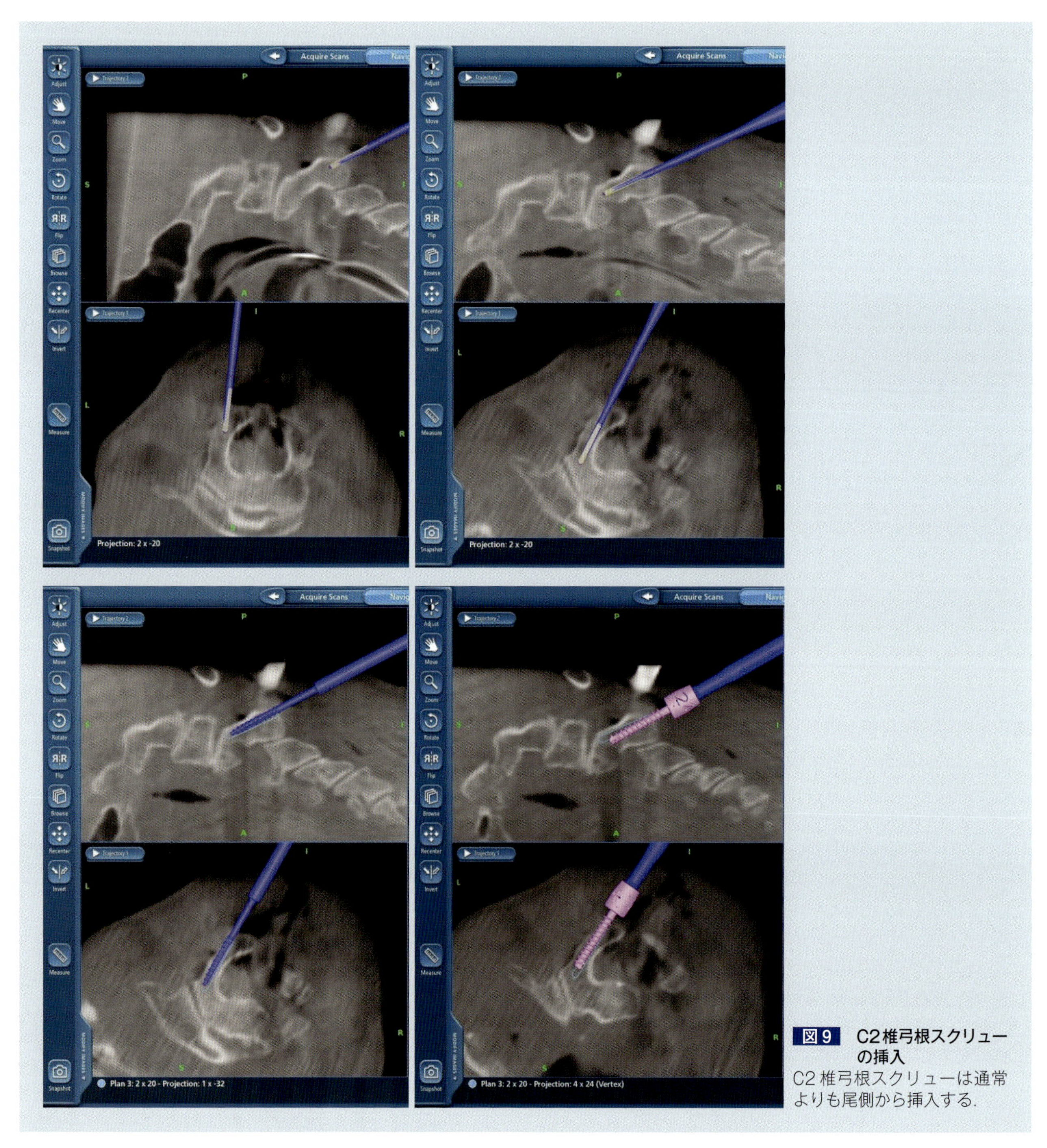

図9 C2椎弓根スクリューの挿入
C2 椎弓根スクリューは通常よりも尾側から挿入する．

JCOPY 498-02712

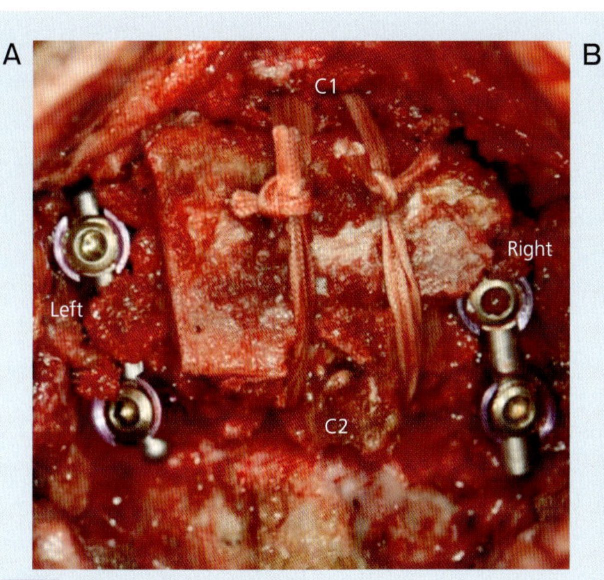

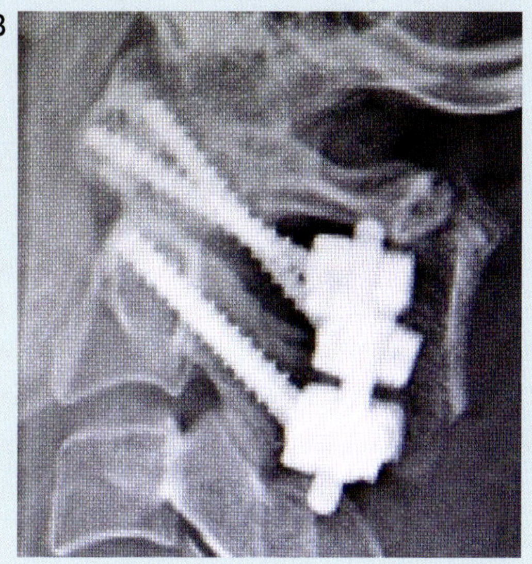

図 10　移植骨の設置，術後 X 線
A）移植骨は Brooks 法で固定している．B）術後 X 線で C1 外側塊スクリューは他の方法より若干頭側向きになる．

る．O-arm の画像でスクリューの位置に問題があれば再挿入を検討する．しかし，C2 スクリューは Neo 分類の grade I 程度の逸脱は問題とならないのでそのままでもよい[6]．

⑨ロッドの設置

ロッドのスクリュー間の距離を測りロッドを設置する．通常一番短い 25 mm のロッドになることが多い．クロスリンクは C2 棘突起が邪魔になり，移植骨の設置のスペースがなくなるため使用しない．

⑩移植骨の採取と Brooks 法による固定

移植母床のサイズを測りそのサイズに合った移植骨を腸骨から採骨する．それを環椎と軸椎の形に合わせ採型する．移植骨をネスプロンテープで締結し，タイティングガンを用いてテープを締める．余った隙間に海綿骨を充分に敷き詰める 図 10 ．

TIPS & PIT FALL

環軸関節の展開までに C1–C2 間の静脈叢の硬膜側（椎弓根内側）から出血する場合がある．バイポーラでの止血はほぼ不可能であり，深追いするとさらなる出血を招く．無理に止血しようとせず，フロシール，ニューロシートで圧迫止血したほうがよい．ニューロシートを内側によければ，環軸関節の展開を進めることができる．

後療法

術後はフィラデルフィア型の装具を装着し翌日より歩行可能である．術後経過が良好であれば 2 週間程度で退院できる．装具は約 3 カ月間装着し，3 カ月目の CT で骨癒合が確認できれば装具なしとする．

頻度の高い術後トラブルと対処法

術後 C2 神経根障害を認めることがあり，耳介後部のしびれを訴える．一過性のことが多いと考えられるので経過観察でよい．

文献

1）Kim HJ, Nemani VM, Riew KD, et al. Cervical spine disease in rheumatoid arthritis: incidence, manifestations, and therapy. Curr Rheumatol Rep. 2015; 17: 9.
2）片岡　治，戸谷重雄，富永積生，他．上位頸椎の臨床．南江堂; 2000．p.185-208.
3）Yamazaki M, Okawa A, Furuya T, et al. Anomalous vertebral arteries in the extra- and intraosseous regions of the craniovertebral junction visualized by 3-dimensional computed tomographic angiography: analysis of 100 consecutive surgical cases and review of the literature. Spine（Phila Pa 1976）. 2012; 37: 1389-97.
4）Yoshida M, Neo M, Fujibayashi S, et al. Comparison of the anatomical risk for vertebral artery injury associated with the C2-pedicle screw and atlantoaxial transarticular screw. Spine（Phila Pa 1976）. 2006; 31: E513.

5) Wada K, Tamaki R, Yui M, et al. C1 lateral mass screw insertion caudally from C2 nerve root—an alternate method for insertion of C1 screws: a technical note and preliminary clinical results. J Orthop Sci. 2017; 22: 213-7.
6) Neo M, Sakamoto T, Fujibayashi S, et al. The clinical risk of vertebral artery injury from cervical pedicle screws inserted in degenerative vertebrae. Spine (Phila Pa 1976). 2005; 30: 2800-5.

〈和田圭司〉

索　引

【い】

易感染性　28
石黒法　98
異所性骨化　22
移動性中足骨骨頭部痛　65

【え】

遠位橈尺関節破壊　100

【お】

横支靱帯　116
オステオトランス・プラス®　101

【か】

加圧ポンプ　35
外側尺側側副靱帯　76
外側側副靱帯　25
解剖学的人工肩関節置換術　67
踵歩行　63
滑車の解剖学的な回旋　83
顆部骨折　84
寛解基準　7
環軸関節貫通スクリュー　145
関節固定角度　140
関節固定術　50
関節破壊　2,6
感染　22,73

【き】

偽関節　64
ギャップコントロール法　26
臼蓋コンポーネント　16
臼底突出　21
鏡視下滑膜切除　75
局所療法　10
距骨下関節固定　31
距舟関節固定　30
近位手根列　107

【け】

脛骨近位　24
ゲームキーパー変形　113
外科的通顆軸　25
月状三角骨関節　107
腱移行　92,94
腱移植　92
腱移植による橋渡し　95
牽引器具　35
腱間結合　90,114
減張位テーピング　98
腱の winding　90

【こ】

後距踵関節　31
後骨間神経　75
骨欠損　27
骨嚢胞　29

【さ】

三関節固定　29
三関節固定術変法　32
三頭筋筋膜　81
三頭筋腱不全　88

【し】

軸椎歯突起間距離　145
示指固有伸筋腱　94
矢状溝　62
疾患活動性評価指標　7
尺側内在筋腱　113,131
尺側偏位　110
尺側偏位変形　128
斜支靱帯再建術　119
尺骨神経障害　88
尺骨神経背側皮枝　93
尺骨断端の制動　105
尺骨頭の背側亜脱臼　100
舟状月状骨関節　107
手根中央関節　106
手術時間　64
ジョイスティック　61
静脈叢　147
踵立方関節　31
踵立方関節固定　31
シリコンインプラント　128
伸筋腱コンパートメント　93
伸筋腱の整復　115
伸筋支帯　44,93
人工関節周囲骨折　87
人工関節置換術　50
靱帯不安定性　27
深部静脈血栓症・肺塞栓症　22

【す】

ステープル　107
ステップカット　44
ステロイドカバー　11
ストラップ　35
スワンネック変形　111

【せ】

生活の質　9
切除関節形成術　50
セメントプラグ　85
遷延癒合　64
前脛骨筋腱　44
浅指屈筋腱　94,117
浅指屈筋腱固定　118
前方移行　85
前腕外側皮神経　75

【そ】

総指伸筋腱　90
創治癒遅延　64
創癒合不全　48
足根中足関節（TMT 関節）　57
足趾血流不良　64
足底神経　41

足背皮神経 51

【た】

第1中足骨近位楔状回旋骨切り術 56
大腿骨回旋角 25
大腿骨外反角 24
大腿骨前後軸 25
脱臼 22,73,86
単関節固定 29
端側縫合 92,94
短橈側手根伸筋腱 124

【ち】

中足骨遠位短縮斜め骨切り術 56
腸骨移植 142,143
長橈側手根伸筋腱 94
長母指伸筋腱 91
長母趾伸筋腱 44

【つ】

津下法 80

【と】

橈骨手根関節 100
橈骨神経浅枝 93,122
橈骨頭切除 74
橈側側副靱帯 115
橈側側副靱帯の再建 134

【な】

内側側副靱帯 25

【に】

二関節固定 29
二関節固定術 33

【ね】

ネスプロンテープ 146

【は】

反転型人工肩関節置換術 67

【ひ】

表面置換型 128

【ふ】

フィン構造 38
フィン付き髄内釘 38
フランジタイプ 22
プレフレックスタイプ 131
フロシール 147

【ほ】

方形回内筋 104
母指スワンネック変形 113,128
母指ボタン穴変形 113
ボタン穴変形 110
骨切り高位 51

【む】

無菌性の緩み 88

【め】

メトトレキサート 6

【や】

薬物療法 2

【よ】

予防抗菌薬 12

【ら】

ラスピング 133

【り】

リバース型人工肩関節 67
輪状靱帯 75
隣接関節 32

【わ】

腕尺関節 74,75,78
腕橈関節 75

【欧文】

aceptic loosening 78
Acutrak® mini スクリュー 107
Acutrak2® micro スクリュー 139
Akagi line 25
aseptic loosening 88
AVANTA 129
balanced gap parallel cut 25
Berger による方法 101
Brooks 法 151
Burton 法 122
C1 外側塊スクリュー 145
C2 神経根 147
C2 神経根障害 151
C2 椎弓根スクリュー 145
Campbell の後方アプローチ 81
capener スプリント 126
central slip 117,119
Cleland's 靱帯 119
continuous passive motion（CPM）訓練 76
Coonrad-Morrey 86
Darrach 法 100
deltopectral approach 68
Discovery 79,86
dynamic splint 98
dynamic tenodesis 97
dynamic tenodesis 効果 90
EDC 断裂 93
EDM テスト 91
EHL 44
EIP 94
EPL 91,93
EPL 断裂 97
EPL の rerouting 121
expansion hood 114
extension block 117,119,121,126
FDS 117
Feldon の方法 107
fenestrasion 145
FINE® 42
high riding VA 145
Hip to calcaneus view（HC view） 43,48
interlace suture 124
intrinsic tightness test 112
IORRA 2
JuggerKnot® ソフトアンカー 115,119,121
K-NOW 79
Kudo の分類 78
Lapidus 変法 56
lateral band 116,117,119
lateral band mobilization 118
LCL 25

ligament reconstruction with tendon interposition 113
linked type 78
Lister 結節 93,104
LRTI 113,121
Magerl 法 145
Matev 変法 117,135
MCL 25
metacarpal descent 110,114
MTP 関節 50
Nalebuff と Zancolli の Stage 分類 111
Nalebuff 分類 112
Neo 分類 151
Osborne arcade 81
persistent first intersegmental artery 145
polished taper 型セメントステム 17
protrusio acetabuli 21
QOL 9
radiolucent line 48
Ranawat 分類 145
Sauvé-Kapandji 法 100
Scarf 変法 56
SEA 25
sentinel vein 51,62
Struthers' arcade 81
Swanson 129
TA 44
tendon callus 90
tension band wiring 84,140,143
Thompson 法 122
three dimensional-computed tomography 80,90
TNK® 42
unlinked type 78
V-Y 変法 117
Weilby の方法 122
Zancolli 手技 115
Zweymüller 型ステム 17
Z 延長 59

【数字】

3D-CT 80,90

分子標的薬時代の
関節リウマチ手術 ©

発　行　2018年9月5日　　1版1刷

編著者　猪 狩 勝 則

発行者　株式会社　中外医学社
代表取締役　青 木 滋

〒162-0805　東京都新宿区矢来町62
電　話　03-3268-2701（代）
振替口座　00190-1-98814番

印刷・製本／三報社印刷（株）　〈KS・AK〉
ISBN 978-4-498-02712-1　Printed in Japan